民间祖传秘方

李 川 ◎ 主编

江西科学技术出版社

江西·南昌

图书在版编目（CIP）数据

民间祖传秘方 / 李川主编. -- 2版. -- 南昌：江西科学技术出版社，2022.8（2023.1重印）

ISBN 978-7-5390-8222-6

Ⅰ.①民… Ⅱ.①李… Ⅲ.①秘方—汇编 Ⅳ.①R289.2

中国版本图书馆CIP数据核字(2022)第105765号

国际互联网（Internet）地址：http：//www.jxkjcbs.com

选题序号：ZK2014300

民间祖传秘方

MINJIAN ZUCHUAN MIFANG

李川　主编

出版发行	江西科学技术出版社
社址	南昌市蓼洲街2号附1号
	邮编：330009　　电话：（0791）86623491　86639342（传真）
印刷	三河市宏顺兴印刷有限公司
经销	各地新华书店
开本	720mm×930mm　1/16
字数	480千字
印张	24
版次	2022年8月第2版　　2023年1月第6次印刷
书号	ISBN 978-7-5390-8222-6
定价	48.00元

赣版权登字 -03-2022-154

前言

　　近年来，各种疾病的频繁发生引起了人们的恐慌与不安：高血压、冠心病、糖尿病……这些疾病带来的病痛大大降低了人们的生活质量。有病就得医治，许多人无论大病小病都往医院跑，但"就医难、用药贵"的问题随之而来，并引发了一系列社会问题。

　　那么，有没有既省时又有良好医疗效果的偏方、秘方呢？

　　秘方，即偏方验方，指用药不多，却对某些病症具有独特疗效的方剂。数千年来，在我国民间流传着大量简单而又具有神奇疗效的治疗疑难杂症的偏方、秘方。虽然这些药方很多没有被正式的医学典籍收录，但有时却能取得较好的治疗效果。这些药方是经过长期经验的积累，后来在局部地区流传的一种能起到良好疗效的方法，是先人留下的一笔宝贵财富。

　　一根大葱不仅能治风寒感冒，还能治许多疾病；

　　一块生姜有多种功效；

　　一片刚摘下的绿叶就能使羊痫风患者马上苏醒……

　　俗话说，偏方气死老中医。这些民间秘方简单易行，疗效显著，方便实用，花小钱治大病，甚至不花分文也能治好疑难杂症，以至于那些医界名家们也啧啧称奇，如非亲眼所见，好似天方夜谭。这使人不得不承认中医之伟大，中国民间秘方之神奇。

　　在我国传统医学宝库中，这些偏方、秘方灿若星河，虽来自民间，但却是我国劳动人民智慧的结晶。这些秘方的药材随手可得，价格便宜，使用方法简单，但是疗效却非常显著，不仅对常见病疗效甚佳，甚至对疑难杂症、急危重症也有奇效，人们口耳相传，使得这些秘方历代流传，经久不息。

　　本书是基于前人的经验与方法，加上后人的编辑整理而成。书中对大众常用的民间秘方进行了归纳，"取其精华，去其糟粕"，抛弃了一些缺乏科学性、实用性，甚至对人体不利的民间治疗方法,汇编了大量有效且无毒的民间偏方、秘方。但值得注意的是,我们在享受秘方带给生活的便利时,也要看到秘方的局限性。中医强调三因制宜,即因人制宜,因时制宜,因地制宜。秘方疗效会因时令、地域和个人的身体状况不同而异。因此在选择秘方时要三思而后行,通常只有在医院医治无效,或者传统治疗方式费用较高的时候才宜选择。在使用秘方方剂时,要根据地域和自己的身体情况有选择地选用合适的方剂,适时地进行疗补。

《民间祖传秘方》针对具体病例,科学地按照内科、外科、皮肤科、五官科、妇科、儿科、肿瘤科等类别一一讲解,读者可依照自己的病症找到具体对应的解决方法。需要指出的是,本书仅仅为民间祖传秘方的使用提供了一个依据,具体的方法及用量还需询问医生之后再做决定。

本书所介绍的方剂内容只供参考,请咨询专业医生后使用。

目录

第一篇　内科祖传秘方

第二篇　外科祖传秘方

第一章　创伤

第二章　感染

第三章　风湿性疾病

第三篇　皮肤科祖传秘方

第四篇　五官科祖传秘方

第五篇　妇科祖传秘方

第六篇　儿科祖传秘方

第七篇　肿瘤科祖传秘方

第一章　头颈部肿瘤

第二章　消化道肿瘤

第三章　泌尿及男性生殖系统肿瘤

第四章　妇科肿瘤

第五章　其他肿瘤

第一篇

内科祖传秘方

第一章 呼吸系统疾病

感冒

秘方1

【组方】炒糙米540毫升,陈皮1个,生姜3片,柿饼1个。

【用法】用720毫升水煎至540毫升,在糙米膨胀之前取其汤,随时服,疗效佳。

秘方2

【组方】细茶叶6克,薄荷叶3克,生姜汁半匙,白糖半匙。

【用法】先用开水大半碗,泡薄荷叶、茶叶,再放入姜汁、白糖和匀。每日1~2次,连服3日。

【备注】本方有辛温解表之功效,主治风寒感冒。

秘方3

【组方】鸡蛋2个,生姜5克,茶叶12克,红糖12克。

【用法】先将生姜和茶叶加适量水煎好,放入红糖搅拌均匀,然后趁热冲打好的鸡蛋汁。服后蒙被出透汗,然后用毛巾将汗擦干。注意保暖,以免重新感冒。

【备注】主治风寒型感冒,症见头痛、无汗、鼻塞无涕、咽喉肿痛、咳嗽等。

秘方4

【组方】鲜蒜1瓣

【用法】含在口中,生津则咽下唾液,直至大蒜无辣味时吐掉。一般连含3瓣大蒜即可见效。

秘方5

【组方】茶叶2克,干金银花1克。

【用法】上2味料同放杯中,用沸水冲泡6分钟后饮用。饭后饮1杯。

【备注】本方具有辛凉解表之功效,主治风热感冒。

秘方6

【组方】山腊梅叶6克。

【用法】开水冲焖5分钟,代茶饮用。每日3次。

【备注】清热解毒,祛风解表。适用于感冒及流行性感冒的预防和治疗。

秘方7

【组方】大白菜根3个,大葱根7个,芦根1.5克。

【用法】上料用水煎服,每日 1 次,连服 2 ~ 3 日。

【备注】本方具有辛凉解表之功效,主治风热感冒。

秘方 8

【组方】绿豆 30 克,麻黄 9 克。

【用法】将绿豆与麻黄用水淘洗一下,放入锅内加水烧开,撇去浮沫,改用小火煮至绿豆开花,饮汁。

秘方 9

【组方】梅干 1 粒,红茶 1 大匙。

【用法】先将梅干去核切细,与红茶一起放入杯中,用沸水 200 毫升冲泡 10 分钟,不拘时温服。

【备注】本方散寒、止咳、开胃,用于防治感冒。

秘方 10

【组方】淡豆豉、藿香各 10 克,蒲公英、板蓝根、野菊花、银花藤各 15 克,青蒿、蚤休各 30 克。

【用法】上药水煎浓缩至 60 毫升,每 4 小时服 1 次,每次 30 毫升。

秘方 11

【组方】金银花 30 克,山楂 10 克,蜂蜜 250 克。

【用法】将金银花、山楂放入锅内,加清水适量,用武火烧沸 3 分钟后,将药汁倒

入盆内,再加清水煎熬 3 分钟,倒出药汁。将两次药汁一起放入锅内,烧沸后,加蜂蜜,搅匀即成。可代茶饮。

【备注】辛凉解表,主治外感风热型感冒。

秘方 12

【组方】豆腐、白面。

【用法】取豆腐捣烂,加入 1/5 的白面,厚敷于额头,待过 2 ~ 3 小时散发出异味时,再换敷,可退烧。

秘方 13

【组方】陈皮 16 克,榕树气根 31 克,茅根 16 克,咸丰草 16 克,红骨蛇 31 克,老姜 3 片。

【用法】先将药全部冲洗一下,以 5 碗水熬成 1 碗半,再把药渣用 3 碗水熬成半碗,前后两次的药汁调在一起,分成 3 份,1 天内每 4 小时温热服用 1 次,第二天再服 1 剂,重者第三天再服 1 剂。一般轻症服用 2 剂即愈,重者 3 剂亦见效。

【备注】这些药材均为干品,如果是新鲜品,则用量可酌情增加。成人感冒 1 次可配 2 ~ 3 剂,小孩减半。

秘方 14

【组方】茶叶 10 克,辣椒 500 克,胡椒、盐各适量。

【用法】将 4 味料共研末,拌和均匀,放入瓷瓶内,封口,静置半月。每次取 3 克,

开水冲泡 5 分钟,温服,每日 2 次。

【备注】患有哮喘、心脏病者禁用。

秘方 15

【组方】黄芪 31 克,大枣 5 个。

【用法】以 10 碗水煮成 6 碗,趁热饮用,经常饮用,每周至少 3 次。可以全家共同服用。

秘方 16

【组方】蒜汁、蜂蜜。

【用法】将蒜汁与蜂蜜按 1:1 的比例调制,一天服用数次,每次一汤匙(睡前服用必须用开水送服)。

【备注】此方法对防治流感有非常好的效果。

秘方 17

【组方】绿茶 1.5 克,淡竹叶 50 克。

【用法】上 2 味料加水 1000 毫升,先煮淡竹叶,煮沸 5 分钟,加绿茶略泡即可。每日 1 剂,分 4 次服完。

秘方 18

【组方】生芝麻 30 克,茶叶 5 克,生姜 5 克。

【用法】生芝麻嚼食,生姜、茶叶煎汤冲服,盖被使身体微出汗。

【备注】主治感冒初起。

秘方 19

【组方】苦参 3 克,桔梗 1 克,白酒 250毫升。

【用法】前 2 味料捣碎后用布包,同白酒入锅,文火煮 10 ~ 20 分钟拿下,连药包一起放入大口瓶备用。春秋季及流感流行期间,每日用棉棒蘸药酒 5 毫升擦洗鼻孔、咽部,每日 2 ~ 4 次,每次用 5 毫升加温水 100 毫升漱口。

【备注】防治流行性感冒。

秘方 20

【组方】菊花、枸杞子各 6 克,黄酒 200毫升。

【用法】菊花、枸杞子用黄酒浸泡 10 ~ 20天,去渣,加蜂蜜少许,每天早晚各饮 1小杯。

【备注】主治风寒、感冒、头痛。

秘方 21

【组方】鲜百合 50 克,绿豆 50 克,粳米 100 克。

【用法】将绿豆、百合去杂质,洗净,放锅内加水先煮,欲烂时加入淘洗干净的粳米,一同煮为稀粥。日服 1 剂,分数次食用。

秘方 22

【组方】清明菜 40 克,粳米 100 克。

【用法】前 1 味料洗净入砂锅,煎取浓汁,去渣后与淘洗干净的粳米一同熬煮成稀粥。日服 1 剂,分 21 次食用。

【备注】化痰,止咳,祛风寒。

秘方23

【组方】绿豆31克,葱白5根,生姜5片。

【用法】煎汤服,服时可放少许红糖,服后微出汗。

秘方24

【组方】白芥子150克,白酒250毫升。

【用法】白芥子用布包,入白酒煮沸,趁热用白芥子包熨颈项周围。冷时再热,每日2~4次,内服酒液每次5毫升,每日2~3次。

【备注】皮肤过敏者忌用。

秘方25

【组方】面条、白胡椒粉、葱白各适量。

【用法】煮热汤面条1碗,加入葱白及胡椒粉拌匀,趁热吃下,盖被而卧,注意避风,汗出即愈。

【备注】主治感冒。

秘方26

【组方】胡桃肉5个,3厘米长葱白5根,生姜5片。

【用法】共水煎服,蒙被发汗,治愈。

秘方27

【组方】大米50克,生姜5片,连须葱3茎,米醋适量。

【用法】先用砂锅煮米做粥,将生姜捣烂与米同煮,粥将熟时放入葱、醋,趁热食

之,覆被取汗。

【备注】本方有解表散寒、温胃止呕之功效,主治风寒感冒。

秘方28

【组方】糯米100克,葱白、生姜各15克,醋30毫升。

【用法】糯米煮粥后加入葱白、生姜煮5分钟。再加入醋,热服,盖被发汗。

【备注】主治风寒感冒。

秘方29

【组方】薏苡仁30克,赤小豆30克,大米50克。

【用法】将薏苡仁洗净晒干,碾成细粉,赤小豆先煮熟,然后加大米,放水500毫升左右煮粥,将熟时和入薏苡仁粉。每日早晚餐顿服,10日为1疗程。

【备注】清热利湿,主治暑湿型感冒。

秘方30

【组方】大米50克,葱白3寸段。

【用法】煮米做粥如常法,粥熟放葱煮沸即可。不拘时食之,食后覆被,微汗。

【备注】本方有解表散寒通脉的作用,主治风寒感冒。

秘方31

【组方】板蓝根15克,甘草5克。

【用法】先将药物用凉水洗涤后,加水500毫升,文火煎之,浓缩至100毫升,过

滤备用。每次 10 毫升,日服 1 次。

秘方 32

【组方】草鱼肉片 150 克,米酒 100 毫升,生姜片 25 克。

【用法】以水半碗,煮开后加入上 3 味料。以盐少许调味,趁热吃,盖被取汗,每日 2 次。

秘方 33

【组方】芜青子 100 克,粳米 250 克,白糖适量。

【用法】前 1 味料研碎,加 2000 毫升水,搅拌,压滤取汁,与淘洗干净的粳米一同煮成粥,药汁少可加适量水,用小火慢熬至汁稠时加入白糖,拌匀后停火起锅食用。日服 1 剂,分数次食用。

秘方 34

【组方】鸡蛋 1 个,冰糖适量。

【用法】冰糖放在杯底,鸡蛋打破加入杯中,然后注入开水,盖好盖子,半分钟后,以汤匙搅拌,趁热喝下。

【备注】增强体力,预防感冒,治疗咳嗽。

秘方 35

【组方】姜片数片,红枣 10 多个,红糖 3 勺。

【用法】一起煮汤,1 日 2 次。

【备注】服后盖被,使发汗效果更佳。

秘方 36

【组方】鲜藿香 30 克,鲜佩兰 30 克,鲜薄荷 30 克。

【用法】将 3 味料切成碎片,沸水冲泡。每日 1 剂,代茶饮服。

秘方 37

【组方】生姜,大葱,米酒。

【用法】陈生姜细切,炒黑,放大葱和米酒少许,水煎,加白糖少许送服,疗效佳。

秘方 38

【组方】葱白 1 把,香豆豉 15 克。

【用法】以 2 碗水同煮,煎至 1 碗时倒在碗中,葱白与豆豉渣弃之不用,趁温热喝下。一般在早、晚餐前后各服 1 次,服 2 ~ 3 天。

秘方 39

【组方】薄荷叶 30 克,党参 5 克,石膏 30 克,麻黄 2 克,生姜 2 片。

【用法】以上 5 味料粗碎,加水煎汤,过滤取汁。每日 1 剂,代茶饮服。

秘方 40

【组方】3 ~ 4 瓣大蒜,牛奶。

【用法】将大蒜捣碎后倒入一杯热牛奶中,搅动并浸泡 10 ~ 15 分钟,然后用纱布滤除蒜渣,在 30 分钟内慢慢喝完。一天饮 3 ~ 4 杯。

【备注】对治疗流感、咽炎以及肺炎有显著效果。

秘方 41

【组方】红葡萄酒1小杯(30毫升),鸡蛋1个。

【用法】葡萄酒加热,打入鸡蛋搅拌一下后,即停止加热,待温服用。

【备注】主治感冒。

秘方 42

【组方】生姜25克,粳米100克,饴糖150克。

【用法】将生姜刮洗干净,切成细末备用。粳米淘洗干净后放入锅中,加入1000毫升水及生姜末,置火上烧开,转用小火熬煮成粥,调入饴糖即成。日服1剂,分数次食用。

【备注】发表散寒,温胃止呕,消痰止咳。

秘方 43

【组方】鲜葱白30克,生姜15克,桑叶10克,绿豆衣15克(无绿豆衣以芦根代之)。

【用法】先以清水浸20分钟,文火轻煎15分钟,分2~3次温服,服后微微出汗,不宜大汗,儿童按年龄减轻用量。

秘方 44

【组方】紫苏叶12克,粳米100克。

【用法】将紫苏叶洗净,加200毫升水,煮成100毫升,去渣取汁,再加入淘洗干净的粳米,加600毫升水,一同煮为稀稠粥。日服1剂,分早、晚2次食用。

【备注】发散风寒,理气,适用于风寒感冒。

秘方 45

【组方】艾叶100克,生姜5片。

【用法】用两碗水煎至一半,1次服后发汗,治愈。

秘方 46

【组方】带须根大葱70克,生姜80克。

【用法】细切,水煎取汤,服1碗,发汗。1次不见效,再服,不出汗也可以,服3~5次可治愈。

秘方 47

【组方】绿茶1克,钩藤、蜂蜜各15克。

【用法】钩藤加水500毫升,煮沸3分钟,去渣,加入绿茶与蜂蜜即可。分3次温服,日服1剂。

【备注】防治流行性感冒。

秘方 48

【组方】牛蒡根30克,粳米50克。

【用法】将牛蒡根用水煎5分钟取药汁,再将粳米淘洗干净,加适量水煮成粥。待粥将熟时加入药汁,加适量糖调匀即成。日服1剂,温食或凉食均可。

【备注】清热解表,利咽喉,治咽喉肿痛有特效。

秘方 49

【组方】生姜20克,大蒜5瓣,红糖适量。

【用法】上料用水煎服,每日 2 次。

【备注】主治流行性感冒初起,头痛,怕冷发热,无汗,伴有恶心等症。

头痛

秘方 1

【组方】珍珠母 30 克(先煎),龙胆草 2 ~ 3 克,杭菊花 9 ~ 12 克,防风 3 ~ 5 克,当归 6 ~ 9 克,白芍 9 克,生地 12 ~ 18 克,川芎 5 克,全蝎 2 ~ 4 克,土鳖虫 5 ~ 9 克,地龙 9 克,牛膝 9 克。

【用法】每日 1 剂,煎 2 次服。

【备注】清肝潜阳,活血通络。

秘方 2

【组方】生地 15 克,丹皮 9 克,赤、白芍各 9 克,元参 12 克,龙胆草 6 克。决明子 30 克,柴胡 6 克,菊花 9 克,枳壳 9 克。

【用法】水煎服,每日 1 剂。

【备注】血管神经性头痛,表现为肝化风,血热上冲,症见头胀痛欲裂,太阳穴经脉隆起跳痛,面目红赤,烦躁易怒,夜寐不安,多梦易惊,甚则目眩妄见,口臭饮冷,大便秘结,小便黄赤,舌质鲜红,脉见弦数。

秘方 3

【组方】天麻 10 克,钩藤 15 克(后下),白芷 10 克,藁本 10 克,玄明粉 6 克(冲服),川芎 15 克。

【用法】每日 1 剂,煎 2 遍和匀,分 3 次服用。

【备注】平肝潜阳,降逆止痛。风痰上扰之头痛,头痛昏沉,纳呆恶心,甚至呕吐。

秘方 4

【组方】透骨草 30 克,川芎 15 克,白芷 15 克,白僵蚕 1 个。

【用法】纳药砂锅内,煮沸数分钟,取一厚纸,中孔约手指大,覆锅,薰痛侧耳孔及疼痛部位 10 ~ 20 分钟,每日 2 ~ 3 次,每剂药用 2 ~ 3 天。

【备注】活血止痛。

发热

秘方 1

【组方】柴胡 12 克,黄芩、白芍药各 9 克,生姜 15 克,枳壳 9 克,大黄(后下)6 克,茵陈 15 克,板蓝根、连翘、败酱草各 9 克。

【用法】每日 1 剂,水煎服。

【备注】胆热症,症见往来寒热,胸胁苦满,口苦咽干,或恶心呕吐,或身目发黄,舌红苔黄腻,脉弦数。

秘方 2

【组方】知母 18 克,炙甘草 6 克,粳米 9 克,金银花 15 克,连翘 12 克,黄连 9 克,芦根 12 克,大黄 6 克。

【用法】每日 1 剂,水煎服。

【备注】胃热症,症见壮热,口渴引饮,面赤心烦,口苦口臭,舌红苔黄,脉洪大有力。

秘方 3

【组方】黄连 6 克,栀子 12 克,半夏 6 克,厚朴 9 克,石菖蒲 6 克,芦根 60 克,黄柏 6 克,藿香 9 克,佩兰 6 克,滑石 8 克。

【用法】每日 1 剂,水煎服。

秘方 4

【组方】大黄(后下)12 克,厚朴 24 克,枳实 12 克,黄芩、栀子各 12 克,薄荷 6 克,竹叶 4 克。

【用法】每日 1 剂,水煎服。

【备注】腑实症,症见壮热,腹胀满,大便秘结或热结旁流,烦躁,舌苔焦燥有芒刺,脉沉实有力。

秘方 5

【组方】金银花 15 克,紫花地丁、野菊花各 20 克,蒲公英 15 克,大青叶、金钱草各 10 克,连翘 20 克。

【用法】每日 1 剂,水煎服。

风寒咳嗽

秘方 1

【组方】鲜芥菜 80 克,鲜姜 10 克,盐少许。

【用法】将芥菜洗净后切成小块,生姜切片,加清水四碗煎至两碗,以食盐调味。每日分 2 次服,连用 3 日见效。

【备注】宣肺止咳,疏风散寒。治风寒咳嗽,伴头痛鼻塞、四肢酸痛等。

秘方 2

【组方】糯米糖、松明火焦(用多脂老松,劈成细条点燃成焦灰)各适量。

【用法】松明火烧得越焦越好。连焦带糖尽量食之,连吃 3 ~ 4 天即愈。

【备注】润肺止咳,化痰平喘。治久咳不愈、痰多气促等。

秘方 3

【组方】花生米 60 克。

【用法】炒或煮熟。每日吃,不间断,痊愈后停用。

【备注】有虚火实热症者勿食。

秘方 4

【组方】羊肝 60 克,香油 30 克,盐少许。

【用法】将羊肝切片,锅内放入香油至八成热,下羊肝及盐翻炒即成。

秘方 5

【组方】红糖 30 克,鲜姜 15 克,红枣 30 克。

【用法】以水三碗煎至过半。顿服,服后出微汗即愈。

【备注】祛风散寒。治伤风咳嗽、胃寒刺

痛,产后受寒腹泻、恶阻等。

秘方6

【组方】熟羊脂250克,熟羊髓250克,白沙蜜250克,生姜汁100毫升,生地黄汁500毫升。

【用法】煎羊脂,令其沸;次下羊髓,又令沸;次下蜜、地黄、生姜汁,不住手搅,微火熬数沸成膏。每日空腹温酒调1匙或做姜汤,做粥食亦可。

【备注】补虚润肺,祛风化毒。治阴虚发热、骨蒸劳热、虚劳瘦弱、咳嗽肺痿,还有润肺润肤的功效。

秘方7

【组方】鲜梨500克,贝母末6克,白糖30克。

【用法】将梨去皮剖开,去核,把贝母末及白糖填入,合起放在碗内蒸熟。早、晚分食。

【备注】清热化痰,散结解表。治咳嗽或肺痈,症见胸痛、寒战、咳嗽、发热、口干、咽燥、痰黄腥臭或脓血痰等。

秘方8

【组方】黄精30克,冰糖50克。

【用法】将黄精洗净,用冷水发泡,置砂锅内,再放入冰糖,加水适量。将锅置炉上,以武火煎煮,后用文火煨熬,直至黄精烂熟为止。每日2次,吃黄精、饮汤。

【备注】清肺,理脾,益精。治肺燥肺虚之咳嗽、干咳无痰、咯吐不利、食少口干、肾虚精亏等。

秘方9

【组方】燕窝5克(水浸泡),白梨2个,川贝母10克,冰糖5克。

【用法】白梨去核,将其他三味料同放梨内,盖好扎紧放碗中,隔水炖熟,服食。

【备注】养阴润燥,止咳化痰。治多年痰咳、气短乏力。

秘方10

【组方】萝卜1个,白胡椒5粒,生姜3片,陈皮1片。

【用法】加水共煎30分钟。日饮汤2次。

秘方11

【组方】剑花2个。

【用法】煮汤或当茶饮。

【备注】剑花,是仙人掌类攀缘植物霸王花的花,多产于南方。每年5~10月间,开乳白色大花朵,采下切开晒干,是一种极好的干菜,煮汤香甜可口。

秘方12

【组方】豆腐500克,红糖、白糖各100克。

【用法】把豆腐当中挖一窝,放入红糖、白糖,放入碗内水煮30分钟。一次吃完,连服4次。

秘方 13

【组方】酸石榴(甜者无效)3 克。

【用法】将石榴子取出,捣碎,绞取其汁液。每晚睡前服下,或口嚼石榴子咽液。

【备注】石榴子汁有小毒,不可过量饮用

秘方 14

【组方】甘蔗汁、萝卜汁各半杯,野百合 100 克。

【用法】先煮烂百合,再和入两汁。睡前服食,每日 1 次。

【备注】润肺止咳,生津润燥,宁心安神。治虚热咳嗽,虚弱者病后气管炎最宜。

秘方 15

【组方】白糖 50 克,鸡蛋 1 个,鲜姜适量。

【用法】先将鸡蛋打入碗中,搅匀。白糖加半碗水煮沸,趁热冲蛋,搅和,再倒入已绞取的姜汁,调匀。每日早、晚各服 1 次。

秘方 16

【组方】生芝麻 15 克,冰糖 10 克。

【用法】芝麻与冰糖共放碗中,开水冲饮。

【备注】芝麻 1 把,生姜 50 克,共捣烂煮汁服,亦有上述疗效。

秘方 17

【组方】大白萝卜 1 个,蜂蜜 30 克,白胡椒 5 粒,麻黄 2 克。

【用法】将萝卜洗净,切片,放入碗内,倒入蜂蜜及白胡椒、麻黄等共蒸半小时。趁热顿服,卧床见汗即愈。

【备注】发汗散寒,止咳化痰。治风寒咳嗽。

秘方 18

【组方】大白梨 1 个,蜂蜜 50 克。

【用法】先将白梨去核,将蜂蜜填入,加热蒸熟。每日早、晚各吃 1 个,连吃数日。

秘方 19

【组方】生淮山药 30 克,白糖少许。

【用法】将山药轧细过筛,调入凉水,边煮边搅,两三沸即成,加少许白糖调味,服食。

【备注】补脾止泻、补肾收摄。治劳伤咳喘、脾虚泄泻。

秘方 20

【组方】燕窝 10 克,银耳 15 克,冰糖适量。

【用法】将燕窝先用清水涮一遍,再放入热水中浸泡 3 ~ 4 小时,然后择去绒毛,再放入热水中泡 1 小时即可取用。银耳用清水浸泡 1 小时即成。用瓷罐或盖碗盛入燕窝、银耳、冰糖,隔水炖熟,服食。

【备注】补虚损、养肺阴、退虚热。治干咳、盗汗或肺阴虚等。

秘方 21

【组方】紫皮大蒜 1 头。

【用法】蒜去皮,捣成烂泥。每晚睡前洗

足后,敷于两足底涌泉穴处(足底必须先涂上凡士林),上面盖一层纱布,足心有较强刺激感时可揭去。如足底无不适感,可连敷3~5次。

多痰咳嗽

秘方1

【组方】紫菜

【用法】紫菜研成末,炼蜜做成丸状,每次服6克,一日服2~3次,饭后吃。

【备注】对肺脓肿或支气管扩张患者有实效。

秘方2

【组方】鸡蛋1个,白糖5克。

【用法】打鸡蛋入杯,倒热水,加白糖服下,可止咳。加生姜汁服亦可。

秘方3

【组方】米醋和水各半,混合取1杯,加辣椒面1茶匙,放红糖或蜂蜜少许,咳嗽时1次服1匙,可止咳。

秘方4

【组方】萝卜。

【用法】取萝卜切细,装碗或瓶,加糖稀或蜂蜜放置2~3天时,萝卜便瘪,同时上面浮出一层透明液体,每当咳嗽时,服其透明液体,可止咳,止咽喉痛。

秘方5

【组方】蜂蜜,贝母末。

【用法】蜂蜜略煎,加贝母末40克,分10等份,1日3次。

秘方6

【组方】新鲜活鱼1条(250克),白萝卜1个(250克),生姜15克,小葱数根。

【用法】把洗净的鱼放进锅内,用少许食油稍炸一下,再把切成片的萝卜和生姜下锅,加水覆盖后煮。当鱼汤烧开至奶白色时,加葱、食盐和胡椒少许,然后连干带稀全部吃完。

秘方7

【组方】大蒜一头,清水两杯。

【用法】剥皮洗净,将蒜瓣与水放锅内煮,水开后再煮10分钟,趁热(以不烫嘴为宜)将蒜、汤全部吃掉,晚间临睡前服用最好。

秘方8

【组方】鸭梨一个,鲜贝母2克。

【用法】鸭梨洗净,挖去中间核后放入鲜贝母2克,或干贝母1克和一点冰糖,然后放碗中,加上半碗水,水里再放点糖,上锅蒸半小时即成。每天早、晚各1次,一天吃完,7天为1疗程。

秘方9

【组方】生姜片。

【用法】如同泡泡糖细嚼咽其汁,可止咳。

秘方 10

【组方】麻黄 4 克,梨 1 个,白糖 40 克。

【用法】蒸熟,绞取汁服下。1 次若不见效,可再服 1 次。

秘方 11

【组方】山羊胰脏,大枣。

【用法】山羊胰脏,加等量大枣,泡入 1 倍的酒,密封。冬秋泡 15 天,春夏泡 7 天,每天 3 次,1 次服 1~2 杯,长期服用,疗效佳。

秘方 12

【组方】鲜嫩小莲藕 500 克。

【用法】将藕去外皮洗净,刨制成细藕丝,用干净纱布把藕丝包好,用力挤压。另将 50 克冰糖放入 400 毫升水中,用砂锅煮沸,等冰糖溶化后,将藕汁慢慢倒入冰糖水中,边倒边搅拌,勿使成糊状。搅匀后,趁热 1 次喝下,一般立即见效。然后再加服 2 次巩固疗效。

秘方 13

【组方】食盐和白糖,以 1∶2 的比例混合,频频少服,疗效佳。

秘方 14

【组方】取鸡蛋埋入生石灰后,加水,将鸡蛋烧熟,每日吃 4 个。

【备注】吃时要将鸡蛋在热水中泡热吃。

秘方 15

【组方】白及 31 克,五味子 16 克。

【用法】共研细粉,三餐饭前半小时及睡前各服用 3~9 克,药量可视病情增减,小儿减半。使用的白芨与五味子以生药研粉效果较佳,配好的成药粉效果较差,五味子应选盐炒的而非醋浸的。

咯血

秘方 1

【组方】玉米须、冰糖各 60 克。

【用法】加水煎煮,饮数次即有效。

【备注】肺结核咯血。

秘方 2

【组方】款冬花、百合、百部蒸焙等份。

【用法】研为末,蜜丸龙眼大。每卧时以姜汤送服 1 丸。

【备注】咯血,痰中带血。

秘方 3

【组方】仙人掌根 100 克,白糖 50 克。

【用法】将仙人掌根切碎,共水煎。饭后服。

秘方 4

【组方】旱莲草、白茅根各 12 克,当归 9 克,荷叶、桃仁各 6 克,红花 3 克。

【用法】水煎服。

【备注】肺痈咯血。

秘方 5

【组方】三七粉 3 克。

【用法】口服。

【备注】各种原因所致的咯血。

秘方 6

【组方】青黛、黄芩各 6 克,茜草、桑白皮、地骨皮各 15 克,丹皮 9 克,藕节 30 克。

【用法】水煎服。

【备注】支气管扩张咯血。

秘方 7

【组方】连根空心菜、白萝卜各 250 克。

【用法】同捣汁,取 1 杯以蜜调服。

【备注】肺热咯血。

秘方 8

【组方】大黄炭 10 克。

【用法】煎服。

【备注】支气管扩张咯血。

秘方 9

【组方】白及 30 克,百合、桃仁各 10 克。

【用法】共研细面。内服,醋为引。每次服 10 克,每日 2 次,开水送下。

【备注】大咯血。

秘方 10

【组方】大黄、白及各 9 克,侧柏叶、小蓟各 15 克。发热加生地 15 克,侧柏叶、小蓟鲜品可用 30 克。

【用法】水煎服。

【备注】各种原因所致的咯血。

秘方 11

【组方】沙参、冰糖各 30 克,鸡蛋 2 个。

【用法】先将鸡蛋洗干净,将鸡蛋同沙参放入锅内,加清水 2 碗同煮,蛋熟后去壳再煨半小时,加冰糖调味。可饮汤食蛋。

【备注】肺结核咯血。

秘方 12

【组方】白及粉 10 克。

【用法】口服。

喘

秘方 1

【组方】猪心 1 个,盐少许。

【用法】放锅内加水炖,开锅后用文火炖熟。食肉饮汤,日服 2 次。

秘方 2

【组方】大蒜 10 头,醋半碗,红糖 100 克。

【用法】将蒜去皮捣烂,和糖,放醋内浸泡 3 天,滤去渣。每次半汤匙,温开水冲服,每天 3 次。

秘方 3

【组方】乌贼骨(墨斗鱼骨)500 克,砂糖 1000 克。

【用法】放乌贼骨于锅内焙干,捣碎,研成粉末。加砂糖调匀,装入瓶内封存。成人每次服 15 ~ 25 克,儿童按年龄酌减,每日 3 次,开水送服。

【备注】收敛,定喘。治哮喘有明显疗效。

秘方 4

【组方】鸡蛋 2 个,麻油 50 克,醋适量。

【用法】鸡蛋打开放油锅内炸熟,加醋再煮。早晚各服 1 个。

秘方 5

【组方】乌鸡 1 只,老陈醋 1500 ~ 2000 克。

【用法】将乌鸡宰杀去毛,洗净切块以陈醋煮熟。分 3 ~ 5 次热吃,轻症者吃 1 只,重症者吃 3 只即愈。

【备注】定喘止咳。治咳嗽、气喘。

秘方 6

【组方】鲜香橼 1 ~ 2 个,饴糖(麦芽糖)适量。

【用法】将香橼洗净,切碎,放于有盖的器皿中,加入等量的饴糖,隔水蒸数小时至香橼稀烂。每次服 1 汤匙,早晚各 1 次。

【备注】理气宽中,化痰止咳,平喘。治慢性支气管炎或痰多、咳喘。

秘方 7

【组方】南瓜 5 个,鲜姜汁 60 克,麦芽 150 克。

【用法】将南瓜去子,切块,放入锅内加水煮极烂为粥,用纱布取汁,再将汁煮至剩一半,放入姜汁、麦芽,以文火熬成膏。每晚服 150 克,严重患者早、晚服用。

【备注】平喘。用于多年哮喘,入冬哮喘加重者。

秘方 8

【组方】白果(银杏)20 克,蜂蜜适量。

【用法】炒白果去壳,取仁加水煮熟,捞出收入碗内,加蜂蜜调匀。服食。

秘方 9

【组方】黄花鱼胆 1 个,虎耳草 25 克,山楂根 50 克,茶树根 50 克,大枣 5 枚。

【用法】水煎。日服 1 剂。

【备注】润肺健脾。治支气管哮喘有较好疗效。

秘方 10

【组方】甜杏仁 9 克,梨 1 个。

【用法】将梨洗净挖一小洞,放入杏仁,封口,加少许水煮熟。吃梨饮汤,每日 1 次。

【备注】润肺止咳。治慢性气管炎咳喘,对肺虚久咳、干咳无痰等症有疗效。

秘方 11

【组方】鲤鱼 1 条,糯米 200 克。

【用法】将鲤鱼去鳞,纸裹蒸熟,去刺研末,同糯米煮粥。空腹食之。

【备注】痈疽患者忌食。

秘方 12

【组方】鹌鹑蛋 3 个。

【用法】将蛋打破搅匀,沸水冲沏。连用 1 年可愈。

秘方 13

【组方】柚子 1 个(约 1000 克重,去肉留皮),百合 125 克,白糖 125 克。

【用法】将上述三味料加水 60 毫升,煎 2 ~ 3 小时。分 3 次服完,每日 1 次,每服 3 个柚子为一疗程。儿童减半。

【备注】服药期禁忌食油菜、萝卜、鱼虾。

秘方 14

【组方】绿茶(如龙井等)15 克,鸡蛋 2 个。

【用法】将鸡蛋刷洗干净,同茶叶共放砂锅内,加两碗水煮,蛋熟剥去皮再煮,至水煮干时取蛋吃。

秘方 15

【组方】老倭瓜(北瓜)1 个,约 1500 克,五味子 3 克,冰糖 60 克。

【用法】将老倭瓜洗净,挖空去子,装入五味子和冰糖,放入锅内蒸熟,然后取出五味子不用。每日吃 1 个,数次可见效,久服除根。

【备注】改用冬瓜子 25 克,捣烂加红糖冲服,每日 2 次,久服亦有效。

秘方 16

【组方】酸石榴汁 18 克,生山药 45 克,甘蔗汁 30 克,生鸡蛋黄 4 个。

【用法】加一大碗水煎煮山药,然后再将其余三味料调入,火候不可过,片刻即成,以防蛋黄过熟,影响疗效。早晚空腹温服。

秘方 17

【组方】母鸡 1 只,五味子 50 克。

【用法】将鸡开膛,去肠及杂物,洗净,放五味子于鸡腹中,缝合严,置于炖盆中,加一大碗开水,加盖,以大火隔水炖至烂熟。吃鸡饮汤,分 3 次食完,连吃多次。

秘方 18

【组方】丝瓜藤液。

【用法】秋后在离地不高处,剪断丝瓜藤,套上一个瓶子,茎断处有汁液流出,瓶满再换,滴尽为止。每日饮用数次,每次一小杯。

【备注】取鲜嫩丝瓜捣烂绞汁,生饮半杯,常服亦有疗效。

秘方 19

【组方】白果 150 克,白糖 100 克,淀粉 25 克,清水 250 克,碱适量。

【用法】将白果去壳,放入锅内加水和少许碱烧开,用炊帚刷去皮,捏去白果心,装入碗内,加清水,上笼蒸熟;将锅内加清水,放入白果、白糖,置火上烧开,撇去浮沫,勾上芡,倒入盘内即成。

秘方 20

【组方】浮小麦 60 克,大枣 7 枚。

【用法】加水共煎服。

【备注】止咳平喘,敛汗。

秘方 21

【组方】山葡萄 3 份,蜂蜜 2 份。

【用法】将葡萄洗净,晾干,装入干净的罐内,用薄竹板制成一个筛子,放在葡萄上,然后压上一块 300~400 克重的鹅卵石,避免山葡萄漂浮。然后把蜂蜜倒入罐内,罐口用布罩好,将罐置于凉爽处。从"数九"的第一天起开始启罐服用。每日服用几次均可,连粒带水服(不需吐子、吐皮),最好饭后吃,至第二年开春服完。

秘方 22

【组方】苡米 200 克,百合 50 克。

【用法】将两味料放入锅中,加水五碗,煎熬成三碗。分 4 次服,1 日服完。

秘方 23

【组方】猪肺 1 只,薏米 15 克。

【用法】将猪肺切碎,洗净,同薏米共煮熟。吃肉饮汤,每日 1 次。

秘方 24

【组方】鲜白萝卜 500 克。

【用法】将萝卜洗净带皮切碎,绞取汁,内服。

【备注】体质虚寒者慎用。

秘方 25

【组方】海蜇 80 克,白萝卜 60 克。

【用法】海蜇漂洗净,白萝卜洗净切丝,两味料加水三碗,煎至一半。每日分 2 次服完,连续服用 2 周即愈。

【备注】润肺,止咳,平喘。治慢性支气管炎、久咳。

秘方 26

【组方】小冬瓜(未脱花蒂的)1 个,冰糖适量。

【用法】将冬瓜洗净,切去瓜的上端当盖,挖出瓜瓤不用,填入适量冰糖,盖上瓜盖,放锅内蒸。取水饮服。

【备注】利水平喘。治哮喘。

慢性支气管炎

秘方 1

【组方】岩豇豆 20 克,岩白菜 20 克,虎杖 20 克。

【用法】诸药共水煎内服,每日 3 次,每次 250 毫升。

秘方 2

【组方】通光散 30 克。

【用法】药用干品,切片或捣碎,加水 500 毫升,煎至 150 毫升,每日分 3 次服完。

【备注】本方具有清热解毒、止咳平喘的

功效,主治慢性支气管炎、支气管哮喘、上呼吸道感染等病。因药性苦寒,胃寒者不宜多服。

秘方3

【组方】马加木皮 15 克,万年蒿 10 克,麻黄 2.5 克。

【用法】水煎服,每日 1 剂,早饭前服用。

【备注】马加木具有明显的祛痰作用。

秘方4

【组方】苦菜 30 克。

【用法】开花期间采集,鲜品水煎,每日 2 次,每次 1 剂,连服 30 天。

秘方5

【组方】大蒜 120 克,玉米酒 500 毫升。

【用法】将大蒜泡于酒中封闭,置于阳光下照射,40 天后可用。每日 3 次,每次 6 滴,开水送服。

【备注】本方治疗慢性支气管炎,疗效极佳。

秘方6

【组方】扁竹兰 15 克,通光藤 15 克,土木香 5 克。

【用法】用鲜品或干品,每日水煎服 1 剂。

秘方7

【组方】酥油 200 克,蜂蜜 200 克,核桃仁 200 克,川贝母 100 克。

【用法】先煎川贝母,研为粉末,核桃仁捣碎,酥油炼化加入蜂蜜。然后将贝母、核桃仁加入搅拌,倒入瓷罐内,每日早晚各服 20 克。

【备注】本方治疗老年性慢性支气管炎,效果较为显著,同时对气虚哮喘也有较好疗效。

秘方8

【组方】鹿衔草 10 克,一朵云 10 克,金银花 15 克。

【用法】水煎内服,每日分 3 次服用。

秘方9

【组方】红枣 10 枚,苦茶不拘量(切碎)。

【用法】浓煎收膏,每次用 2 茶匙,开水冲服。

急性支气管炎

秘方1

【组方】大雪梨 1 个（约 250 克）,冰糖 30 克。

【用法】先将雪梨外表面用温开水反复冲洗干净,在靠梨柄 1/4 处横剖切开,将梨核掏去,将敲碎的冰糖放入其中,用牙签将梨帽盖上并插紧,放在蒸碗中,隔水蒸熟即可。早晚 2 次服用。

【备注】对燥热型急性支气管炎尤为适宜。

秘方2

【组方】桑白皮、枇杷叶各 12 克。

【用法】水煎服,每日 1 剂。

【备注】适用于风热型急性支气管炎,症见咳嗽不爽、咳痰色黄稠或白黏、口干咽痛、鼻流黄涕或有发热、头痛恶风、汗出、苔薄黄、脉浮数。

秘方3

【组方】新鲜猪胆2个,蜂蜜10克。

【用法】先将猪胆用凉开水清洗干净,再将猪胆切开取汁,装入瓶中待用。每次取胆汁3克,与蜂蜜5克搅和均匀,每日2次,温开水送服。

秘方4

【组方】长3厘米的肥大葱白5段,糯米60克,生姜5片,米醋5毫升。

【用法】将三味材料洗净,共煮为粥,粥熟后加米醋。每日2次,趁热食用。

【备注】风热咳嗽、燥热咳嗽者不宜食用。

秘方5

【组方】杏仁、川贝母、厚朴各100克,莱菔子20克。

【用法】杏仁、厚朴、川贝母、莱菔子同煎2次,每次用水250毫升,煎半小时,两次混合,去渣留汁。分2次服用,每次冲服蚌粉5克。

秘方6

【组方】甘蔗汁50毫升,梨汁30毫升,荸荠汁、莲藕汁各15毫升。

【用法】甘蔗汁、梨汁、荸荠汁、莲藕汁同放在大瓷碗中,盖好,隔水蒸熟,分1~2次服用。

秘方7

【组方】萝卜籽20克。

【用法】将萝卜籽淘净,晾干,放在有盖的杯中,用沸水冲泡,加盖,闷15分钟即可服用。代茶频饮,一般可冲泡3~5次。

秘方8

【组方】紫苏叶30克,生姜20克,红枣20枚。

【用法】先将紫苏叶洗净,切碎,盛入碗中。红枣、生姜分别洗净,生姜切成片,与紫苏叶同放入砂锅,加水适量,先用大火煮沸,改用小火煨煮40分钟。待红枣熟烂呈花状时,取出红枣,过滤取汁,将滤汁和红枣放回砂锅,小火煮沸即可。早晚2次分服。

秘方9

【组方】金银花30克,桑叶30克,杏仁15克。

【用法】先将桑叶洗净,切碎,装入纱袋中,扎紧袋口,待用。杏仁拣杂后,放入清水中浸泡片刻,与洗净的金银花同放入砂锅,放入桑叶袋,加适量水,先用大火煮沸,再以小火煎煮30分钟,待杏仁熟烂,取出药袋即可。早晚两次分服,代茶频饮,当日饮完。

【备注】对风热型急性支气管炎尤为适宜。

秘方 10

【组方】鲜生姜 20 克,桔梗 20 克,红糖 30 克。

【用法】先将鲜生姜洗净,切片,桔梗洗净,切段,桔梗段与生姜片同放入砂锅,加水适量,大火煮沸后,改用小火煨煮 30 分钟,用洁净纱布过滤,去渣留汁,加入红糖,继续煨煮至沸即可,早晚 2 次分服。

【备注】对风寒型急性支气管炎尤为适宜。

秘方 11

【组方】款冬花 9 克,冰糖 9 克。

【用法】开水冲泡,频服。

秘方 12

【组方】猪肺 500 克,皂角刺 100 克,姜、黄酒、精盐、味精、胡椒粉、麻油各适量。

【用法】猪肺洗净切块,皂角刺洗净,用其尖刺插入肺块上,同放入砂锅中,加入清水 600 毫升,烧开后,撇去浮沫,加入姜片和黄酒,小火炖至酥烂。取下皂角刺,加入精盐、味精,撒胡椒粉,淋麻油。分 2~3 次趁热食猪肺,喝汤。

秘方 13

【组方】葱根、淡豆豉各 15 克,生石膏粉 30 克,荆芥、山栀各 5 克,麻黄 3 克,葱白、姜末各 5 克,粳米 100 克,精盐、麻油各适量。

【用法】将上述药分别洗净,水煎 2 次,每次用水 600 毫升,煎 20 分钟,两次混合,去渣留汁,加入粳米,用小火慢熬成粥,下葱、姜、精盐和麻油,搅匀。分 2 次趁热空腹服用。

【备注】适用于急性支气管炎、风热咳嗽。

秘方 14

【组方】白萝卜 1 个,雪梨 1 个,白胡椒 7 粒,蜂蜜 15 克。

【用法】将白萝卜切片,梨去核切成块;将白萝卜片、白胡椒、梨块、蜂蜜一同倒入碗内隔水蒸熟。吃萝卜、梨,饮汤。每日 1 次。

【备注】梨最好不削皮,效果更佳。

秘方 15

【组方】粳米 50 克,熟杏子 5 枚,冰糖适量。

【用法】粳米加水,大火烧开后,再将成熟杏子洗净,去核后放入,小火慢熬至粥将成时,放入冰糖,熬至糖溶粥成。分两次空腹饮用。

肺气肿

秘方 1

【组方】紫苏子、白芥子、莱菔子各 10 克,山药 60 克,玄参 30 克。

【用法】水煎服,每日 1 剂,日服 2 次。

【备注】肺气肿（痰涎壅盛型）。

秘方2

【组方】紫石英 15 克，肉桂、沉香各 3 克，麦冬、熟地黄、山萸肉、茯苓、泽泻、丹皮、山药各 10 克，五味子 5 克，冬虫夏草 6 克。

【用法】水煎服。

【备注】对老年性肺气肿有疗效。

秘方3

【组方】紫苏子、莱菔子各 10 克，山药 60 克，白芥子 9 克，人参 30 克。

【用法】水煎服，每日 1 剂，日服 2 次。

秘方4

【组方】橘红 20 克～30 克，紫苏子 10 克，米粉 500 克，白糖 200 克。

【用法】将橘红、紫苏子共研细末，与白糖和匀为馅，加入米粉内，以水少许湿润、和匀，蒸熟，冷后压实，切成夹心方块米糕。不拘时酌量食用。

【备注】治痰浊阻肺型肺气肿。此种肺气肿的特点为：喘而胸满闷窒，甚则仰息、咳嗽、咳吐不利，兼有呕恶、纳呆、口黏不渴、苔白厚腻、脉滑。

秘方5

【组方】猪肺 500 克，桑白皮、甜杏仁各 30 克，黄酒 1 匙，细盐少许。

【用法】将猪肺洗净切块，同桑白皮、甜杏仁共入锅中，加水适量煮开，加黄酒、细盐后再改文火炖 2 小时，弃渣吃肺喝汤，每日 2 次，2 天食完。

【备注】治慢性支气管炎伴有肺气肿。

肺心病

秘方1

【组方】葶苈子 30 克，大枣 10 枚，鱼腥草 25 克，全瓜蒌、丹参各 20 克，杏仁、黄芩各 12 克。

【用法】水煎服。

【备注】治肺心病痰热壅肺证。

秘方2

【组方】茶树根、车前草各 30 克，麻黄 10 克，连翘 15 克。

【用法】煎服。

【备注】治肺心病。

秘方3

【组方】黄芪、党参各 200 克，白术 150 克，防风 30 克，蛤蚧 5 对。

【用法】研末炼蜜丸，每丸重 6 克，早晚各服 1 丸。

【备注】肺心病缓解期，效果佳。

秘方4

【组方】蛤蚧，红参。

【用法】蛤蚧连尾涂以蜜酒，烤脆研细末，加东北红参等量，共研匀，制蜜丸如豆粒大。每日 2～3 次，每次 3 克，长期服用。

秘方 5

【组方】老茶树根 30 克,黄酒适量。

【用法】用水煎茶树根,去渣后,加入黄酒调匀。每日 2 次分服,或睡前 1 次服用,连用1~2 个月。

【备注】治肺心病、冠心病及心力衰竭。

秘方 6

【组方】党参、寸冬、炙百合、枣仁各 15 克,五味子、炒远志、石菖蒲、陈皮、贝母、杏仁各 9 克,生山药 30 克,甘草 6 克。

【用法】水煎服。

【备注】治肺心病心肺阴虚证。

肺炎

秘方 1

【组方】穿心莲 30 克,鱼腥草 30 克,紫金牛(平地木)30 克。

【用法】煎水频服。

【备注】清热宣肺、化痰定喘。适用于肺炎。

秘方 2

【组方】鲜茅根 150 克,鲜藕 200 克。

【用法】水煎服。每日 1 剂。

【备注】清热止咳、利尿止渴。适用于肺炎发热、咳嗽、口渴等。

秘方 3

【组方】鲜百合 50 克,瘦猪肉 120 克,调料适量。

【用法】按常法煮汤服食。每日 1 剂。

【备注】养阴清热、润肺止咳。适用于肺炎之潮热、咳嗽。

秘方 4

【组方】牡丹皮、虎杖、果上叶各 15 克。

【用法】水煎,每日早、晚饭前各服 1 次,每日 1 剂。

【备注】主治大叶性肺炎。

秘方 5

【组方】麒麟菜、海带各 30 克,贝母 9 克。

【用法】将上述 3 味料放入砂锅内煎煮,取汁去渣,每剂煎 2 次。将 2 次煎液混合,分 2 次服用,每日 1 剂。

【备注】清肺消痰。适用于感染性肺炎。

秘方 6

【组方】鱼腥草 30 克,桑白皮 15 克,东风橘 15 克。

【用法】以白糖为引子,水煎服,每日 1 剂,日服 3 次。

【备注】清热消炎,降火泻肺。大叶性肺炎初期用之疗效颇佳,小儿尤为适宜。

秘方 7

【组方】鲜乌鱼 1 条(150 克),塘葛菜 60 克,调料适量。

【用法】按常法煮汤服食。每日1剂。

【备注】益脾胃，养心阴，消水肿。适用于肺炎、肾炎水肿、咽喉炎。

秘方8

【组方】蒲公英10克，大青叶10克，鱼腥草10克，金荞麦15～30克。

【用法】水煎服。每日1剂，分3次服用。

【备注】适用于病毒性肺炎。

秘方9

【组方】石仙桃全草（又名石上莲）200克，冰糖100克。

【用法】加水适量煎浓汁。日服2次。

【备注】适用于肺炎。

秘方10

【组方】蒲公英、虎杖各30克，败酱草45克，半枝莲15克。

【用法】水煎服。

【备注】适用于急性肺炎。

秘方11

【组方】矮地茶50克，枇杷叶7片，陈皮25克。

【用法】上述药加水煎服，每日3次。

【备注】适用于肺炎。

秘方12

【组方】丝瓜200克，冰糖20克。

【用法】将丝瓜洗净，去皮切碎，与冰糖共置碗内，上笼蒸熟服食。每日1剂。

【备注】清热解毒，凉血润燥。适用于肺炎。

秘方13

【组方】核桃仁、冰糖各30克，梨1个。

【用法】将核桃仁、冰糖捣碎，梨洗净，去皮、去核，切块，共置碗内，上笼蒸熟食用。每日1剂。

【备注】滋阴润肺，纳气平喘。适用于肺炎气喘。

秘方14

【组方】金银花30克，当归15克，玄参、蒲公英各6克。

【用法】砂锅煎服。

【备注】适用于肺炎。

肺结核

秘方1

【组方】紫皮大蒜2或3头。

【用法】蒜去皮，捣烂。置瓶中插两管接入鼻内，呼气用口，吸气用鼻。每日2次，每次30～60分钟，连用3个月。

【备注】止咳祛痰，宣窍通闭。治重症肺结核。

秘方2

【组方】鲜蚕豆荚250克。

【用法】水煎。日服1次。

【备注】清热止血。治肺结核之咯血、尿

血、消化道出血。

秘方 3

【组方】鱼肝油 1 瓶,白果仁 56 粒。

【用法】将鱼肝油倒入罐内,放入白果仁浸泡 100 天以上。每日 2 次,每次 4 粒,7 天为一疗程,可连续服用几个疗程。

【备注】润肺、定喘、止嗽。治肺结核之咳嗽、消瘦、乏力等。

秘方 4

【组方】黄精(中药)50 克,冰糖 40 克。

【用法】将黄精与冰糖共放炖盅内,加清水一碗,隔水炖 2 小时。每日饮汤 2 次。

【备注】补中益气,和胃润肺。治肺结核之痰中带血。

秘方 5

【组方】蛤蜊肉 100 克,韭菜 50 克,油、盐、酱油适量。

【用法】将蛤蜊用热水冲烫,去壳取肉,拣出肉上污物,再以冷水洗净,炒锅置于旺火上,加油烧热,下蛤蜊肉、韭菜及调料煸炒即成。

【备注】蛤蜊粉炒阿胶,研细末,每次 15 克,分 2 次服用,温水送下,亦有上述功效。

秘方 6

【组方】猪肺(或牛、羊肺),贝母 15 克,白糖 60 克。

【用法】将动物肺洗净,剖开一小口,纳入贝母及白糖,上笼蒸熟。切碎服食,每日 2 次。吃完可再继续蒸食。

【备注】清热、润肺。有促使肺结核病变吸收钙化的作用。

秘方 7

【组方】南瓜藤(瓜蔓)100 克,白糖少许。

【用法】加水共煎成浓汁。每次服 60 克,每日 2 次。

【备注】清肺、和胃、通络。治肺结核之潮热。

秘方 8

【组方】玉米须 60 克,冰糖 60 克。

【用法】加水共煎。饮数次见效。

秘方 9

【组方】白果(银杏)、生菜油适量。

【用法】用生菜油浸泡白果 100 天以上。每日早、中、晚各吃 1 枚(去核),儿童酌减。

【备注】本品味甘苦,微涩,有小毒,不可用过量。如服后身上出现红点,则应暂停,待红点消退后再继续服用。

秘方 10

【组方】黄花鱼鳔 20 克,怀山药 30 克。

【用法】共加水煎。每日服 1 次。

秘方 11

【组方】生藕汁、大梨汁、白萝卜汁、鲜姜

汁、蜂蜜、香油、飞箩面各 120 克,川贝 18 克。

【用法】将川贝研细面,和各药共置瓷盆内,搅匀,再置大瓷碗或砂锅内,笼中蒸熟,制丸如红枣大。每次服 3 丸,日 3 次夜 3 次,不可间断,小儿减半。

【备注】服药后如厌食油味、恶心者,急食咸物可止。忌食葱、蒜。

秘方 12

【组方】鸡蛋壳(皮)6 个,鸡蛋黄 6 个。

【用法】将蛋壳研细,放入蛋黄搅匀,然后置于搪瓷或陶器内,于炭火上炒拌呈焦黑色,即有褐色之油渗出,将油盛在盖碗内备用。每次饭前 1 小时服 5 滴,每日 3 次。

【备注】滋阴养血、润燥利肺。

秘方 13

【组方】猪肝,白及。

【用法】将猪肝切片,晒干,研成细粉,与白及粉相等量调匀。每次服 15 克,每日 3 次,开水送下。

【备注】敛肺止血、消肿生肌。治肺结核。

秘方 14

【组方】糙糯米 100 克,薏苡仁 50 克,红枣 8 个。

【用法】按常法共煮作粥,早晚各服 1 次。

【备注】清热、利湿、排脓。治肺结核。

秘方 15

【组方】鳗鲡(白鳝)150 克,大蒜 2 头,葱、姜、油、盐各适量。

【用法】将鳗鲡开膛洗净,切段,大蒜去皮,洗净。将锅置于旺火上,加油烧热,放入鳗鲡煎炸至金黄色,下大蒜及调料,加水 1 碗焖煮至鱼熟即成。

秘方 16

【组方】蚕蛹。

【用法】蚕蛹焙干研成细粉。每日 2 次,每次服 3~5 克。

【备注】健脾益肺。治肺结核。

矽肺

秘方 1

【组方】红甘蔗 5 千克,萝卜 5 千克,蜂蜜、饴糖、麻油、鸡蛋各适量。

【用法】红甘蔗、萝卜洗净,榨取汁液,与蜂蜜、麻油调匀,熬成膏备用。每天早晨取鸡蛋 2 个,去壳,加 2 匙膏拌匀,蒸熟后服食。

【备注】清热、润肺。治矽肺。

秘方 2

【组方】芦根 50 克,薏苡仁 20 克,桃仁 15 克,冬瓜子 20 克。

【用法】水煎汤。每日分 2 次服用。

秘方 3

【组方】冬瓜子仁 25 克,桃仁 15 克,丹皮 10 克,桔梗、甘草各 10 克。

【用法】水煎。每日分 2 次服用。

秘方 4

【组方】鲜芦根 100 克,冬瓜子 90 克。

【用法】加水共煎。代茶饮用。

秘方 5

【组方】猪肺 300 克,绿豆 150 克,白果 60 克。

【用法】洗净,加水共煮熟,不加调料。连汤分次服食,常服有效。

秘方 6

【组方】猪肺 1 具(去气管),青萝卜 2 个。

【用法】洗净,切块,加水共煮熟,分次服食。

秘方 7

【组方】石榴花、夏枯草各 50 克,黄酒少许。

【用法】石榴花与夏枯草同煎汤。服时加少许黄酒饮用。

秘方 8

【组方】紫皮大蒜 50 克,醋 100 克。

【用法】蒜去皮捣烂,用醋煎约 10 分钟。饭后服食,每日 2 次。

秘方 9

【组方】南瓜 500 克,瘦牛肉 250 克,鲜姜 25 克。

【用法】牛肉洗净,切块,放入姜,加水炖,临熟前加入南瓜(去皮、切块),再炖至熟烂,可放入适量盐、酱油等料。分数次食用。

秘方 10

【组方】鲫鱼 1 尾（约 300 克）,白果仁适量。

【用法】鲫鱼去鳞及内脏,洗净,白果仁填满鱼腹,用线扎紧,上笼蒸熟吃。

【备注】温肺益气、利水消肿。

秘方 11

【组方】薏米 200 克,百合 50 克。

【用法】用水五碗,煎至两碗半。每日分 3 或 4 次服完。

【备注】薏米 200 克与猪肺 1 副同煮食用,亦有上述疗效。

肺脓肿

秘方 1

【组方】蒲公英 250 克。

【用法】取猪瘦肉 250 克,煨好后放入蒲公英同煮约 2 小时,食肉饮汤(不放盐),每日 1 剂。

秘方 2

【组方】金荞麦根 250 克。

【用法】将其洗净切碎,加水 1250 毫升,罐口密封,隔水文火蒸煮3小时,煎成约1000毫升,每次服20～40毫升,每日3次。重者加黄酒一半,与水共煎煮,可增药效。

秘方3

【组方】露蜂房1个。

【用法】在露蜂房口内灌上白蜜后放入炒锅内,将蜂房和蜜炒黄,研细末。每次服10克,白开水送下。

秘方4

【组方】鲜薏苡根30～60克。

【用法】将其洗净,榨汁,炖热服,每日3次。

【备注】清热排脓。治肺痈咳吐脓血。

秘方5

【组方】干芦根300克。

【用法】将其用文火煎2次,取汁约600毫升,分3次服完,1～3个月为一疗程。

【备注】清透肺热、祛痰排脓。治肺脓肿,咳唾脓痰,口渴喜饮。

秘方6

【组方】菝葜根60克。

【用法】水煎服。

【备注】此为浙江一带民间常用药。

秘方7

【组方】生黄芪60克。

【用法】将其研细末,每次6克,水煎温

服,每日2～3次。

秘方8

【组方】甜葶苈子60克。

【用法】隔纸将其炒至紫色,研细末,每次6克,水煎温服,每日2～3次。

秘方9

【组方】鲜鱼腥草100克。

【用法】将其捣烂取汁,用热豆浆冲服,每日2次。

【备注】清热解毒。治肺痈,咳唾脓痰

秘方10

【组方】白及30克,柿霜30克。

【用法】共研细末,每次5克,每日2～3次,用白鹤草汤送服。

秘方11

【组方】白及末120克,浙贝末30克。

【用法】混匀,每次服3～4.5克,1日3次,开水送下。

【备注】又方:①加百合30克,共研细末,早晚各服6克。②加炒五灵脂15克,共研末,早晚各服6克。

秘方12

【组方】丝瓜藤尖。

【用法】夏秋间正在生长的活丝瓜藤尖,折去一小段,以小瓶盛断处,一夜得汁若干。饮服。

【备注】又方:老丝瓜(去皮,瓦上焙存

性),研细末,黄酒调服9克或以菊汁冲服。

秘方13

【组方】白及、紫草茸各15克。

【用法】水煎服。

秘方14

【组方】薏苡仁250克,荸荠、糯米浆各150克,蒲公英60克。

【用法】水煎分服,连服1周。

【备注】本方用于治疗肺痈初期。

秘方15

【组方】桔梗、川贝母各6~15克,巴豆霜

0.09~0.15克。

【用法】研为细末,1日2次,每次服6克,用开水冲服。此方宜于体实气旺之肺痈患者服用。

秘方16

【组方】小黄蚬肉9克。

【用法】用冷开水洗,生食。

【备注】本方用于治疗肺痈咳脓臭痰。

秘方17

【组方】薤白(切片,略加入蜂蜜和匀)。

【用法】随意食,亦可取汁饮。

第二章 循环系统疾病

高血压

秘方1

【组方】干黄瓜藤1把。

【用法】洗净加水煎成浓汤。每日2次,每次1小杯。

【备注】清热利尿,适用于高血压。

秘方2

【组方】山楂、麦冬各20克。

【用法】山楂、麦冬加水500毫升,水煎至

250毫升,分2次服用。

【备注】适用于动脉硬化性高血压、暑热烦渴、咽干舌燥、肉食积滞不化、胃部不适。

秘方3

【组方】海带100克,决明子50克。

【用法】海带洗净切成丁块,决明子洗净,用清水400毫升,煮半小时。分1~2次食海带,喝汤。

【备注】适用于高血压、头痛面红、眩晕

耳鸣、急躁易怒、口苦面赤。

秘方4

【组方】玉米须、西瓜皮各 30 克,香蕉 3 个。

【用法】玉米须、西瓜皮加水 500 毫升,煎半小时,去渣留汁,再将香蕉去皮切段加入,继续煎至蕉熟。分 2 次吃香蕉,喝汤。

【备注】适用于原发性高血压。

秘方5

【组方】鲜车前草 90 克。

【用法】捣汁,开水冲服。每日 1 剂。

【备注】清热利尿,适用于高血压。

秘方6

【组方】山楂 10 枚,冰糖少许。

【用法】将山楂捣碎,加冰糖煎服。

【备注】软化血管,降低血脂,适用于高血压病。

秘方7

【组方】凉薯、生葛根各 250 克。

【用法】凉薯、生葛根去皮洗净切成薄片,注水 600 毫升,煮至熟透。分2~3次食薯,喝汤。

【备注】适用于高血压伴有兴奋、感冒发热、头痛烦渴、下痢、饮酒过量、烦躁、口渴及肩背屈伸不便。

秘方8

【组方】生白芍、生杜仲、夏枯草各 15 克,生黄芩 6 克。

【用法】将生白芍、生杜仲、夏枯草先煎半小时,再加入生黄芩,继续煎 5 分钟。早、晚各服 1 次。

【备注】适用于单纯性高血压头晕别无他症者。

秘方9

【组方】松花蛋 1 个,淡菜 50 克,大米 50 克。

【用法】松花蛋去皮,淡菜浸泡洗净,同大米共煮做粥,可加少许盐调味。食蛋菜饮粥,每早空腹服用。

【备注】清心降火,适用于高血压、耳鸣、眩晕、牙齿肿痛等。

秘方10

【组方】瘦猪肉 50 克,夏枯草 10 克。

【用法】煲汤,日饮 2 次。

【备注】降压、抑菌,适用于高血压之头痛、眩晕、口苦,对矽肺患者也有一定疗效。

秘方11

【组方】生花生壳 120 克。

【用法】将花生壳水煎 2 次,混合后分成 3 份,每份约 1 茶杯。每次温服 1 杯,日服 3 次。

【备注】降血压,适用于高血压。

秘方 12

【组方】鲜山楂、苹果各 30 克,鲜芹菜 3 根,冰糖 10 克。

【用法】把苹果、山楂、芹菜切碎加水,隔水蒸 30 分钟,加入冰糖,渣汤同食,每日 1 剂。

【备注】降血压,适用于高血压。

秘方 13

【组方】苹果 200 克,西芹、茼蒿各 100 克。

【用法】西芹、苹果、茼蒿同绞汁。分1~2 次服完。

【备注】适用于头昏脑胀、高血压、暑热疲倦、口角炎、口腔炎。

秘方 14

【组方】鲜土黄芪(去外皮)30 克(干品 20 克)。

【用法】煎汁加糖适量。分 3 次服。

【备注】适用于高血压病。

秘方 15

【组方】花生仁、米醋各适量。

【用法】将花生仁浸入米醋中,24 小时即成。每日清晨空腹吃醋浸花生仁 7~10 粒,并喝醋汁 1 小杯,连服10~15 天为 1 个疗程。

【备注】和胃润肺、解毒杀虫,适用于高

血压。

秘方 16

【组方】柿漆(未成熟柿子榨汁)30 毫升,牛奶 1 大碗。

【用法】牛奶热沸,倒入柿漆。分 3 次服用。

【备注】清热降压,适用于高血压,对有中风倾向者,可作急救用。

秘方 17

【组方】鹅蛋 1 个,花椒 1 粒。

【用法】在鹅蛋顶端打一小孔,将花椒装入,面糊封口蒸熟。每日吃 1 个蛋,连吃 7 天。

【备注】清热解毒,适用于高血压。

秘方 18

【组方】莲心(莲子中的胚芽)2~3 克。

【用法】以开水沏,代茶饮用。

【备注】清心、涩精、止血、降压,适用于高血压引起的头昏脑涨、心悸失眠等。

秘方 19

【组方】荸荠 200 克,绿豆 50 克,红糖适量。

【用法】荸荠洗净,去皮切片,绿豆洗净,加水 400 毫升,先用大火烧开后加红糖,转用小火煮至绿豆酥烂。分1~2 次食荸荠、绿豆,喝汤。

【备注】适用于高血压、眩晕耳鸣、面赤

头痛、急躁易怒、口苦目赤、尿黄便秘。

秘方 20

【组方】银耳、黑木耳各 20 克,冰糖适量。

【用法】按常法煮汤服食。每日 1 剂。

【备注】滋阴润肺、凉血止血,适用于高血压、冠心病、血管硬化等。

秘方 21

【组方】鲜菠菜、精盐、味精、香油各适量。

【用法】将菠菜择洗干净,置沸水中烫约 3 分钟,捞出待凉,挤干水分,切碎,加调料拌食。每日 2 次。

【备注】敛阴润燥、养血止血、下气通肠,适用于高血压、便秘、头痛、面赤、目眩等。

秘方 22

【组方】菊花 10 克,酒酿适量。

【用法】菊花洗净切碎,与酒酿一起放在铝锅中,拌匀,小火烧沸。每日 2 次。

【备注】适用于肝热型高血压、眩晕。

秘方 23

【组方】芹菜 200 克,酸枣仁 15 克,精盐、味精、麻油各适量。

【用法】芹菜切段,酸枣仁洗净捣碎,装入纱布袋中,扎紧袋口,加水 500 毫升,煮至 300 毫升,捞出药纱袋,加精盐、味精,淋麻油。分 1~2 次食菜,喝汤。

秘方 24

【组方】决明子 20 克,蜂蜜 50 克。

【用法】决明子洗净,研末,加入清水 200 毫升,煎取 100 毫升。分 2 次连渣冲蜂蜜食用。

【备注】适用于高血压、便秘。

秘方 25

【组方】鸭跖草 30 克,蚕豆花 9 克。

【用法】水煎。当茶饮。

秘方 26

【组方】黄豆 500 克,米醋适量。

【用法】将黄豆洗净,用文火炒熟,候凉,浸泡于米醋中,3 日后即成。每次食醋浸黄豆 10~15 粒,每日 3 次。

【备注】健脾和胃、散淤解毒、利水消肿,适用于痰浊中阻型高血压。

秘方 27

【组方】万寿果 100 克,百合 15 克。

【用法】万寿果、百合均洗净,水煎 2 次,每次用水 300 毫升,煎半小时,2 次混合,去渣留汁。分 2 次服用。

【备注】适用于高血压、心烦口渴、性情急躁。

秘方 28

【组方】芹菜(选用棵形粗大者)、蜂蜜各适量。

【用法】芹菜洗净榨取汁液,以此汁加入等量蜂蜜,加热搅匀。日服 3 次,每次 40 毫升。

低血压

秘方 1

【组方】生姜 5 克,红糖 50 克。

【用法】将生姜用清水洗干净,放入杯中捣烂,然后与红糖拌匀即可。每日 1 剂,用开水冲泡,代茶饮用。

秘方 2

【组方】嫩母鸡 1 只,黄芪 30 克,天麻 15 克,葱、姜各 10 克,食盐 1.5 克,黄酒 10 克,陈皮 15 克。

【用法】母鸡去毛、爪及内脏,入沸水中焯至皮伸,再用凉水冲洗。将黄芪、天麻装入鸡腔内。将鸡放于砂锅中,加入葱、姜、盐、酒及陈皮,加水适量,文火炖至鸡烂熟,加胡椒粉少许即可食用。

【备注】补宜肺脾,益气补虚。治疗由低血压引起的食欲不振、腹胀腰酸、头昏乏力、头晕目眩、眼冒金花,及久立久卧突然起身时出现眼前发黑,并伴有心悸、胸闷、面色苍白、出冷汗、失眠等。

秘方 3

【组方】白萝卜(多汁、不辣者更好)。

【用法】洗净,捣烂,绞汁,每次 150 克,兑少量蜂蜜炖服,每日 2 次。

秘方 4

【组方】鸡蛋适量,当归、黄芪、红枣各 30 克。

【用法】以上述材料同煮。每次吃 1 个蛋,再喝汤。

【备注】每次可煮三四个鸡蛋,直至血压正常。

秘方 5

【组方】党参 1 根(约 30 克),红葡萄酒 1 瓶。

【用法】将党参放进红葡萄酒中泡 3 天即可。每晚临睡前饮约 25 毫升。

【备注】本酒主要适合低血压患者,一般患者饮 1 瓶即可见效。

秘方 6

【组方】芝麻 30 克,醋、蜂蜜各 30 克,红皮鸡蛋清一个。

【用法】芝麻捣碎,醋、蜂蜜和红皮鸡蛋清合在一起调匀,分 2 次服完。

秘方 7

【组方】炙黄芪 12 克,当归 6 克,升麻 6 克,生、熟地黄各 10 克,阿胶 15 克,炙甘草 10 克,黄精 10 克,元肉 10 克,女贞子 10 克,远志肉 6 克。

【用法】每剂用水煎 3 次,浓缩至 300 毫升,分 3 次服用。

秘方 8

【组方】糯米 50 克,阿胶 10 克。

【用法】糯米洗净,入锅加水适量煮粥,将熟时放入阿胶,及时搅拌,至粥稠胶化为止。早晚服用。

秘方 9

【组方】人参 6 克(或党参 15 克),黄芪、熟地黄、怀山药各 25 克,山茱萸、枸杞子各 20 克,牡丹皮、泽泻、麦门冬、茯苓、五味子各 10 克,生甘草 6 克。

【用法】将上述药用水煎,每日 1 剂,分 3 ~ 4 次口服,半个月为 1 个疗程。

冠心病

秘方 1

【组方】豆浆汁 500 毫升,粳米 50 克,砂糖或细盐适量。

【用法】将豆浆汁、粳米同下砂锅内,煮至粥稠,以表面有粥油为度,加入砂糖或细盐即可。每日早、晚餐时,温热食用。

【备注】补虚润燥,适用于动脉硬化、高脂血症、高血压、冠心病及一切体弱患者。

秘方 2

【组方】人参 6 克,三七 3 克,粳米 60 克,白糖适量。

【用法】先将人参、三七切片或打碎,与粳米(洗净)同下砂锅煮粥,粥熟后放入白糖调味。每日 2 次,早、晚服用。

秘方 3

【组方】酸枣仁 12 克,猪舌 1 只,冬菇 30 克,葱 10 克,黑木耳 20 克,酱油 10 克,盐 5 克,绍兴黄酒 10 克,生粉 20 克,姜 5 克,素油 50 克。

【用法】把酸枣仁烘干,研为细粉;猪舌洗净,用沸水焯透,刮去外层皮膜,切薄片;黑木耳洗净,发透,去蒂根,撕成瓣状;葱切段;姜切丝。把猪舌放碗内,加入酸枣仁粉、绍兴黄酒、盐、酱油、生粉、姜、葱各一半,加适量水调稠状待用。把炒勺放在中火上烧热,加入素油,烧六成热时,加入另一半姜、葱爆香,再加入腌渍之舌片,翻炒 2 分钟,加入黑木耳,炒熟即可。每日 1 次,每次吃猪舌 50 克,伴吃黑木耳。

【备注】宁心安神、滋补肝肾,适用于心肝失调、心悸多梦、冠心病。

秘方 4

【组方】丹参、红果片(山楂片)各 10 克,麦冬 5 克。

【用法】将上述药放在杯中,用沸水浸

泡,焖30分钟后,晾温即可饮用。代茶频饮。

【备注】活血化瘀,适用于防治冠心病及高血压病,有软化血管的作用。

秘方 5

【组方】田七15克,花旗参25克,大红枣(去核)5个,鲜鱼1尾(约400克)。

【用法】田七、花旗参捣碎,鲜鱼去鳞及内脏,洗净,切块,加适量水,四味同炖,约水沸后20~30分钟即成。不加任何调料,可食鱼饮汤。每日2次,汤饮完后可再加水炖一次。

秘方 6

【组方】马齿苋、韭菜等分,葱、姜、猪油、酱油、盐、鸡蛋各适量。

【用法】将马齿苋、韭菜分别洗净,阴干2小时,切碎末。将鸡蛋炒熟弄碎,然后将马齿苋、韭菜、鸡蛋拌在一起,加上精盐、酱油、猪油、味精、葱、姜末为馅,和面制成包子,放在笼里蒸熟食用。

【备注】清热祛湿、凉血解毒,可防治老年冠心病,常吃能使人延年益寿。

秘方 7

【组方】鸡腿肉150克,人参15克,麦冬25克。

【用法】将洗好去皮的鸡腿肉和适量冷

水同时入锅,在文火中煨开10分钟后,加入洁净的药物,直煨至肉烂,加入少量盐、味精后食用。

秘方 8

【组方】蛤蜊肉200克,川芎10克,土豆、料酒等各适量。

【用法】将川芎加水适量煎取约50毫升的药汁,过滤去渣后备用。把土豆切片倒入锅中,倒入川芎汁和适量的水,煮至土豆将熟时,把用盐水洗过的蛤蜊肉放入,煮沸后加入调味品。食肉,饮汤。

【备注】强精、活血、造血、安神,适用于冠心病、心绞痛等症。

秘方 9

【组方】玉竹50克,猪心500克,生姜、葱、花椒、食盐、白糖、味精、香油适量。

【用法】将玉竹洗净,切成节,用水稍润,煎熬2次,收取药液1000毫升。将猪心破开,洗净血水,与药液、生姜、葱、花椒同放锅内,在火上煮到猪心六成熟时,将它捞出晾凉。将猪心放在卤汁锅中,用文火煮熟捞出,揩净浮沫。在锅内加卤汁适量;加入食盐、白糖、味精和香油,加热,将其均匀地涂在猪心里外即可。每日2次,佐餐食用。

秘方 10

【组方】生山楂500克,蜂蜜250克。

【用法】将生山楂洗净,去果柄、果核,放入铝锅内,加水适量,煎煮至七成熟,水将耗干时加入蜂蜜,再以文火煮熟透,收汁。待凉,放入瓶罐中贮存待用。每日 3 次,每次 15～30 克。

秘方 11

【组方】柿叶 10 克,山楂 12 克,茶叶 3 克。

【用法】上述 3 味料以沸水浸泡 15 分钟即成。每日 1 次,不拘时频频饮服。

秘方 12

【组方】老茶树根、余柑根(大戟科植物油柑的根皮)各 30 克,茜草根 15 克。

【用法】上述 3 味料加水适量煎沸 15～25 分钟即成。每日 1 次,不拘时饮服,每周服 6 日,连服 4 周为 1 疗程。

【备注】活血化瘀、化痰利湿、行气止痛,适用于冠心病、心绞痛、冠心病合并高血压等。

秘方 13

【组方】山楂 30 克,益母草 10 克,茶叶 5 克。

【用法】将上述三味料放在杯中,用沸水冲服。代茶,每日饮用。

【备注】清热化痰、活血降脂、通脉,适用于冠心病、高脂血症患者。

秘方 14

【组方】乳香、茶叶各等份,鹿血适量。

【用法】将乳香、茶叶共研成细末,过筛,加鹿血和丸,如梧桐子大;或可将上述 2 味药末,每次取 3 克,以滚水冲泡,加鹿血服用。每日 2 次,每次 3 克,开水送服或冲泡饮服。

【备注】理气止痛、温经祛寒,适用于心腹冷痛(包括冠心病)。

秘方 15

【组方】海带 200 克,香油、绵白糖、精盐少许。

【用法】先将浸软泡发洗净的海带放入锅内煮透捞出,再用清水洗去黏液,沥干水分后,即可把海带摆叠好切成细丝。然后在锅内放入香油,油七成热时,把海带丝稍加煸炒,盖上锅盖,略经油炸,揭开锅盖继续焙炸。当海带发硬、松脆时,捞出沥去余油入盘,加入绵白糖、精盐拌匀即可食用。

【备注】海带中含有大量的碘,有防止脂质在动脉壁沉着的作用,能使人体血管内胆固醇含量显著下降。

秘方 16

【组方】薤白 10～15 克(鲜者 30～60 克),葱白 2 茎,白面粉 100～150 克(或粳米 50～100 克)。

【用法】先把薤白、葱白洗净切碎,与白面粉用冷水调匀后,调入沸水中煮熟即可，或用粳米一同煮成稀粥。用于心绞痛、冠心病的辅助治疗，可间断温热服用。治疗肠炎、痢疾，3～5天为1疗程，每日2～3次温热服用。

【备注】发热病人不宜服用。

风湿性心脏病

秘方1

【组方】大黑附子20克。

【用法】采其根茎，切片，水浸7天，每天换水1次，取出，洗净，去皮，切片，晒干备用。水煎服用，每日1剂，分2次服用，加红糖3克为引。

【备注】本方具有祛风湿作用，另外，对高热、肺结核有一定疗效。孕妇忌服。

秘方2

【组方】蛋黄10个。

【用法】取蛋黄放入铁锅内，以文火煎熬出蛋黄油约50克，每日3次，每次0.5克。

【备注】本方主治心脏病、心律失常、动脉硬化。

病毒性心肌炎

秘方1

【组方】西洋参6克，麦冬12克，五味子5克。

【用法】水煎服，每日多次代茶饮。

【备注】适用于慢性病毒性心肌炎患者，常服。

秘方2

【组方】百合、夜交藤各20克。

【用法】水煎成汁，加入粳米75克煮粥，早晚分服。

【备注】适用于病毒性心肌炎属心阴不足者。

秘方3

【组方】鲜甘薯100克，洗净切片，葛根15克，薏苡仁30克。

【用法】共入砂锅，加水煎煮，去渣取汁，每日2～3次饮服。

【备注】适用于湿热型心肌炎急性期。

动脉硬化

秘方1

【组方】苹果400克，芹菜300克，盐、胡椒各适量。

【用法】苹果切块，芹菜切条，加水榨取汁，加盐、胡椒即可。

【备注】降低血压、软化血管壁，可辅治动脉硬化。

秘方2

【组方】香蕉100克，牛奶100毫升，蜂蜜适量。

【用法】香蕉去皮榨汁;牛奶煮沸。香蕉汁、蜂蜜加入牛奶中搅匀。早、晚分饮。

【备注】益气生津、通脉填髓,可辅治动脉硬化。

秘方 3

【组方】鲜嫩苦瓜 200 克,芝麻 30 克,精盐、醋、麻油各适量。

【用法】芝麻用小火炒香,研碎,加精盐调匀。鲜嫩苦瓜剖开,去瓤、子,切薄片,加精盐、水浸泡,捞出后轻轻挤去水分,调醋、芝麻末、精盐、麻油。佐餐食。

【备注】清热解毒、祛瘀降脂、轻身减肥,可辅治动脉硬化。

秘方 4

【组方】芹菜 300 克,豆腐干丝 100 克,精盐、味精、白糖、生姜丝、麻油各适量。

【用法】将较粗的芹菜用刀劈开,再切 4 厘米长段。炒锅加水烧沸,放入芹菜、豆腐干丝煮至芹菜断生时捞出,过凉沥水,调精盐、味精、白糖、生姜丝、麻油。佐餐食。

【备注】平肝清热、降压,可辅治动脉硬化。

秘方 5

【组方】山药 100 克,小米 100 克。

【用法】鲜山药去皮切片,与小米同入锅,加水 500 毫升,烧沸后转小火煮稀

粥。每天早、晚分食。

【备注】健脾止泻、消食减肥,可辅治动脉硬化。

秘方 6

【组方】番茄 300 克,白糖 10 克。

【用法】番茄用沸水烫软去皮,切碎,将番茄汁挤入碗,加白糖调味,用温开水冲调。每天上、下午分饮。

【备注】平胃凉血、生津止渴、软化血管,可辅治动脉硬化。

秘方 7

【组方】芹菜 150 克,西瓜 1 个(2.5 千克左右)。

【用法】芹菜入冷开水中浸泡,连根、叶茎切碎,盛碗中。西瓜切开,取瓜瓤(去子)与芹菜同榨取汁。早、晚分饮。

【备注】清热祛风、除烦降压,可辅治动脉硬化。

秘方 8

【组方】丝瓜 250 克,番茄 100 克,毛豆米 50 克,素油、葱花、姜末、精盐、味精、湿淀粉、麻油各适量。

【用法】丝瓜去外皮,切 3 厘米长条;番茄连皮切薄片;嫩毛豆米用水漂洗,留毛豆衣。炒锅加素油烧六成热,丝瓜稍炒后加清汤、嫩毛豆米、番茄片、葱花、姜末,烧沸后焖 10 分钟,调精盐、味精、湿淀

粉、麻油。佐餐食。

【备注】清心除烦、凉血解毒、止渴降糖，可辅治动脉硬化。

秘方9

【组方】豆腐500克，熟虾皮50克，葱花、姜丝、精盐、味精、麻油各适量。

【用法】豆腐用沸水略煮，切丁，放入熟虾皮及葱花、生姜丝，调精盐、味精、麻油。佐餐食。

【备注】清热解毒、补虚益肾。

秘方10

【组方】大枣30克，黑木耳15克，冰糖适量。

【用法】大枣、黑木耳(泡发)加水600毫升煮至400毫升，调冰糖。每天1剂，分1~2次食枣和木耳，连并喝汤，连服5~6天。

【备注】补血止血，可辅治动脉硬化。

秘方11

【组方】花生仁250克，冰糖500克。

【用法】花生仁炒熟，擀成颗粒；冰糖加水少许，用小火煎熬至能挑起糖液呈丝，停火，加入花生仁搅匀，置涂有素油的搪瓷盘内摊平，划条，再切小块食用。

【备注】清肺化痰、润燥养阴，可辅治动脉硬化。

秘方12

【组方】豆腐100克，紫菜30克，兔肉60克，精盐、淀粉、料酒、葱花各适量。

【用法】豆腐切小碎粒；紫菜撕小片，置小碗中；兔肉切薄片，调精盐、淀粉、料酒。锅内加水、豆腐粒、精盐烧沸，放兔肉片稍煮，加葱花后即起锅，加紫菜片搅匀。佐餐食。

【备注】清热利水、化痰软坚、降血脂，可辅治动脉硬化。

高脂血症

秘方1

【组方】白木耳、黑木耳各10克，冰糖5克。

【用法】黑、白木耳温水泡发，放入小碗，加水、冰糖适量，置蒸锅中蒸1小时。饮汤吃木耳。

【备注】滋阴益气、凉血止血，适于血管硬化、高血压、冠心病患者食用。

秘方2

【组方】麦麸60克，山楂35克，茯苓粉45克，粟米粉120克，糯米粉60克，红糖30克。

【用法】先将麦麸、山楂拣杂，山楂切碎去核，晒干或烘干，共研为细末，与茯苓粉、粟米粉、糯米粉、红糖一起拌和均匀，加适量水，用竹筷搅成粗粉样粒状，分别装入8个粉糕模具内，轻轻摇实，放入笼屉,用大火蒸半个小时,粉糕蒸熟取出即成。早晚各服 1 次,或当点心,随餐食用。

【备注】可辅治高脂血症伴有肥胖、冠心病。

秘方 3

【组方】冬青子 1500 克,蜂蜜适量。

【用法】将冬青子加水煎熬 2 次,每次 1 小时,去渣,合并 2 次药液浓缩成膏状,烤干碾碎,加入适量蜂蜜混匀,贮瓶备用。用时,每日服用量相当于生药冬青子 50 克,分 3 次空腹服用。服药 1 个月后抽血复查。

秘方 4

【组方】鲜猕猴桃。

【用法】可洗净吃,亦可榨汁饮用,常食有益。

【备注】防止致癌物亚硝胺在人体内生成,有降低血胆固醇及甘油三酯的作用。对高血压等心血管疾病,肝、脾肿大均有疗效。

秘方 5

【组方】海带 150 克,绿豆 150 克,红糖 150 克。

【用法】将海带浸泡,洗净,切块,绿豆淘洗干净,共煮至豆烂,用红糖调服。每日 2 次,可连续食用。

【备注】清热、养血。治高血脂、高血压。

秘方 6

【组方】黑芝麻 70 克,桑葚 65 克,白砂糖 20 克,粳米 60 克。

【用法】将黑芝麻、桑葚、白砂糖一同研碎后放入锅中,加适量水,用旺火煮沸,再改用文火熬成稀糊状,调入白砂糖即成。每天 1 剂,分 2 次服用。

【备注】可辅治高脂血、高血压等症。

秘方 7

【组方】鲜山楂 50 克,陈皮 20 克,红糖 30 克。

【用法】先将鲜山楂拣杂,洗净切碎,与洗净切碎的陈皮同放入纱布袋中,扎口,放入砂锅,加足量清水,中火煎煮半个多小时,取出药袋,滤尽药汁,调入红糖,拌和均匀即成。早晚各服 1 次。

【备注】可辅治中老年脾弱湿盛、气血瘀滞型高脂血症。

秘方 8

【组方】香菇(干品)6 个。

【用法】先将香菇洗净,切成细丝后放入杯中,用刚煮沸的水浸泡,加盖闷 20 分钟后饮用。当茶频频饮服,一般可连续冲泡 4 次左右。

秘方 9

【组方】荷叶细末 20 克,粟米 100 克,红枣 20 个, 红糖 20 克。

【用法】先将红枣、粟米洗净, 放入砂锅, 加适量水, 大火煮沸后, 改用小火煨煮半小时, 调入荷叶细末, 继续用小火焖煮至粟米酥烂, 加入红糖拌匀即成。早晚各服 1 次。

【备注】可辅治各型高脂血症。

秘方 10

【组方】绿豆 200 克, 生大黄 8 克, 蜂蜜 30 克。

【用法】先将绿豆拣杂洗净, 放入砂锅, 加适量清水, 浸泡半小时。将生大黄拣杂洗净后切片, 加水煎约 2 分钟后取汁。砂锅置火上, 大火煮沸, 改用小火煨煮 1 小时, 待绿豆酥烂, 将生大黄汁、蜂蜜加入绿豆汤中, 拌和均匀即成。早晚各一次。

【备注】可辅治高脂血症伴有便秘。

秘方 11

【组方】红花 6 克, 绿茶 6 克。

【用法】先将红花拣杂, 与绿茶同放入有盖杯中, 用沸水冲泡, 加盖闷 15 分钟即成。当茶频频饮服, 一般可连续冲泡 4 次左右。

秘方 12

【组方】黑芝麻 60 克, 桑葚 60 克, 白糖 10 克, 大米 30 克。

【用法】将黑芝麻、桑葚、大米分别洗净后, 同放入罐中捣烂。砂锅内放清水 3 碗, 煮沸后加入白糖, 待糖溶化、水再沸后, 徐徐放入捣烂的 3 味药物, 煮成糊状服食。香甜可口, 除病益身。

【备注】滋阴清热, 有降低血脂之良效, 是治疗高脂血症的良方。

秘方 13

【组方】大蒜头 80 克, 萝卜 150 克, 红糖少许。

【用法】先将大蒜头剥去外包皮, 洗净切碎, 剁成大蒜泥汁。将萝卜除去根、须, 洗净, 连皮切碎, 捣烂取汁, 用洁净纱布过滤, 将萝卜汁与大蒜泥汁充分拌和均匀, 加少许红糖调味即成。早晚各服 1 次。

冠状动脉粥样硬化性心脏病(心绞痛)

秘方 1

【组方】豌豆苗适量。

【用法】将豌豆苗洗净捣烂, 榨汁, 每次饮纯汁半小杯, 每日 2 次, 略加温水调服。

【备注】适用于冠心病引起的胸闷隐痛、心悸气短、面色无华、头晕目眩。

秘方 2

【组方】白木耳 10 克, 黑木耳 10 克, 冰糖适量。

【用法】将上述用料用温水泡发后洗净,放入碗中,加水及冰糖,隔水蒸 1 小时。

【备注】适用于冠心病属于心血瘀阻型,胸部刺痛,时有心悸不宁,舌有瘀点或紫暗,脉沉涩等症。

秘方 3

【组方】丹参 30 克,白酒 500 克。

【用法】将丹参切成片,装入纱布袋内,浸入酒中 15 天即成。每日 2 次,每次饮酒 15 毫升。

【备注】适用于冠心病属阳气虚衰型,胸痛彻背、心悸、畏寒肢冷、无力、面色苍白、舌淡胖、苔薄白。

心律失常

秘方 1

【组方】鲜仙人掌 30~50 克。

【用法】去皮刺,切碎,加适量红糖,水煎服,每日 1 剂。

秘方 2

【组方】苦参 300 克。

【用法】煎汁,每次服用 50 毫升,每天上、下午各服 1 次,连服 2~4 周。

秘方 3

【组方】郁金适量。

【用法】研粉,开始服 5~10 克,每日 3次,如无不良反应,可加大到 10~15 克,每日 3 次。3 个月为一疗程。

秘方 4

【组方】苍术 20 克。

【用法】水煎 2 次,每次煎煮 30 分钟,各取煎液 150 毫升,2 次煎液混合,分早晚 2 次服下,3 日为一疗程。一般服 2~3 个疗程。

秘方 5

【组方】黄连适量。

【用法】焙干,研末,每次 0.3 克,温开水冲服,每日 2 次。

【备注】清心定悸。治快速型心律失常属心火旺盛者,症见心悸心烦、口干苦、噩梦纷纭、便秘、舌红苔黄、脉数。

秘方 6

【组方】女贞子 250 克。

【用法】加水 1500 毫升,文火熬至 900 毫升,备用。每次服用 30 毫升,每日 3 次,4 周为一疗程。

【备注】养阴生津。治心律失常属阴虚者。

秘方 7

【组方】冬虫夏草适量。

【用法】将其焙干,研成细末,装入胶囊,每粒含药 0.25 克,每次 2 粒,每日 3 次,连服 2 周。

【备注】补肾益精。治心律失常属心肾两虚者,对年老体弱或病后体虚者尤其适宜。

秘方8

【组方】百合60~100克。

【用法】水煎煮,加适量冰糖调服,每日1次。

【备注】清心安神、清热除烦。治心悸属心阴虚者,症见心悸不宁、五心烦热、口干、舌红少苔或无苔、脉细数。

秘方9

【组方】玉竹15克。

【用法】浓煎,分2次服用。

【备注】养阴生津。治心悸属心阴虚者。

秘方10

【组方】黄芪30克。

【用法】水煎服,每日3次,连服60天。

秘方11

【组方】三七适量。

【用法】研为细粉,每次服0.5克,每日3次,15天为一疗程。

【备注】活血化淤止痛。治病态窦房结综合征属气滞血瘀者,症见心悸不宁、胸闷作痛、痛有定处、舌质紫黯、脉弦或涩。

秘方12

【组方】酸枣仁15克。

【用法】取猪心1个,将酸枣仁塞入猪心,砂锅煲之,吃猪心喝汤,每日1次。

秘方13

【组方】延胡索适量。

【用法】研粉,每次5~10克,每日3次,开水冲服。心房颤动患者在复律期间可服用12克,每日3次,疗程4~8周。

【备注】活血行气。治气滞血瘀之心律失常。

心力衰竭

秘方1

【组方】大枣15枚,枳实30克,葶苈子40克。

【用法】每日1剂,水煎,分3次服用。

【备注】利水消肿、补中益气,主治心力衰竭。

秘方2

【组方】桂枝9克,赤芍12克,川芎6克,杏仁12克,丹参12克,葶苈子、万年青根、麦冬各15克,鱼腥草、开金锁、益母草各30克。

【用法】每日1剂,水煎服。

贫血

秘方1

【组方】阿胶15克,糯米100克,大枣10枚。

【用法】将阿胶捣碎,大枣去核与糯米煮粥,待熟加入阿胶,稍煮,搅化即成。每日早、晚餐温热服食。

【备注】养血止血、滋阴润肺,安胎,适用于血虚萎黄、眩晕心悸、虚劳咯血、吐血尿血、便血等多种血症。

秘方2

【组方】龙眼肉、当归各15克,鸡半只,调料适量。

【用法】将鸡洗净切块,龙眼肉、当归洗净,共置锅内,加水炖熟,调味,吃肉喝汤。每日1剂。

秘方3

【组方】莲子15克,龙眼肉10克,糯米30克。

【用法】将莲子、龙眼肉、糯米同煮成粥。温热食用,每日2次。

【备注】补心脾、益气血,适用于失血性贫血。

秘方4

【组方】猪蹄1只,花生仁50克,大枣10枚,调料适量。

【用法】按常法炖熟服食。每日1剂。

【备注】滋阴益气、补血,适用于贫血、紫癜等。

秘方5

【组方】大米适量,猪肉200克,当归15克,洋葱、土豆、胡萝卜片、调味品各适量。

【用法】将大米做成干饭,将当归加水煎取药汁约50毫升,连渣保留备用。将猪肉炒熟,加入洋葱片、胡萝卜、土豆丝及调味品,翻炒数下后连渣倒入当归汁,加入盐、酱油、胡椒粉等调味料,煮熟后即可与米饭同食。当主食吃。

【备注】本品具有促进血液循环及新陈代谢的功效,适宜于血虚体弱、贫血、面色白光白、月经稀少等症。

秘方6

【组方】鸡蛋2只,大枣20枚,红糖适量。

【用法】将鸡蛋、大枣洗净,共置锅内,加水同煮,鸡蛋熟后去壳再入锅煮15分钟,调入红糖服食。每日1剂。

【备注】补益气血,适用于贫血、病后体弱等。

秘方7

【组方】鲜豌豆粒750克,核桃仁、藕粉各60克,白糖240克。

【用法】豌豆用开水煮烂,捞出捣成细泥,藕粉放入冷水调成稀糊状;核桃仁用开水稍泡片刻,剥去皮,用温油炸透捞出,稍冷,剁成细末;锅内放入水烧沸,加入白糖、豌豆泥,拌匀,待煮开后,将调好的藕粉缓缓倒入,勾成稀糊状,撒上核桃仁末即可。可供早、晚作点心食用。

【备注】滑肠、润燥、补肾,适用于贫血、肠燥便秘、肾虚咳喘,健康人食用能增强记忆力、防病延年。

秘方 8

【组方】猪皮 100～150 克,黄酒半碗,红糖 50 克。

【用法】以黄酒加等量清水煮猪皮,待猪皮烂熟时调入红糖。每日 2 次分服。

【备注】滋阴养血,适用于失血性贫血症。

秘方 9

【组方】全猪肚(猪胃)1 个。

【用法】将猪肚用盐水洗净,去油脂,切碎置于瓦上焙干,捣碎,研为细末,放入消过毒的瓶子内。每日服 2 次,每次 15 克,可用 1 月余。

【备注】补虚劳、益血脉,适用于恶性贫血。

秘方 10

【组方】羊胫骨(羊的四肢长骨)2 根,红枣 20 个,糯米 100 克。

【用法】羊胫骨敲碎,加洗净的红枣和糯米煮粥,每日分 2 次服完,半个月为一疗程。

【备注】补虚损,适用于再生障碍性贫血及血小板减少性紫癜。

秘方 11

【组方】牛骨髓、龙眼肉、红枣(去核)各

400 克。

【用法】加清水 3000 毫升,慢熬成膏。每日服 2 次,每次 2 匙。

【备注】适用于再生障碍性贫血。

秘方 12

【组方】干香菇 25 克,水豆腐 400 克,鲜竹笋 60 克。

【用法】以平常方法做菜,佐餐食用。每日 1 剂。

【备注】益胃健脾,补虚损,适用于贫血、缺钙、病后体虚等。

秘方 13

【组方】糯米 300 克,赤小豆、生山药各 30 克,大枣 20 枚,莲子、白扁豆各 15 克。

【用法】先将赤小豆、白扁豆煮烂,再加大枣、莲子、糯米,最后将去皮山药切成小块加入粥内,以熟为度。早晚分服。

【备注】适用于再生障碍性贫血。

秘方 14

【组方】鸡肝1～2 具,小米 100 克,豆豉、生姜、盐适量。

【用法】将鸡肝洗净,切片或块;先煮小米,加入豆豉及生姜,后加入鸡肝,将熟时放入盐、味精等调味品,稍煮即可。每日分 2 次服用,温热食之。

【备注】和胃明目、补肝养血,适用于肝血不足所致的两目昏花、夜盲等。

心悸

秘方1

【组方】党参、麦门冬、五味子、龙骨、牡蛎、钩藤、当归、白芍、枸杞、甘草各适量。

【用法】水煎服,每日1剂。

【备注】治气血两亏之心悸。

秘方2

【组方】橘络、丝瓜络各6克,青葱根、茜草根、旋覆花、赤芍、归尾、桃仁、红花、青蒿各6克,鳖甲25克,大黄土鳖虫丸1丸(分吞)。

【用法】水煎服,每日1剂。

【备注】治风心病心衰晚期,症见大肉已脱、上气喘满、心悸怔忡、腹胀攻撑、纳差便溏、肚大青筋、下肢水肿等,舌边有瘀斑或青筋暴、脉来两天关浮弦或虚数无根。

秘方3

【组方】生地12克,丹皮12克,知母9克,黄柏6克,黄连6克,龙眼肉12克,玉竹12克,莲子肉12克,枣仁9克,夜交藤15克,珍珠母15克。

【用法】每日1剂,水煎2次,分服。

【备注】清热安神。

秘方4

【组方】太子参15~30克,麦门冬15克,五味子6克,淮小麦30克,甘草6克,大枣7枚,丹参15克,百合15克。

【用法】每日1剂,水煎2次,分服。

【备注】治心悸难宁、胸闷烦热、口干津少、少寐多梦,或伴汗出,以及苔少质红,脉细数或有间歇,多用于窦性心动过速、室上性心动过速、心脏神经官能症等。

紫癜

秘方1

【组方】大红枣适量。

【用法】将枣洗净。每日生吃3次,每次15~30个,连吃1周。

【备注】养阴生津。治过敏性紫癜、血小板减少性紫癜。

秘方2

【组方】藕节250克,大枣1000克。

【用法】将藕节洗净,加水适量煎至稠,再放入大枣,煎至熟。拣去藕节,吃大枣,可尽量服用,连续吃3~5个月。

【备注】补血止血。治血小板减少性紫癜。

秘方3

【组方】藕节4个,荞麦叶100克。

【用法】水煎。连续饮用。

【备注】凉血止血。治紫癜。

秘方4

【组方】鹿角胶 15 克,黄酒半杯,红糖适量。

【用法】鹿角胶是鹿角经煎熬浓缩而成的一种胶体物质。将鹿角胶加酒和水各半杯,于锅内隔水炖化后,调入适量红糖。每日分 2 次服用。

【备注】鹿角胶以选用棕黄色半透明、光滑、无腥膻气味者为宜。凡阴虚火盛所致的大便干燥、尿黄、目赤以及外感、发热等患者忌用。

秘方5

【组方】黄鱼鳔 150 克。

【用法】将黄鱼腹中白鳔洗净,放入锅内加水,用文火炖煨 1 日,要经常搅动使其溶化。全料分作 4 日量,每日 2 次分服,服时需再加热。

【备注】补气,止血。治紫癜、鼻衄、齿衄等。

秘方6

【组方】鲤鱼或鲫鱼之鳞、黄酒、盐各少许。

【用法】将剥下之鱼鳞洗净,入开水锅中煮 3 ~ 4 小时,去渣后略加黄酒及盐调味,置于阴凉处约一昼夜即成胶状。切块食用,每日 150 克。

【备注】治特发性血小板减少性紫癜。

秘方7

【组方】猪蹄 1 只,红枣 20 个。

【用法】加水共炖至极烂。每日 1 次,吃肉饮汤。

【备注】和血脉、润肌肤。治紫癜、血友病、鼻衄、齿衄。

秘方8

【组方】柿叶(7 ~ 9 月采摘)5 克,花生衣 15 克。

【用法】柿叶浸于沸水中稍烫,捞出晾干(禁在阳光下晒),同花生衣搓碎。温开水送服,连用 2 个月。

【备注】止血消瘀。治血小板减少性紫癜。

水肿

秘方1

【组方】黑豆 100 克。

【用法】加水煮成粥服食,每日 1 剂。

秘方2

【组方】鲜白茅根 500 克。

【用法】用水 4 大碗,煮数沸,以静置后根皆沉水底为度,去渣温服,每次半杯,日服 5 ~ 6 次,夜服 2 ~ 3 次。

【备注】清热利尿。治水肿、小便不利属热者。

秘方 3

【组方】炒杜仲 9～15 克。

【用法】与猪肾（猪腰）1 个同煎至熟，喝汤吃猪肾。

秘方 4

【组方】僵蚕适量。

【用法】焙干研细末，每次 1.5 克，每日 3 次，开水送服。

秘方 5

【组方】菝葜适量。

【用法】晒干研末，每次 3 克，每日 3 次。

【备注】祛风利湿。治水肿反复发作者。

秘方 6

【组方】冬瓜皮 250 克。

【用法】加水适量，煮沸后文火煮 30 分钟，取汁代茶饮，每日 1 剂。

【备注】利水消肿。治水肿胀满、小便不利。

秘方 7

【组方】益母草 120 克。

【用法】水煎，分 4 次服，隔 3 小时服 1 次，1 日服完，连服 10 日。

【备注】活血化瘀、利水消肿。治肾炎水肿，对兼有瘀热者尤其适宜。

秘方 8

【组方】黄芪 60～100 克。

【用法】水煎服。

【备注】补气利尿。治慢性肾炎水肿、蛋白尿长期不消者。

秘方 9

【组方】乌梅适量。

【用法】将乌梅置锅内，用武火加热，炒至皮肉鼓起，表面呈焦黑色，喷淋少许清水，灭尽火星，取出凉透，研细末，每次 3 克，开水冲服，每日 2 次。

秘方 10

【组方】生山药 30 克。

【用法】与糯米适量加水共煮粥，加白糖适量服之。

秘方 11

【组方】冬虫夏草 6 克。

【用法】水煎服，每日 1 剂，30 日为一疗程。

秘方 12

【组方】商陆 10 克，瘦猪肉 100 克，水 500 毫升。

【用法】与瘦猪肉共煨至 300 毫升左右，弃去猪肉，分 3 次温服，每日 1 剂。

【备注】本品苦寒，善通二便，逐水饮，属攻逐水饮类药，故老幼体弱者慎用。

秘方 13

【组方】白茅根干品 250 克。

【用法】加水 500～1000 毫升，水煎至 200～400 毫升。分早、晚 2 次口服。

【备注】清热利尿、凉血止血。治肾小球肾炎水肿、尿少,兼治高血压或血尿患者。

秘方14

【组方】蚕豆衣 10 千克。

【用法】将其与红糖 2.5 千克,煮成浸膏 5000 毫升,分装 50 瓶,每次 20 ~ 30 毫升,每日 2 ~ 3 次,宜空腹服用。

秘方15

【组方】淡竹叶 1 ~ 2 克。

【用法】开水浸泡当茶饮,每日 1 剂,连用 1 个月。

【备注】渗湿利尿。治特发性水肿属热者。

秘方16

【组方】鲜鱼腥草 60 克。

【用法】水煎服。

【备注】清热解毒、利尿通淋。治急性肾炎水肿属热者。

秘方17

【组方】玉米须 30 ~ 60 克。

【用法】水煎服。

【备注】利水消肿。治肾炎水肿。临床报告,本品具有消肿、减少蛋白尿、改善肾功能等作用。

秘方18

【组方】核桃仁 10 枚。

【用法】加水适量,煮沸 15 分钟后加入蜂蜜适量,饮用,每日 1 剂。此方可长期服用。

秘方19

【组方】补骨脂 30 ~ 60 克。

【用法】水煎服或代茶饮,每日 1 剂,1 ~ 2 个月为一疗程。

第三章 消化系统疾病

呕吐

秘方1

【组方】甘蔗汁半杯,鲜姜汁 1 汤匙。

【用法】甘蔗汁是将甘蔗剥去皮后榨汁,姜汁制法与此同。将两汁和匀稍温服饮,每日 2 次。

【备注】清热解毒、和胃止呕。治胃癌初期、妊娠反应、慢性胃病等引起的反胃吐食或干呕不止。

秘方2

【组方】猪肚 250 克,白胡椒 15 克。

【用法】将猪肚洗净切片,加水与白胡椒同煮熟即可。分 2 次食用。

秘方3

【组方】韭菜根。

【用法】洗净,捣烂绞取汁约一小酒杯。用少许开水冲服。

【备注】健胃止呕。治呕吐、恶心。

秘方4

【组方】白胡椒、生姜、紫苏各 5 克。

【用法】水煎服,每日 2 次。

【备注】健胃止呕。治食荤腥宿食不消化引起的呕吐及腹痛。

秘方5

【组方】蓖麻仁 10 克,升麻 2 克。

【用法】将蓖麻仁捣烂如泥,升麻研成粉,混合拌匀,制成直径 2 厘米、厚 1 厘米的圆药饼。剃去患者百会穴周围 2 厘米内头发,敷以药饼并加以固定;患者仰卧,用灌有 80℃ 左右的热水瓶子熨烫药饼 30 分钟。每日 3 次,每个药饼可连用 5 日,10 日为 1 个疗程。

秘方6

【组方】苍术(干)、香附、川芎、神曲、栀子各等份。

【用法】上述药研为细末,做成绿豆大的丸剂。每次服 6~9 克,温开水送服。

秘方7

【组方】生姜 9 克,肉豆蔻 6 克,粳米适量。

【用法】前二味药捣烂,与米同煮粥。早晚服用。

呃逆(打嗝)

秘方1

【组方】茶叶 10 克,柿蒂 3 个。

【用法】茶叶、柿蒂用开水冲泡,温饮频服。

【备注】主治胃寒呃逆。

秘方2

【组方】丁香 2 粒,黄酒 50 毫升。

【用法】黄酒放在瓷杯中,加丁香,隔水蒸 10 分钟,趁热饮酒。

【备注】本方具有温中祛寒之功效,主治胃寒呃逆。

秘方3

【组方】陈皮 30 克,生姜 18 克,胡椒 10 粒。

【用法】上述药水煎,徐徐咽之。

秘方4

【组方】葡萄汁、枇杷汁各 20 毫升。

【用法】把葡萄、枇杷洗净,绞汁,两者混合后用开水冲服,一次饮下,立见效果。

【备注】本方清热降逆,主治胃热呃逆。

秘方5

【组方】砂仁2克。

【用法】将砂仁细嚼,嚼碎的药末随唾液咽下,每日嚼3次,每次2克。

秘方6

【组方】白扁豆50克。

【用法】将白扁豆炒后研成细末,以开水冲服,顿服。

【用法】本方健脾和胃,适用于呃逆属脾胃虚弱者。

秘方7

【组方】甘蔗汁、藕汁、荸荠汁、韭菜汁各50毫升,白糖15克。

【用法】上述诸汁和匀,加白糖煮后趁热服。

【备注】主治呃逆,症见呃声洪亮、口臭烦渴、面赤烦躁等。

秘方8

【组方】南瓜蒂4个。

【用法】水煎服,连服3~5次。

【备注】主治胃寒呃逆,症见呃声沉缓有力、遇冷易发、胃脘不舒等。

秘方9

【组方】鲜芦根、鲜茅根各50克。

【用法】将2味料洗净,加水煎15分钟,代茶频饮。

【备注】本方清热凉血,主治胃阴不足所致呃逆频作、口干舌红者。

秘方10

【组方】茶叶、绿豆粉各等份,白糖少许。

【用法】将绿豆粉、茶叶用沸水冲泡,加糖调匀,顿服。

【备注】主治呃逆,症见呃声微弱不连续、烦渴不安等。

秘方11

【组方】刀豆子10克,绿茶3克,生姜3片,红糖适量。

【用法】将诸物放入保温杯内,用沸水浸泡片刻,趁热饮用。

【用法】温中祛寒。主治胃寒型呃逆。

秘方12

【组方】生姜汁60毫升,蜂蜜30克。

【用法】上2味料调匀,加温服下,一般1次即止,不愈再服。

【备注】主治胃寒型呃逆。

秘方13

【组方】柿蒂7枚,黄酒适量。

【用法】柿蒂烧炭研末,用黄酒调和,一次服完。

【备注】本方温补脾肾、和胃降逆,主治脾肾阳虚型呃逆。

秘方14

【组方】柿霜18克。

【用法】取柿子上之白霜,每次 6 克,开水送下,3 小时 1 次。

秘方 15

【组方】硫黄 5 克,艾叶 10 克,生姜 1 片,黄酒适量。

【用法】硫黄、艾叶用酒煎沸。令患者含生姜片,用煎药的蒸气熏鼻,每日 1 次,连续 3 日。

秘方 16

【组方】柠檬 1 个,白酒 500 毫升。

【用法】柠檬酒浸后去皮食用。

秘方 17

【组方】葡萄酒 20 毫升,生姜汁适量。

【用法】调和均匀,酌量服用。

【备注】主治呃逆,并见面色苍白、手足不温、腰膝无力等。

秘方 18

【组方】甘蔗榨汁 120 毫升,生姜汁 1 汤匙。

【用法】两汁和匀,炖温饮服。

【备注】清热泻火,平胃降逆。主治呃逆连声、口臭烦渴、面赤烦躁等。

秘方 19

【组方】龙眼干 7 个,代赭石 25 克。

【用法】将龙眼干连核放炉火中,煅炭存性,研为细末,代赭石烧煅后煎汤,送服龙眼干粉,分 4 次 1 日服下。

【备注】本方温阳健脾、降逆止呃,适用于呃逆频作、舌淡苔白者。

秘方 20

【组方】干苏叶和陈皮各 10 克,黄酒适量。

【用法】上 2 味料用等量酒水煎汁,分次服用。

胃下垂

秘方 1

【组方】黄芪、党参(或太子参)、银柴胡、干荷叶各适量。

【用法】每日 1 剂,水煎 2 次分服。

秘方 2

【组方】枳实 15 克、白术 15 克、生姜 10 克。

【用法】煎 150 毫升,每日 3 次,食前半小时服之。

【备注】主治胃下垂弛缓无力、排空时间延长、水饮停留、上腹胀满、动摇有声(震水音)。

秘方 3

【组方】炒党参 9 克,黄芪 9 克,当归 9 克,白芍 9 克,升麻 9 克,香附 9 克,郁金 9 克,八月札 9 克,厚朴花 2.4 克,砂仁 3 克(后下),沉香 1.2 克,清灵草 9 克,钩藤 9 克,磁石 30 克,宁志丹 9 克(包)。

【用法】水煎服,每日 1 剂。

【备注】胃下垂(张力低下型)。胃腔胀满,腹泻,体重下降,苔薄质淡,脉细。

秘方 4

【组方】猪肚 250 克,白胡椒 15 克。

【用法】猪肚洗净切片,同白胡椒共煮熟后分 2 或 3 次食用。

【备注】补益脾胃。治胃下垂及胃寒疼痛。

胃脘痛

秘方 1

【组方】猪肚 1 个,胡椒 10 粒,姜 5 片。

【用法】将猪肚用醋水反复洗净,加入胡椒和姜片,隔水炖烂。每日早晚就饭吃。

【备注】温中下气、补脾调胃。治胃痛已久、身体虚弱、饮食减少、日渐消瘦。

秘方 2

【组方】红高粱 120 克,黑豆 60 克,大枣 30 克,神曲适量。

【用法】将红高粱、黑豆、神曲碾成面。大枣用水煮熟,留汤备用。用煮枣的汤将上三味料碾成的面调和,捏成饼,蒸熟,晾凉,焙干,轧成细面,置砂锅内炒成黄黑色,用蜜为丸,每丸 8 克。晚饭后服 4 丸,白水送服。

【备注】温中调胃。治腹痛、腹泻,或胃气不和引起的胃刺痛、呕吐酸水等。

秘方 3

【组方】海蛤壳(煅)、香附各 150 克。

【用法】共研成细末。每服 15 克,每日 3 次。

【备注】解郁止痛。治胃脘痛、吐酸水。

秘方 4

【组方】生豆油 150 克。

【用法】生豆油倒入茶杯内。开水冲服,5 分钟后即愈。

秘方 5

【组方】青蒜连叶 7 根,盐、醋各适量。

【用法】青蒜切碎,用盐醋煮熟。胃痛时热饮。

秘方 6

【组方】鲜佛手 25 克(干品 10 克)。

【用法】开水冲泡,代茶饮。

秘方 7

【组方】高良姜 15 克,粳米 100 克。

【用法】先煎良姜,去渣滤汁,入米煮作粥食。

秘方 8

【组方】干姜 10 克,胡椒 10 粒。

【用法】晒干,捣碎,研末。用开水冲服,每日 2 次服完。

【备注】健胃驱寒。治胃寒痛。

秘方9

【组方】荔枝核100克,陈皮10克。

【用法】晒干,捣碎,研末。每次饭前开水冲服10克。

【备注】散湿寒,解郁结,和肝胃,止疼痛。治胃脘胀痛、嗳气吞酸。

秘方10

【组方】生胡椒10粒,甘杏仁5个,大枣3枚。

【用法】枣去核,同生胡椒及杏仁共捣碎。服时,加入少量开水调成糊状。一次服下,每日1剂。

【备注】健脾和胃。治脾胃虚寒引起的胃痛。

秘方11

【组方】文旦(柚子)1只,童子母鸡1只,红糖、黄酒各适量。

【用法】将留在树上的柚子用纸包好,经霜后摘下,切碎,同去内脏的母鸡共放于器皿中,加入酒、糖,蒸至烂熟,于1~2日内吃完。

【备注】温胃止痛。治虚寒胃痛。

秘方12

【组方】大红枣7个,白胡椒49粒。

【用法】红枣洗净去核,每个枣内放入胡椒7粒,放入锅内蒸半小时,取出共捣成泥,捏成7个枣丸即可。食用。

【备注】白胡椒3粒,大枣6个,蒸米饭时放在米上蒸熟吃,有同等效果。

秘方13

【组方】公鸡1只,党参30克,草果3克,陈皮5克,桂皮5克,干姜10克,胡椒10粒,葱、酱油、盐各少许。

【用法】公鸡去毛及内脏杂物,洗净,连同其他各味料加水共煮,鸡肉熟后过滤去渣。食肉饮汤。

急性胃炎

秘方1

【组方】香薷500克,白扁豆250克,厚朴250克。

【用法】上药研为粗末,每服9克。

秘方2

【组方】绿茶、干姜丝各3克。

【用法】绿茶、干姜丝用沸水冲泡,加盖闷30分钟左右即可。代茶频饮。

秘方3

【组方】葱白适量。

【用法】葱白捣碎炒熟。放于肚脐上,用胶布固定暖脐。每日1~2次,连用数日。

秘方4

【组方】鲜藕1000克。

【用法】鲜藕洗净,温水烫后捣汁存碗。

用温水冲服,每日1剂,分2次服用。

秘方5

【组方】白头翁30克,石榴皮20克,翻白草30克,大蒜1头。

【备注】水煎服。

秘方6

【组方】橘皮、蜂蜜各30克。

【用法】橘皮洗净,切碎,加入蜂蜜与适量清水,小火炖煮20分钟。饮汤,食橘皮。

秘方7

【组方】韭菜适量。

【用法】韭菜连根洗净,捣烂取汁约100毫升。每日2~3次,连用3~5日。

【备注】适用于急性胃肠炎虚寒证。

秘方8

【组方】桂圆核适量。

【用法】焙干研粉,每次25克,白开水送服。

【备注】理气止痛。此方适于急性胃炎。

秘方9

【组方】艾叶9克,生姜2片,红茶6克。

【用法】艾叶、生姜、红茶一同水煎取汁。每日2~3次。

秘方10

【组方】藿香叶20克,马齿苋30克。

【用法】水煎服。

【备注】方中藿香芳香化湿,配马齿苋清热利湿。

秘方11

【组方】车前子30克,粳米50克。

【用法】粳米洗净,车前子用纱布包好,加水500毫升,煎至300毫升,去渣,加粳米熬至粥成。每日1剂,分2次服用。

秘方12

【组方】臭椿根皮30克,车前草30克,苍术15克,百草霜15克,侧柏炭15克。

【用法】水煎服。

【备注】清热燥湿、涩肠止泻。此方适用于急性胃炎。

秘方13

【组方】鲜马鞭草、鲜鱼腥草各适量。

【用法】鲜马鞭草、鲜鱼腥草洗净,捣烂。加凉开水适量,搅匀后,绞取药汁服用。每日2次,每次1剂。

秘方14

【组方】百草霜60克,杏仁(汤浸一宿,去皮,研烂如膏)140个,木香75克,丁香45克,炮姜30克,肉豆蔻仁20个,巴豆(去皮心膜,研细,出油尽如粉)17个。

【用法】上述药研为细末,制成丸剂。每服1~2丸,日服2次,温开水或姜汤送下。

慢性胃炎

秘方1

【组方】五灵脂50克,广木香25克。

【用法】共研末。每次5克,每日3次。

秘方2

【组方】沙参、玉竹、石斛各9克,麦冬、党参各12克,粳米18克,甘草3克,红枣4枚。

【用法】水煎服。

秘方3

【组方】北芪15克,灵芝9克,瘦猪肉100克。

【用法】煎煮,饮汤食肉,每日1次,连用10~15天。

秘方4

【组方】檀香、砂仁各5克。

【用法】水煎服。

【备注】慢性胃炎虚寒证。

秘方5

【组方】川楝子、枳壳、木香、白术、太子参、菝葜、桂花子各10克,陈皮、川连、黄芩、佛手各6克。

【用法】水煎服。

【备注】适用于慢性胃炎肝气犯胃和脾胃湿热证。

秘方6

【组方】丁香、厚朴各3~6克,木香3克。

【用法】水煎服。

秘方7

【组方】乌梅2枚,白芍5克,砂仁1.5克。

【用法】焙干研末,冲服。

【备注】治萎缩性胃炎。

秘方8

【组方】海龟板数个。

【用法】煮成胶质,装瓶备用。每日1~2汤匙,加红糖适量,用煎好的陈皮水冲服。每日2~3次,连服15~20天。

秘方9

【组方】高良姜15克,桂皮6克,香附9克。

【用法】水煎服。

秘方10

【组方】蚕蛹。

【用法】焙干研粉,每次服5~10克,每日2次。

【备注】治慢性胃炎、胃下垂。

胃及十二指肠溃疡

秘方1

【组方】无花果干果、红糖各适量。

【用法】将无花果干果焙干研末,每次取

6~10克,加红糖少许,用开水冲服,每日2~3次。

秘方2

【组方】红花30克,大枣10枚,蜂蜜适量。

【用法】将前2味料加水煎汤,取汁,调入蜂蜜饮服。每日1剂,2次分服,连服20日为1个疗程。

【备注】活血化瘀、通络和胃,适用于瘀血阻络型胃及十二指肠溃疡,症见胃痛如刺如割、痛处不移、有呕血或黑便史等。

秘方3

【组方】西瓜1个,番茄适量。

【用法】西瓜取瓤、去子,用洁净纱布绞汁液;番茄用沸水冲烫,剥皮,也用洁净纱布绞挤汁液。两液合并,代水随量饮用。

秘方4

【组方】新鲜马铃薯适量。

【用法】将马铃薯洗净(不去皮)切碎,捣烂,用纱布绞取其汁,每日清晨取1~2匙,酌加蜂蜜调匀。空腹服用,连服2~3周。

【备注】服药期间,忌食刺激性食物。

秘方5

【组方】梅花6克,橘饼1~2个。

【用法】水煎服。每日1剂。

【备注】舒肝行气,和胃化痰。适用于肝胃气滞型胃及十二指肠溃疡。

秘方6

【组方】砂仁末10克,猪肚1个,调料适量。

【用法】按常法炖熟食用。每2日服1剂。

【备注】补脾开胃,行气止痛,和中。适用于脾胃虚寒型及肝胃气滞型胃及十二指肠溃疡。

秘方7

【组方】牛奶250克,蜂蜜30克,白及粉6克。

【用法】将牛奶煮沸,调入蜂蜜、白及粉即成。每日1剂,常服有效。

秘方8

【组方】蒲公英30克,山药15克。

【用法】水煎。分2次服用,每天1剂。

秘方9

【组方】小白菜2棵,白糖少许。

【用法】将小白菜全棵洗净,绞汁加白糖。每日饮1小杯。

消化不良

秘方1

【组方】咖啡粉10克,白糖少许。

【用法】将咖啡粉与白糖拌匀。用开水一次冲服，日服2次。

【备注】消食化积、止腹痛。

秘方2

【组方】黄羊肉250克，党参50克，油、姜丝、盐、酱油各适量。

【用法】锅烧热，加食油煸炒姜丝，下盐和酱油，加水一碗煮沸后，放入黄羊肉和党参，再沸，改用文火炖熟。食用。

秘方3

【组方】羊肉100克，秫米（高粱米）100克，盐少许。

【用法】羊肉切丁，同秫米共煮粥食。

【备注】补虚开胃。治脾胃虚弱所致的消化不良、腹部隐痛等。

秘方4

【组方】红茶50克，白砂糖500克。

【用法】红茶加水煎煮。每20分钟取煎液1次，加水再煎，共取煎液4次。合并煎液，再以小火煎煮浓缩，至煎液较浓时，加白砂糖，调匀。再煎熬至用铲挑起呈丝状，而不粘手时，停火。趁热倒在表面涂过食油的大搪瓷盆中，待稍冷，将糖分割成块即可。每顿饭后含食1~2块。

秘方5

【组方】苹果，瘦猪肉。

【用法】苹果切块，用两碗水先煮，水沸后加入猪肉200克（切片），煮至猪肉熟透。调味服食，久食有益。

秘方6

【组方】锅巴焦100克，砂仁、小茴香、橘皮、花椒、茅术各10克。

【用法】以上各味料共捣碎，研成细末。每次服5~10克，每日2次。

【备注】健脾开胃、消食化水。治消化不良、膨闷胀饱、不思饮食，对慢性胃炎亦有疗效。

秘方7

【组方】糯稻芽、大麦芽各50克。

【用法】水煎。每日服1次。

秘方8

【组方】杨梅、白酒各适量。

【用法】将鲜杨梅洗净，晾干，装入酒缸内浸泡3个月，封固饮用。

【备注】加速肠胃消化，增进食欲。适于佐餐。

秘方9

【组方】生山楂、炒麦芽各9克。

【用法】水煎。饮汤，每日早晚各1次。

【备注】消滞开胃。治食积腹胀。

秘方10

【组方】蔓菁200克，酱油、醋适量。

【用法】将蔓菁洗净切成细丝，放入开水锅内焯熟，沥干水气，倒入碗内下调料拌食。

【备注】蔓菁是十字花科植物,也叫芜菁、圆根、扁萝卜。

秘方 11

【组方】牛肚1个,黄芪50克,盐少许。

【用法】加水共煮熟。食肉喝汤。

【备注】健胃益气。治脾胃气虚所致的消化不良、气短乏力、食后腹胀等。

秘方 12

【组方】鸭1只,陈皮6克,胡椒粉、酱油、料酒、奶汤、鸡汤各适量。

【用法】将鸭洗净,开膛去杂物,加水煨炖,稍烂将鸭取出,晾凉拆去鸭骨。把拆骨鸭胸脯朝上放在搪瓷盆内,再将炖鸭的原汤、奶汤、鸡汤烧沸,加料酒、酱油、胡椒粉,搅匀,倒入搪瓷盆内,陈皮切丝放在鸭上,入笼蒸(或隔水蒸)30分钟即成药膳。

【备注】健脾益气、消食和中。适于脾胃虚弱、食欲不振、营养不良者。

秘方 13

【组方】干桂花3克(鲜品加倍),粳米50克,红糖少许。

【用法】将桂花与米同煮作粥,调入红糖。食之。

秘方 14

【组方】榛子仁100克,党参25克,怀山药50克,砂仁4克(后入),陈皮10克,莲子25克。

【用法】水煎。每日服1剂。

【备注】补益脾胃。治疗脾胃虚弱所致的饮食减少、身体瘦弱、气短乏力等。

秘方 15

【组方】鸡肉250克,白面150克,油、盐、酱油、醋、味精各少许。

【用法】鸡肉剁成馅,白面和水擀作片,切成三角块。鸡肉馅以酱油、味精、盐、油调匀,以面裹肉馅煮熟,盛于碗内,再加调料。空腹食之,每日2次。

秘方 16

【组方】橘皮10克(干品3克),大枣10枚。

【用法】先将红枣用锅炒焦,然后同橘皮放于杯中,以沸水冲沏约10分钟后可饮用。

【备注】调中、醒胃。饭前饮可治食欲不振,饭后饮可治消化不良。

肠梗阻

秘方 1

【组方】姜汁炒川连2克,姜半夏6克,川厚朴6克,青陈皮6克,赤白苓10克,广木香6克,槟榔10克,制香附15克,桂枝、杭药各9克,川椒3克,大枣12枚。

【用法】温肠散结、行气通阻。适于肠梗阻寒邪内结，腑气不通者。

秘方2

【组方】柴胡 10 克，枸橘李 10 克，姜川连 5 克，广木香 5 克，炒莱菔子 10 克，槟榔 10 克，石菖蒲 10 克，蜣螂虫 20 克，炒白芍 10 克。

【用法】水煎服，每日 1 剂。

【备注】升降气机，辛开苦泄。适用于急性肠梗阻。

便秘

秘方1

【组方】牛奶 250 克，蜂蜜 100 克，葱汁少许。

【用法】同入砂锅，文火煮熟服用。每日早上空腹饮用。

秘方2

【组方】黑芝麻 25 克，人参 5～10 克，白糖适量。

【用法】黑芝麻捣烂备用。水煎人参，去渣留汁。加入黑芝麻及白糖，煮沸后食用。

【备注】本方益气润肠、滋养肝肾，适用于气虚便秘。

秘方3

【组方】黑芝麻 60 克，北芪 18 克，蜂蜜 60 克。

【用法】将黑芝麻捣烂，磨成糊状，煮熟后调蜂蜜，用北芪煎汤冲服，分 2 次服完。每日 1 剂，连服数剂。

【备注】本方具有益气润肠之功效，适用于排便无力、汗出气短者。

秘方4

【组方】芹菜 100 克，鲜嫩竹笋 80 克，熟油、盐、味精各适量。

【用法】竹笋煮熟切片，芹菜洗净切段，用开水略焯，控尽水与竹笋片相合，加入适量熟食油、盐、味精，拌匀即可食用。

秘方5

【组方】猪心 1 具，柏子仁 15 克。

【用法】将猪心洗净，柏子仁放猪心内，隔水炖熟服食。每周 2 次。

秘方6

【组方】荸荠 10 只，鲜蕹菜 200 克。

【用法】荸荠去皮切片，与蕹菜加水煎汤，每日分 2～3 次服食。

【备注】清热凉血、通便消积。治疗大便干结、脘腹胀满、口臭、口干等。

秘方7

【组方】葱白 2 根，阿胶 10 克。

【用法】水煎葱白，待熟后加入阿胶烊化温服。每日 1 次，连服数日。

【备注】主治便秘，症见腹痛、大便艰涩、难以排出等。

秘方 8

【组方】新鲜土豆、蜂蜜各适量。

【用法】将土豆洗净切碎后，加开水捣烂，用洁净纱布绞汁，加蜂蜜。每日早晚空腹服下半茶杯，连服 15～20 天。

秘方 9

【组方】红薯 300～500 克，生姜 2 片，白糖适量。

【用法】红薯削皮，切成小块，加清水适量煎煮，待红薯熟透变软后，加入白糖、生姜，再煮，服食。

秘方 10

【组方】肉苁蓉 20 克，当归、枳壳、火麻仁各 10 克，杏仁 8 克，人参、升麻各 6 克。

【用法】水煎，早、晚各 1 次分服，每日 1 剂。

【备注】主治老年习惯性便秘。

秘方 11

【组方】橘皮、黄酒各适量。

【用法】橘皮（不去白，酒浸）煮至软，焙干为末，每次 10 克，温酒调服。

秘方 12

【组方】槟榔 15～30 克，大米 100～150 克，红糖适量。

【用法】把槟榔片装入纱布袋内，扎紧袋口，放入锅内，加清水适量，烧沸熬煮 20 分钟。去掉纱布药袋，下红糖。大米洗净，下锅中用武火烧沸，转用中火至文火熬煮，米熟烂即可食用。

【备注】本方具有下气消滞之功效，适用于气滞便秘。

秘方 13

【组方】鲜菠菜 250 克，香油 15 克。

【用法】将菠菜洗净放沸水中烫 3 分钟取出，用香油拌食。每日 2 次，连服数日。

秘方 14

【组方】桂心 2 克，茯苓 2 克，桑白皮 5 克，大米 50 克。

【用法】先用水煮桂心、茯苓、桑白皮，去渣取汁，用汁煮米成粥。晨起当早餐服下。

【用法】适用于便秘，症见大便难涩、小便清长、四肢不温者。

秘方 15

【组方】杏仁、桃仁、当归各 9 克，蜂蜜适量。

【用法】前 3 味料共捣碎，炼蜜为丸。每日早、晚各服 1 剂。

秘方 16

【组方】香蕉 2 只，生地黄 20 克，冰糖适量。

【用法】水煎生地黄，去渣留汁。香蕉剥皮切成段，放入生地黄水和冰糖同煮。每日服 2 次。

上消化道出血

秘方1

【组方】苏子15克,降香15克,茜草根15克。

【用法】将苏子、降香、茜草根共研细末,加水400克,煎数沸即成。共煎2次,去药渣,放冷。每次服用50克左右,每隔数分钟1次。

【备注】降气化淤止血。主治食道静脉曲张破裂之大吐血。

秘方2

【组方】生大黄3克,黄芩10克,栀子10克,赭石15克,鲜藕汁30克。

【用法】赭石打细末,合大黄、黄芩、栀子加水煎沸,取汁,冷温后对入藕汁服下。1日3剂,血止为度。

【备注】清胃泄热、凉血止血。适用于吐血、呕血症,血色鲜红或紫暗,伴口臭、便秘、舌苔黄腻者。

秘方3

【组方】蚕豆苗(嫩茎叶)30克。

【用法】用冷开水洗净、捣汁加冰糖少许化服。如无蚕豆苗可用蚕豆梗30克先煎服。

【备注】解毒止血。主治嗜酒致胃热吐血。

秘方4

【组方】灶心黄土20克,赤石脂15克,炮姜炭5克,焦艾叶5克,生黄芪20克。

【用法】上药以水煎服,每日1剂。

【备注】温中止血。适用于呕血、吐血,血色暗黑,伴有大便溏薄、四肢欠温、神疲懒言者。

秘方5

【组方】阿胶10克,参三七5克,白及15克,断血流15克。

【用法】参三七、白及打成碎末,合断血流加水1碗(约500克)煎至半碗,取汁放入阿胶烊化,温服。血止后再服7剂,以巩固疗效。

秘方6

【组方】青黛10克,龙胆草5克。

【用法】龙胆草加水煎沸取汁,送服青黛,每日1~2剂。

【备注】泄肝清胃、凉血止血。适用于呕血、吐血,量多势急,伴胁痛善怒、舌质红绛者。

胆囊炎及胆石症

秘方1

【组方】鲜藕汁、甘蔗汁、荸荠汁各50毫升,小米100克,白糖适量。

【用法】将小米淘洗干净,加水及藕汁、

甘蔗汁、荸荠汁煮为稀粥,调入白糖服食。每日1剂。

【备注】清热养胃、利湿通淋。适用于慢性胆囊炎。

秘方2

【组方】丝瓜络10克,金钱草30克。

【用法】将上述2味料制为粗末,放入杯内,用沸水冲泡,代茶饮用。每日2剂。

秘方3

【组方】嫩柳枝20克,猪苦胆1只。

【用法】将嫩柳枝煎成约50毫升液,然后趁热将猪苦胆汁混入,用白糖水送服。每次25毫升,每日2次。

秘方4

【组方】牛奶500毫升,大枣20枚,蜂蜜1匙,淀粉20克。

【用法】将大枣洗净,加水煮烂;淀粉用清水调匀,备用。将牛奶煮沸,放入大枣汤及湿淀粉,再煮沸后离火,调入蜂蜜即成。每日1剂。

秘方5

【组方】党参、白术、茯苓、木香、砂仁、柴胡、白芍各15克,金钱草20克,海金沙、鸡内金各10克,甘草5克。

【用法】水煎服。每日1剂。

【备注】适用于胆石症,肝郁脾虚、身倦乏力、食少腹胀、胁隐痛、大便不实。

秘方6

【组方】新鲜鸡胆1个,黄瓜藤80克。

【用法】将黄瓜藤洗净切段,加水煎取汁液,加入鸡胆汁调匀即成。每日1剂,2次分服。

【备注】利水、解毒、消炎。适用于慢性胆囊炎。

秘方7

【组方】茵陈30克,海金沙15克,枳实10克。

【用法】水煎服。

秘方8

【组方】泥鳅适量。

【用法】焙干,研末。每次冲服9克,每日3次。

【备注】适用于急性胆囊炎、腹痛、呕吐。对肝炎、黄疸也有很好的治疗作用。

胃痛

秘方1

【组方】柚子1个,童子鸡1只,黄酒、红糖各适量。

【用法】柚子切碎,童子鸡去内脏,放于锅中,加入黄酒、红糖,蒸至烂熟,1~2日吃完。

秘方2

【组方】生姜30克,丁香4克,白糖

50 克。

【用法】姜捣烂,丁香研末,加水、白糖,以文火煮至挑起不黏手,盆内涂油,倒入药膏,稍冷切作数十块,随意服之。

【备注】主治虚寒胃痛。

秘方 3

【组方】山楂、山楂叶各 15 克,蜂蜜适量。

【用法】山楂、山楂叶水煎,蜂蜜调服。

【备注】主治伤食胃痛。

秘方 4

【组方】生姜 60 克,醋及红糖各适量。

【用法】姜入醋中浸泡 24 小时,取姜,加红糖,开水泡服。

秘方 5

【组方】小茴香 50 克,白酒 500 毫升。

【用法】小茴香浸于酒中,密封 7 天,酌量饮酒。

秘方 6

【组方】栀子、草豆蔻各 30 克,生姜适量。

【用法】前 2 味料共研细末,以姜汁糊制丸。每服 5 克,1 日 2 次,米汤送下。

【备注】主治郁热胃痛。

秘方 7

【组方】土豆 100 克,蜂蜜适量。

【用法】土豆捣烂,煎煮浓缩,加入蜂蜜再煎至黏稠。候冷可食。

秘方 8

【组方】鱼鳔 30 克,瘦猪肉 60 克,冰糖 15 克。

【用法】鱼鳔、瘦猪肉、冰糖同放锅中,加适量水,煮熟后食用。

腹痛

秘方 1

【组方】川芎、延胡索、乳香、没药、小茴香、枳实各 6 克,五灵脂 9 克,当归、赤芍各 12 克。

【用法】水煎服。

秘方 2

【组方】酒当归、赤芍、元胡、制乳没、生蒲黄、五灵脂、陈皮、香附、乌药各 10 克,紫肉桂 3 克,炮姜 6 克。

【用法】水煎服。

【备注】治瘀血阻滞腹痛。

秘方 3

【组方】茯苓、小茴香各 120 克。

【用法】上药研末。拌水制为丸,开水送下(9 克)。

秘方 4

【组方】丹参 12 克,当归、延胡索、五灵脂各 9 克,川芎、蒲黄各 6 克。

【用法】水煎服。

【备注】治血瘀腹痛。

秘方5

【组方】食盐500克,葱白10根。

【用法】置锅内炒热,然后用布包好。反复热熨腹部,痛止为度,但须防止烫伤皮肤。

【备注】治寒性腹痛。

秘方6

【组方】延胡索、黄芩各1.5克,川楝子30克。

【用法】研末,每次3克,每日服2次,开水送服。

【备注】治热结腹痛。

秘方7

【组方】甘松5克,粳米50~100克。

【用法】将甘松洗净,水煎,另将粳米煮粥,粥将熟时兑入甘松药液,再煮10分钟即可。

【备注】治气郁腹痛。

秘方8

【组方】白胡椒1.5克,鸡蛋1个。

【用法】共煮,喝汤食蛋。

【备注】治寒性腹痛。

秘方9

【组方】石菖蒲、刀豆壳(烧存性)各30克,花椒15克。

【用法】共研细末,每次10克,葱白汤送下。

【备注】治一般腹痛。

秘方10

【组方】山楂9克。

【用法】将山楂炒焦成炭,外呈黑色,内呈深黄色,研细末。加红糖,开水冲调,温后1次服下。

【备注】治伤食腹痛。

腹泻

秘方1

【组方】浓茶1杯,米醋少许。

【用法】将上述2味料调匀,1次服下。每日2~3剂。

【备注】清热解毒、收敛止泻。适用于热泻黄水、热臭难闻、口渴等。

秘方2

【组方】山药30克,大枣10枚,薏米20克,糯米30克,干姜3片,红糖15克。

【用法】按常法共煮做粥。每日3次服下,连续服用半月至痊愈。

【备注】补益脾胃。适用于脾胃虚弱引起的慢性腹泻,症见久泻不愈、时发时止、大便溏稀、四肢乏力。

秘方3

【组方】生姜160克,黄连40克。

【用法】切成黄豆粒大小的小块。用文火烤,待生姜烤透时,去生姜,只将黄连研末,1次4克。空腹频服。

【备注】适用于慢性腹泻。

秘方4

【组方】鲜藿香15克,鲜荷叶9克,鲜扁豆叶9克,六一散9克(包)。

【用法】水煎服。每日1剂,分3次服下。

【备注】适用于暑热腹泻。

秘方5

【组方】山药250克,莲子、芡实各125克。

【用法】将上述3味料共研细末,调匀,每次取2~3匙,酌加白糖及水,上笼蒸熟食用。每日2次。

【备注】健脾益气、固肠止泻。适用于脾虚腹泻,症见时溏时泻、水谷不化、食欲低下等。

秘方6

【组方】薏米、大麦芽各15克。

【用法】将两味料炒焦后水煎。每日分2~3次服用。

【备注】温肠止泻。适用于慢性虚寒性腹泻。

秘方7

【组方】鲜笋1个,大米100克。

【用法】竹笋去皮,切碎,同大米煮做粥。早、晚各服1次。

秘方8

【组方】山楂30~50克,萝卜120克,白糖适量。

【用法】按常法煮汤服食。每日1~2剂。

【备注】消食除胀,行气止泻。适用于伤食腹泻。

秘方9

【组方】玉米500克,石榴皮125克。

【用法】将玉米和石榴皮炒黄,研成细末。每次服5~10克,每日服3次。

【备注】消食止泻。适用于消化不良引起的腹泻。

秘方10

【组方】羊肉200克,荔枝(去壳)50克,调料适量。

【用法】按常法煮汤服食。每日1剂。

【备注】益气健脾、固肾止泻。适用于老年脾肾阳虚所致的五更泻。

秘方11

【组方】香椿叶、精盐各适量。

【用法】将香椿叶洗净,晾干,加精盐揉搓,腌渍2日,晒干,佐餐食用。

【备注】健脾化湿、解毒止泻。适用于慢性腹泻。

秘方12

【组方】胡椒8克,大蒜数枚。

【用法】将大蒜捣如泥,胡椒研细,调匀做饼,贴于脐上。

秘方 13

【组方】白头翁 60 克。

【用法】水煎服。白糖、红糖各 1 两为引。

【备注】清热解毒、凉血止痢。适用于肠炎、疾病腹泻、产后腹泻。

秘方 14

【组方】绿豆 60 克，车前草 30 克。

【用法】水煎服。每日 1 剂。

【备注】清热解毒、消暑利水。适用于暑湿腹泻、肛门灼热等。

秘方 15

【组方】吴茱萸、肉豆蔻各 50 克，小米子 100 克。

【用法】炒焦，研细，制为蜜丸。每次服 10 克，每日 2 次，温水送下。

【备注】适用于肠炎引起的久泻。

秘方 16

【组方】金银花 30 克，番薯 150 克，粳米 100 克，白糖适量。

【用法】将金银花洗净，再将番薯 150 克切粒，粳米 100 克一起放入，加水，用小火煮成粥，下白糖，调溶。分 2 次空腹服用。

【备注】适用于慢性结肠炎引起的久泻。

痢疾

秘方 1

【组方】金针菜（黄花菜）1 把，冰糖 10 克。

【用法】加水共煎服。

秘方 2

【组方】白糖 50 克，松花蛋 3 个。

【用法】将松花蛋剥去皮，蘸白糖吃。

【备注】食用此方前应先断食四五个小时，待觉饿时再吃。吃后禁饮茶水。

秘方 3

【组方】新嫩藕节、陈黄酒各适量。

【用法】将藕节洗净，捣烂如泥。用热酒送服，数次即愈。

【备注】涩肠止血。治痢疾、便脓血。

秘方 4

【组方】高粱根 1 个，红糖 120 克。

【用法】将高粱根洗净，与红糖共煎。

【备注】温中、利水、止血。治赤白痢疾。

秘方 5

【组方】萝卜 1 个，鲜姜 30 克，蜂蜜 30 克，陈茶 3 克。

【用法】萝卜及生姜洗净，捣烂，取萝卜汁一酒杯，取姜汁一汤匙，与蜂蜜及陈茶混在一起，用开水冲沏一杯。顿服，连服 3 次可治愈。

秘方 6

【组方】西红柿茎、枝、叶。

【用法】每 500 克茎、枝、叶加水 1 倍，煮 3~4 小时，纱布过滤，压出汁液。成人每日服 10 次,日夜连服,每次 80 毫升。

【备注】消炎杀菌。治细菌性痢疾。

秘方 7

【组方】猪胆 1 个,绿豆 100 克。

【用法】将绿豆碾碎,研成粉末。把绿豆粉放入猪胆汁内浸泡多日。首次服 1 克,以后减半。每日 3 次,温开水送下。

【备注】清热解毒。治红白痢疾、肠炎腹泻。

秘方 8

【组方】马齿苋 500 克,粳米 100 克。

【用法】马齿苋菜洗净,捣烂后用纱布挤取汁,下粳米煮作粥。空腹食用。

秘方 9

【组方】鲜葡萄 250 克,红糖适量。

【用法】将葡萄洗净,绞取汁,放入红糖调匀。顿服,数次即愈。

秘方 10

【组方】蕹菜(瓮菜、空心菜)根 200 克。

【用法】水煎服。

【备注】治痢疾、泄泻。

秘方 11

【组方】荞麦苗 500 克,盐、醋、蒜各适量。

【用法】将荞麦苗煮熟,加盐、醋,再将捣烂的大蒜泥放入。当菜拌食。

秘方 12

【组方】山楂 30 克,红糖或白糖 60 克。

【用法】山楂同糖共煎服。白痢疾用红糖,赤痢疾用白糖。

腹胀

秘方 1

【组方】山奈、长管山、茉莉、水菖蒲、红豆蔻各等份。

【用法】各味药各取 500 克,切碎晒干研为细粉,加入 100 克干姜粉,混匀备用。每次用温开水送服 2~5 克。

【备注】本方温中和胃、降逆止呕。主治因饮冷水或吸凉气引起的呃逆不止,一般服 2 次呃逆可止。若治疗慢性呃逆,每次服用 5 克,每日服 3 次。

秘方 2

【组方】车前子 60 克,大蒜 10 克,蜗牛 10 个。

【用法】以上 3 味料共捣如泥,贴敷肚脐,每日 1 换。

【备注】本方为贵州彝族民间验方,用于治疗腹胀,有较好疗效。

秘方 3

【组方】姜炒远志 15 克。

【用法】水煎服。

秘方 4

【组方】肉桂 30 克,砂仁 30 克,紫豆蔻 30 克,猪胃 1 个。

【用法】将猪胃洗净,上3味药研为粗末,放入猪胃中,加水3茶杯,用麻绳把猪胃口结扎,放入锅内加水煮2小时,将猪胃取出倾去药液与渣,食之。

【备注】主治脾胃虚弱、消化不良,或胃寒胀满不舒及久泄等症。服药后微觉胃部发热。

秘方5

【组方】砂仁30克。

【用法】浸入萝卜汁内,拌干研细末。每次服4.5克。

【备注】用于治疗气虚腹胀。

秘方6

【组方】观音竹30克。

【用法】水煎服。

【备注】主治食积腹胀。

秘方7

【组方】嫩干葫芦子(烧存性)。

【用法】研为细末,温酒或白水送下,每次服6克。

秘方8

【组方】盐橄榄30枚。

【用法】煅炭,研细末,每次服4.5克,1日3次,饭后生姜汤冲服,连服2~3天为1个疗程。

秘方9

【组方】赤小豆、自蔹豆豉各9克。

【用法】共研成细末,用温水调敷脐上。

秘方10

【组方】鸡内金5克。

【用法】取干品用火烤黄,研末,开水送服,每日3次。

【备注】佤族民间常用其治疗消化不良、腹部胀满,大人小孩均可服用。

秘方11

【组方】莱菔子、厚朴枳壳、木贼草各9克。

【用法】水煎服。

【备注】主治食积腹胀。

秘方12

【组方】肉桂适量。

【用法】研末,和饭为丸如绿豆大。每次服1.5克,开水送下。本方宜用于治疗食瓜果腹胀痛者。

浮肿、腹水

秘方1

【组方】冬瓜皮50克,蚕豆60克。

【用法】上两味料加水三碗煎至一碗,去渣,饮用。

【备注】有健脾、除湿、利水、消肿之功效。治肾脏病水肿、心脏病水肿等。

秘方2

【组方】绿豆50克,大米50克,鲜猪肝

100 克。

【用法】将绿豆与大米淘洗干净,加水适量煮作粥。粥熟,加入洗净、切碎的猪肝再煮,待肝熟透时即成。应经常食用,不宜加盐。

秘方 3

【组方】胎西葫芦。

【用法】胎西葫芦是正在开花时的小圆葫芦。切片晒干,研为细末。每服 5 克,开水送服,每日 1 次。忌盐。

秘方 4

【组方】鲜茅根 200 克(干品 50 克),大米150 克。

【用法】先将茅根加适量水煎煮,水沸半小时后捞去药渣,再加洗净的大米煮作粥。1 日内分两次食用。

【备注】利水消肿。治水肿、小便不利等。

秘方 5

【组方】蚕豆(数年陈豆最好)200 克,红糖 200 克。

【用法】先将蚕豆煮去壳,加入红糖文火煮烂,食饮。

秘方 6

【组方】大山螺,蒜瓣。

【用法】将田螺壳捣碎,取螺肉同蒜瓣共捣烂,贴脐下三指宽处(注意勿入脐部)及两足心,外加包扎固定。

【备注】清热、利湿、通便、解毒。治全身浮肿、小便不利或癃闭腹胀,有利尿消肿之功效。

秘方 7

【组方】小麦芽 6 克。

【用法】将小麦芽用瓦焙黄,然后用水煎煮成浓汁,去渣,服之,每日 2 次。

秘方 8

【组方】白薯叶 1000 克。

【用法】洗净,煮熟。食叶饮汤。

【备注】利尿消肿。治腹水。

秘方 9

【组方】青头鸭 1 只,草果 1 个,赤小豆250 克,葱、盐、味精各少许。

【用法】将青头鸭开膛去内脏,把赤小豆淘洗干净与草果同放入鸭腹内,置于蒸锅内加水及调料蒸熟即成。空腹吃鸭肉、喝汤。

【备注】健脾、开胃、利尿。治脾虚水肿。

秘方 10

【组方】赤小豆(红小豆)500 克,白茅根1 把。

【用法】先洗小豆煮沸,再放白茅根至豆熟即成。只食豆不饮汤。

秘方 11

【组方】豌豆苗 100 克,油、盐、味精各适量。

【用法】豌豆苗洗净,沥干,将食油放入碗内烧热,加水、盐、味精,沸滚时将汤倒入盛有豌豆苗的大碗内。汤味清淡而醇香。

【备注】有利尿、解酒毒之功。治水肿、酒精中毒等。

秘方 12

【组方】猪肚 1 个,大麦芒 120 克,红糖 50 克。

【用法】将猪肚洗净,大麦芒用纱布包扎紧,连同红糖共放入砂锅内,加水煎汤,去渣。喝汤食猪肚,每日 2 次。

秘方 13

【组方】砂仁、蝼蛄等分,黄酒适量。

【用法】将前两味料焙干研细末。每服 5 克,以温黄酒和水各半送服,每日 2 次。

【备注】利尿消肿。治全身浮肿及阴囊肿胀。

秘方 14

【组方】槟榔 10 克,粳米 100 克,蜂蜜、姜汁各适量。

【用法】先将槟榔水磨取汁,备用。煮米令熟,下蜂蜜及槟榔、生姜汁,同煮为粥。空腹食之。

【备注】行气宽中、利水消肿。治脘腹胀闷、大便不爽,或脚气、水肿等。

秘方 15

【组方】西瓜 1 个,砂仁 120 个,大蒜瓣 250 克(去皮)。

【用法】将西瓜顶端开一小盖,去瓜瓤不用,留瓜皮,放入砂仁和大蒜,再把小盖盖好封严。然后用和好的黄泥涂裹西瓜,成为大泥球,置日光下晒干再置木柴火堆上架起烘烤(禁用煤火)。去泥,将瓜干研成细面,备用。每日早晚各服 1.5 克,白开水送下。腹水消退后禁食盐及西瓜。

秘方 16

【组方】肉桂末 6 克,辣椒粉 6 克,食醋适量。

【用法】用食醋将药末混合调匀,拍成三块小饼。分别外敷于神阙穴(脐窝处)和双侧曲泉穴(位于膝部内侧膝横纹头之凹陷处),外以胶布或伤湿膏粘贴固定。每日更换药饼 1 次。一般敷药 3 次后即可见效。

【备注】温通气血、除滞利水。治肝硬化腹水。肝硬化腹水多为肝气郁滞、脾失健运、肾气不足、痰水凝固所致。此方有一定的消除腹水的作用。

秘方 17

【组方】虫笋、陈葫芦各 100 克,冬瓜皮 50 克。

【用法】水煎。每日早晚分服。

【备注】虫笋,即竹笋经虫蛀者,多供药用,为有效之利尿药物。

便血

秘方1

【组方】玉米适量。

【用法】将玉米烧炭研末。黄酒冲服,每次 15 克,日服 2 次。

秘方2

【组方】生绿豆芽、生白萝卜、椿根白皮各 120 克。

【用法】生绿豆芽、生白萝卜榨取鲜汁,加入切碎的椿根白皮及水半碗同煎,滤过取液,冲入黄酒 60 克,晚临睡时炖,温服。

秘方3

【组方】土炒白术、地榆炭各 10 克,炮姜、炙甘草各 3 克。

【用法】水煎服。

【备注】治虚寒便血。

秘方4

【组方】生黄 15 克,干地黄 12 克,东阿胶 9 克,当归、甘草、生地榆、侧柏叶(炒)、槐花(炒)、地骨皮各 6 克,枯黄 4.5 克。

【用法】水煎服。

【备注】治脾胃虚寒便血。

秘方5

【组方】黑芝麻 500 克。

【用法】蒸熟。每次 50 克,早晚空腹食之。

秘方6

【组方】石榴皮 4 ~ 10 克,茄子枝 3 ~ 6 克。

【用法】水煎服。

秘方7

【组方】旱莲草 6 克。

【用法】焙干研末,米汤送服。

秘方8

【组方】槐花、荆芥炭、侧柏炭各 20 克,黄柏 15 克,金银花、麻子仁、生地各 30 克。

【用法】每日 1 剂,水煎 2 次,早、晚各 1 次。

秘方9

【组方】地榆、槐花、赤小豆、茯苓、侧柏叶各 10 克。

【用法】水煎服。

秘方10

【组方】黄芪 15 克,鸡冠花 12 克,椿根白皮 10 克。

【用法】水煎服。

【备注】治结阴便血。

秘方11

【组方】槐角丸。

【用法】每次服 6 克,每日2 ~ 3 次。

【备注】治痔疮便血。

秘方12

【组方】槐花 120 克,陈丝瓜络 6 克。

【用法】上药共烧炭存性,研为细末。每次5克,米汤送服。

【备注】治湿热便血。

秘方13

【组方】金橘饼5个,山楂15克,白糖9克。

【用法】金橘用糖腌作脯,名橘饼,将三味料水煎15分钟,饮汁食渣。

秘方14

【组方】酸枣根30克。

【用法】刮去黑皮焙干,用水1碗煎至少半碗,温服。效果不明显时,隔周再服。

【备注】治大便前后下血,年久不愈。

秘方15

【组方】白术30克,阿胶15克(烊化),地榆10克。

【用法】水煎服。

秘方16

【组方】炙黄芪、白术、阿胶(烊化)、当归各15克,赤石脂、旱莲草各30克,乌梅10克,仙鹤草12克。

【用法】水煎服。

【备注】治脾胃虚寒便血。

肝炎

秘方1

【组方】柴胡10~20克,枳壳10克,青皮10克,炒麦芽10克,黄芩10~15克,败酱草15~20克,连翘15~20克,清半夏10克,生姜5克,薄荷8克(后入轻煎)。

【用法】共煎,取汁400~500毫升,每日3次,温服。

秘方2

【组方】当归、川芎、白芍、柴胡、丹皮、山栀、胆草、枳壳、麦芽各适量。

【用法】每日1剂,水煎2次,分服。

【备注】治传染性肝炎,右胁胀满;烦躁、口苦、四肢倦怠、大便干、小便黄。

秘方3

【组方】当归、白芍、炒枳壳、甘草、香附、姜黄、黄芩、青皮各适量。

【用法】每日1剂,水煎2次分服。

【备注】治无黄疸性肝炎、右胁胀痛、脘满少食、四肢无力、肝脏肿大、大便干。

秘方4

【组方】茵陈30克,酒胆草10克,草河车、车前草各15克,泽兰、蒲公英各12克。

【用法】水煎服,每日1剂。

秘方5

【组方】败酱草62克,鱼腥草31克,龙胆草62克,金钱草31克,车前草31克。

【用法】每日1剂,水煎2次分服。

【备注】治急、慢性肝炎,症见舌质红、苔

黄或黄厚腻、脉沉弦或弦数。

秘方 6

【组方】全当归 15 克,赤、白芍各 9 克,醋青皮 12 克,郁金 9 克,醋香附 12 克,广木香 9 克,炒枳壳 9 克,陈皮 12 克,焦白术 12 克,茯苓 12 克,醋柴胡 6 克,甘草 6 克。

【用法】水煎服,每日 1 剂,煎 2 ~ 3 次均可。早、中、晚餐后 1 ~ 2 小时温服。

肠炎

秘方 1

【组方】贯众汤 1 料,黄荆叶 120 克。

【用法】水煎后,可供 15 ~ 20 人饮用。

【备注】用于治疗、预防肠炎,贯众汤组成:贯众 90 克,苦楝根皮、紫苏、荆芥各 15 克。

秘方 2

【组方】鲜鱼腥草 120 克。

【用法】用冷开水洗净,捣烂,以温开水(可加白糖调味)送服,4 小时后见效,每 6 小时服 1 剂,连服 3 剂。

【备注】适用于治疗急性肠炎。

秘方 3

【组方】鲜藿香叶 1 把。

【用法】捣汁,开水冲服。

秘方 4

【组方】晚蚕沙 30 ~ 60 克。

【用法】水煎服。

秘方 5

【组方】陈石榴壳 9 克,艾叶 6 克,红高粱 9 克。

【用法】水煎,每日 2 剂。

秘方 6

【组方】竹茹、生姜各 6 克。

【用法】水煎,每日 3 剂。

秘方 7

【组方】丁香、白豆蔻各 9 克。

【用法】共研细末,每次服 3 克,用开水冲服。

秘方 8

【组方】吴茱萸、木瓜、食盐各 15 克。

【用法】同炒焦,水煎服。

秘方 9

【组方】藿香 15 克,糊米 30 克。

【用法】用布包好后,放于缸内,用开水冲泡,当茶饮用。

秘方 10

【组方】食盐适量。

【用法】炒热,用布裹熨腹背部位。

秘方 11

【组方】葱白适量。

【用法】炒热熨脐。

秘方 12

【组方】龙芽草(仙鹤草)15 克。

【用法】水煎服。

非特异性溃疡性结肠炎

秘方 1

【组方】党参、白术、焦楂曲、大腹皮、木香、炒扁豆、夏枯草各 10 克,失笑散(包煎)、茯苓、海藻、秦皮各 12 克,柴胡 5 克。

【用法】水煎服,每日 1 剂。

秘方 2

【组方】白藓皮 500 克,加水 1500 毫升。

【用法】水煎浓缩,保留灌肠。每次 30~50 毫升。

【备注】治溃疡性结肠炎。

秘方 3

【组方】炙椿皮 9 克,土茯苓 9 克,川黄连 6 克,炒干姜 6 克,石榴皮 4~6 克,防风 4 克,广木香 4 克,炙粟壳 9 克,元胡 4 克。

【用法】可常法煎服,也可加大剂量改作散剂或丸剂,丸剂每服 9 克,散剂每服 6 克,日服 2 次。勿在铜、铁器中煎捣。

【备注】治慢性非特异性结肠炎、过敏性结肠炎、久泻久痢之湿热郁肠、虚实交错症,症见长期溏便中杂有脓液,或形似痢疾,先黏液脓血,后继下粪便,左下腹痛,或兼见里急后重时轻时重。

急性阑尾炎

秘方 1

【组方】丹皮、小茴香、甘松、延胡、当归、白芍各 6 克,肉桂、炒黄柏各 3 克,附片、枳壳各 9 克,良姜 2 克,甘草 4.5 克。

【用法】上药以水煎服,每日 2 剂,每 6 小时服 1 剂。

秘方 2

【组方】银花、红藤、蒲公英、大青叶、败酱草各 30 克,大黄、黄芩、木香、冬瓜子各 9 克,赤芍 12 克,炒桃仁、川楝子各 6 克。

【用法】上药以水煎,分 3 次服用,每日 1 剂,或制成片剂,每片 0.5 克,每日 3 次,每次10~15 片。

消化性溃疡

秘方 1

【组方】瓦楞子15 克(先煎),青皮10 克,厚朴6 克。

【用法】水煎服。

【备注】消化性溃疡肝胃不和证。

秘方 2

【组方】乌贼骨 30 克,白芍 30 克。

【用法】研细末,每日 3 次,每次 3 克,开水送服。

【备注】本方治疗消化性溃疡,有止血止痛的作用,对胃实热证疗效亦佳。

秘方 3

【组方】红花、蜂窝各 60 克,大枣 10 枚。

【用法】先将红花、大枣加水 400 毫升,文火煮 200 毫升,去红花加入蜂蜜。每日空腹服 200 毫升,吃枣喝汤。20 天为 1 疗程。

秘方 4

【组方】花葱 10 克,鼠曲草 10 克。

【用法】水煎服。每日 1 次,分 2 次服用。

【备注】本方治胃、十二指肠溃疡出血。经实验证明花葱具有止血作用。

秘方 5

【组方】羊羔肠子适量。

【用法】将小羊肠子洗净,翻开,水浸泡半小时后再用玉米粉撒在羊肠上面,翻转过来,煮熟服用,每天 3 次,当菜食用。

【备注】本方系吐鲁番地区牧民秘方,对胃和十二指肠溃疡疗效显著。药用绵羊或山羊 6 个月左右小羊羔的十二指肠。

秘方 6

【组方】丁香、干姜、肉桂各 9 克,木香、鸡内金、五灵脂各 30 克,高良姜、乌药各 18 克,焦三仙 45 克,苏打 300 克。

【用法】共研为细末。每次 3 克,日服 3 次。

秘方 7

【组方】荜茇 10 克,儿茶 10 克。

【用法】研成细粉,成人每日 3 次,每次 2 克,连服 7 日。

【备注】本方对胃溃疡、胃出血有显著疗效,若有恶心反应,可饭后服药。

秘方 8

【组方】肉桂、当归各 30 克,吴茱萸 10 克,鸡内金 2 克,陈红曲 30 克。

【用法】共研细末,炼蜜丸,每丸重 3 克。每日 2 丸。

秘方 9

【组方】鸡蛋壳 9 克,延胡索 3 克。

【用法】共研细末。每日 2 次,连续服用。

秘方 10

【组方】乌贼骨 9 克,仙鹤草、生地各 30 克。

【用法】水煎服。

秘方 11

【组方】嫩白藕 500 克,白砂糖 120 克。

【用法】白藕连皮捣烂取汁,加入白砂糖调匀,随时服用。

【备注】治胃溃疡呕血。

秘方 12

【组方】野荞麦根 90 克,猪骨头适量。

【用法】炖服,每天 1 剂,连服 7 天,以后每隔 2 天服 1 剂,痊愈为止。

秘方 13

【组方】马铃薯(生用连皮)。

【用法】加水捣烂绞汁。早晚各服 1 杯,在不痛时还须连服 1 个月。

【备注】治消化性溃疡。

臌胀

秘方 1

【组方】柴胡 9 克,赤芍 15 克,丹参 15 克,当归 15 克,生牡蛎 30 克(先下),广郁金 9 克,川楝子 12 克,桃仁 9 克,红化 9 兜,桔梗 9 克,紫菀 9 克,椒目 9 克,葶苈子 9 克。

【用法】每日 1 剂,水煎 2 次分服。

【备注】治肝硬化腹水,症见腹大如鼓,胸胁胀满,其病多由臌积渐而来,腹中水,转侧有声,鼓之则移动明显,下肢可见浮肿,面色萎黄,小便短少,大便时干,脉细数。

秘方 2

【组方】萝卜子(用巴豆 16 粒同炒)120 克,牙皂(煨去弦)45 克,沉香 15 克,枳壳 120 克,酒大黄 30 克,琥珀 30 克。

【用法】上药共研为末,每服 3 克,随病轻重加减,鸡鸣时温酒送服,姜汤也可,后以金匮肾气丸调理收功。

秘方 3

【组方】对坐草、白毛藤、白茅根等量,各 30 克。

【用法】水煎服,连服10 ~ 20 剂。

第四章 泌尿系统疾病

尿路感染

秘方 1

【组方】柳根须适量。

【用法】柳根须用清水洗净,稍晾。每剂取 50 克,加水 400 毫升,煎至 100 毫升。温饮,每日 1 剂。功效:水柳根味苦性寒,利水通淋,该药易取,无不良反应。

秘方 2

【组方】向日葵根 10 克。

【用法】水煎服。

秘方3

【组方】大麦 150 克,生姜汁、蜂蜜各 30 毫升。

【用法】将大麦和两大碗水一同放入锅中。煎至剩 1 碗时,去渣;加入生姜汁、蜂蜜搅匀。每日 1 次。

【备注】此饮品具有清热下火、消炎利尿的功效,非常适合膀胱炎患者服用。

秘方4

【组方】向日葵茎 40 克。

【用法】将向日葵茎放入锅中用水煎,大火烧沸后改小火,等水沸过之后接着用大火煎,煎2～3 沸即可。每日 1 剂,分 2 次服用。

【备注】对膀胱炎患者有一定疗效。

秘方5

【组方】鲜龙葵根 60 克,猪骨头 500 克,盐适量。

【用法】鲜龙葵根和猪骨头放入锅内,加水 1000 毫升,用小火煎至 500 毫升,加盐调味。每日 1 剂,分 2 次服用。

【备注】适用于膀胱炎。

秘方6

【组方】鱼腥草 30 克。

【用法】将鱼腥草加水煎汁即可。每日 1 剂,分 3 次服用。

【备注】此方有清热、利湿、排尿的功效,可缓解膀胱炎的症状。

秘方7

【组方】柴胡 10 克,五味子 10 克,车前草 30 克,黄柏 12 克。

【用法】水煎,每日 1 剂,分早晚 2 次服用,连服 7～10 天。

【备注】清热、利尿、消炎。治急性尿路感染尿频、尿急、尿痛或见血尿。

秘方8

【组方】灯心草 6 克,干柿饼 2 个,白糖适量。

【用法】水煎,加糖服用。

泌尿系统结石

秘方1

【组方】海金砂(研末)18 克,金钱草 40 克,甘草 6 克。

【用法】每日 1 剂,水煎分 3 次服用。

【备注】适用于泌尿系结石。

秘方2

【组方】鸡内金一个。

【用法】研末吞服,每次 1 个,每日 2 次。

【备注】消积排石。适用于各型泌尿系结石。

秘方3

【组方】鸭脚通 60 克。

【用法】上药制成冲剂,每包重10克。每次服1包,每日2次。

秘方4

【组方】乌龟500克,牡丹皮30克。

【用法】牡丹皮用冷开水快速冲洗灰尘,沥干;乌龟活杀,侧面剖开去内脏,用开水除去黑膜洗净。将乌龟、牡丹皮放入砂锅内,加冷水浸没,中火烧开后加2匙黄酒、适量盐,再用文火煨2~3小时,至龟肉烂、龟板脱落时止。饭前食之,吃肉,喝汤。

【备注】补肾通淋。适用于肾结石。

急性肾炎

秘方1

【组方】小白菜500克,薏米60克。

【用法】先将薏米煮成稀粥,再加入小白菜,煮沸,待白菜熟即可,不可久煮。食用时不加盐或少加盐,每日2次。

【备注】清热利尿,健脾祛湿。适用于急性肾炎之浮肿少尿者。

秘方2

【组方】茯苓、干山药片各30克,糯米50克。

【用法】山药、茯苓、糯米加适量砂糖同锅煮粥。温热服食,供四季早、晚餐食用。

秘方3

【组方】青头雄鸭一只,粳米适量,葱白3茎。

【用法】青鸭肉切细煮至极烂,再加葱白、米同煮粥;或用鸭汤煮粥。每日2次,空腹温热食之,5~7天为1疗程。

【备注】阴虚脾弱、大便泄泻病人不宜食用。

秘方4

【组方】大蒜100克,鳖肉300克。

【用法】先将鳖肉洗净,放入大蒜和适量白糖、白酒一起炖熟。每日1次,分2次服完,连服10~15天。

秘方5

【组方】冬瓜500克,红小豆100克。

【用法】把冬瓜洗净切块,与淘洗干净的赤小豆一同放入砂锅内,加适量水炖烂。饮汤,食瓜、豆。每日2次,30日为1个疗程。

【备注】利水消肿。适用于急性肾炎。

秘方6

【组方】葱白3根,丝瓜150~200克,灯芯草50克。

【用法】水煎服。

秘方7

【组方】鲜茅根250克,鲜菠萝汁500毫升,白糖500克。

【用法】鲜茅根加水适量,水煎 30 分钟,去渣,用文火煎煮浓缩至将要干锅时,加入鲜菠萝汁,再加热至稠黏时,停火,晾温。拌入干燥的白糖粉把煎液吸净,漉匀,晒干,压碎,装瓶待用。每次 10 克,以沸水冲化、顿服,每日 3 次。

秘方 8

【组方】鲜车前草叶 30 ~ 60 克,葱白 1 茎,粳米 50 ~ 100 克。

【用法】将车前草叶洗净,切碎,加入葱白煮汁后去渣,然后放粳米煮粥。每日 2 ~ 3 次,5 ~ 7 天为 1 疗程。

【备注】患有遗精、遗尿的病人不宜服食。

秘方 9

【组方】姜皮 6 克,冬瓜皮、车前草各 15 克。

【用法】将上述几味料用水共煎服。每日 2 次。

【备注】疏风、利水、消肿。适用于风热型急性肾炎,颜面浮肿,甚至全身皆肿,以腰以上肿甚为其特征,伴有恶寒发热、咽喉肿痛、咳嗽头晕、小便不利等。

秘方 10

【组方】薏米 30 克,冬瓜皮 50 克,活鲫鱼 1 尾。

【用法】鲫鱼去鳃与内脏,洗净,放入锅内加清水与薏米、冬瓜皮同煮,不要加盐,鱼熟出锅。饮汤,食鱼肉。

【备注】忌与羊、鸡、狗肉同食。

秘方 11

【组方】新鲜连皮冬瓜 80 ~ 100 克,或冬瓜子(干的 15 克,新鲜的 30 克),蚕豆壳 20 克,粳米适量。

【用法】先将蚕豆壳煎煮,取汁去渣,再将冬瓜洗净,切成丁块,同粳米适量一同煮成粥,然后兑入蚕豆壳汁即可;或用蚕豆壳、冬瓜子一并煎水,去渣,和米煮粥。每日 2 次,10 ~ 15 日为 1 疗程,经常食用效果更好。

慢性肾炎

秘方 1

【组方】玉米须 50 克(干)。

【用法】加水 600 克,用温火煎煮 20 ~ 30 分钟,至 300 ~ 400 毫升,经过滤而口服,每日 1 剂。

【备注】利水消肿。用于儿童慢性肾炎轻度水肿或尿蛋白不消者。

秘方 2

【组方】大蓟根 15 克,薏苡仁根 30 克。

【用法】水煎服。

【备注】清热利湿、凉血利尿。主治慢性肾炎,消蛋白尿。

急性肾盂肾炎

秘方1

【组方】车前草50克,茴香根50克,白茅根50克,茯苓50克。

【用法】以上4味药晒干备用,煎水内服,每日3次。

秘方2

【组方】滇香蒿籽5~10克。

【用法】将上药舂细,每次服5~10克,冲服,1天2次,连用1周。

【备注】本药有消炎利湿、排尿作用,可反复连续服用,无毒副作用。主治急性肾盂肾炎。

秘方3

【组方】石韦草20克,紫花地丁20克,金银花20克,半枝莲20克,车前草15克,白茅根30克。

【用法】水煎内服,每日1剂,分3次服用。

【备注】清热解毒、利湿通淋,主治感受湿热、蕴于下焦所致的急性肾盂肾炎、尿路感染、急性膀胱炎等。紫花地丁与半枝莲合用对引起急性肾盂肾炎的某些致病菌有较为明显的抑制作用。

秘方4

【组方】灯笼泡草(酸浆草)全株。

【用法】把草洗净并剪碎,加白酒1杯煎服,轻症用1~2剂,重症每8小时用1剂。

【备注】此方有利尿、消肿的功效。

秘方5

【组方】石椒草50克,血满草30克,车前草50克,茯苓100克,白茅根50克。

【用法】均为鲜品,洗净切片,水煎内服,每日3次。

【备注】本方治疗急性肾盂肾炎有较好疗效。

秘方6

【组方】猫毛草30~50克,车前草10~20克。

【用法】以上剂量为干品,鲜品可加倍使用。水煎服,每日1剂,分2次服用。

【备注】本方具有清热解毒、利尿通淋的功效,主治急性肾盂肾炎所致的腰痛、腰酸、尿频、尿急、尿痛等,对改善临床症状疗效较好。

秘方7

【组方】四方蒿60克。

【用法】药用全草、干品,研细末,每日2次,每次2克,温开水送服。

【备注】本品辛苦平,专发汗解表、利水消肿。哈尼族民间医生常用来治疗肾盂肾炎水肿者,效果良好。

秘方8

【组方】四季红10克,六月雪30克。

【用法】水煎内服,每日3次。

【备注】本方具有清热解毒、利尿通淋的功能,主治急性肾盂肾炎,疗效颇佳。

慢性肾盂肾炎

秘方1

【组方】黄连9克,黄柏12克,阿胶15克,肉桂20克,车前子15克,赤茯苓20克,党参15克,白术30克,女贞子20克,枸杞子20克。

【用法】水煎,日服2次,每日1剂。

【备注】益气养阴、利水通淋。用于慢性肾盂肾炎,症见小便艰涩不利、尿意不尽、小腹胀满、心悸、气短、失眠多梦、口干舌燥、困倦乏力、苔少舌红。

秘方2

【组方】牛蹄(牛蹄的角质部分)1只。

【用法】牛蹄除去泥土,切成薄片,每1/4的牛蹄加水3碗,水煎,煎至1碗水时,去渣温服,晚饭后服用。

秘方3

【组方】活鲤鱼1条(重500克左右),白花商陆根9克(红花的不可用)。

【用法】除去鲤鱼内脏,保留鱼鳞。将商陆根填入鱼腹,放锅内水煮,煮到鱼汤发黄变浓为止,不加油盐和其他佐料。先喝汤,成人每次400毫升,小儿每次200毫升,鱼汤喝完后再加水煮,吃鱼喝汤。

秘方4

【组方】绿豆1两,大蒜5瓣,白糖或冰糖适量。

【用法】绿豆、大蒜(去皮)一起放入砂锅内加水煮烂后再放入白糖,早晚各服1次,儿童减半,以饭前或空腹服用为佳。1个半月至2个月为1疗程,可基本恢复,再服1个月。

秘方5

【组方】干葫芦(不去子)1个。

【用法】将葫芦烧灰存性与红糖拌匀,为3日量。每日3次,开水送服,连服1个月。

秘方6

【组方】老生姜500克,大枣500克,红糖200克,二丑35克。

【用法】将生姜去皮捣烂取汁,红枣煮熟去皮、核,二丑研碎为面,四味料同放入碗内拌匀,放入锅内蒸1小时,取出,分为9份。每日3次,每次1份,连服2剂即可见效。

秘方7

【组方】黄芪30克,党参15克,炒白术30克,泽泻20克,薏苡仁30克,半枝莲30克,石苇30克,牛膝15克,木瓜15克。

【用法】上药以水煎,每日服 2 次。

【备注】益气健脾、利湿通淋。用于慢性肾盂肾炎,症见疲倦乏力、纳差、小腹胀坠、尿意频频、淋漓不净。

秘方 8

【组方】西瓜 1 千克 1 个,独头蒜 7~9 头。

【用法】将西瓜剖去一个三角块,将蒜装入瓜内,瓜皮盖好,蒸熟食之,不吃籽皮。每次吃完,连续服食 5~7 个西瓜。

秘方 9

【组方】玉米须、白茅根各 50 克。

【用法】水煎服。连服4~5 天,症状减轻后,再服4~5 天。

急性肾功能衰竭

秘方

【组方】大戟、芫花、甘遂各等份,大枣 10 枚。

【用法】用大枣 10 枚煎汤,用汤送服药粉(大戟、芫花、甘遂各等份,共研为细末)3 克。每日 1 次,逐渐减量,中病即止。

【备注】适用于急性肾功能衰竭属于邪毒内侵型,症见突然少尿、尿闭、神昏恶心。

慢性肾功能衰竭

秘方 1

【组方】菟丝子、泽泻、桑葚子、车前子、地肤子各 12 克,白术、巴戟天、当归、白芍、山楂各 10 克,茯苓皮 30 克,白茅根 15 克。

【用法】水煎服。

秘方 2

【组方】女贞子、龟板各 15 克,旱莲草 12 克,山萸肉、当归、白芍各 9 克。

【用法】水煎服。

【备注】治慢性肾衰、肝肾阴虚症。

秘方 3

【组方】生大黄10~20 克,白花蛇舌草 30 克,六月雪 30 克,丹参 20 克。

【用法】用水煎成 200 毫升,每日 2~4 次,保留灌肠。

秘方 4

【组方】生地10~20 克,当归、黄芪、益母草各 15~30 克,椅杞子、防己、怀牛膝、仙灵脾各10~15 克,大黄 6~10 克。

【用法】水煎服。

【备注】用于慢性肾衰、尿毒症前期。

尿血

秘方 1

【组方】桃仁 10 克,红花 10 克,淮牛膝 15 克,川芎 10 克,柴胡 10 克,赤、白芍各 15 克,枳壳 10 克,东北人参 15 克(另煎加入),天麦门冬 15 克,五味子 10 克,玄参

15克,生地30克。

【用法】水煎服,每日1剂。

秘方2

【组方】生地黄、玄参、忍冬藤、板蓝根各15克,棕榈炭、阿胶珠、炒蒲黄、炒地榆各10克。

【用法】水煎服,每日1剂。

【备注】主治尿血。不论实热、虚热或湿热均可用此方。

秘方3

【组方】莲藕(连节)500克,瘦肉适量。

【用法】莲藕洗净,留节,切块,与瘦肉同煲。喝汤,吃藕和肉。

【备注】适用于尿血时间较长者。

秘方4

【组方】炒党参9克,土炒白术6克,炒黄花9克,淮山药12克,炒白芍4.5克,扁豆衣9克,白茯苓9克,建泽泻9克,陈皮4.5克,生、熟薏苡仁各9克,米芫曲9克(包煎),草薢分清丸9克(包煎)。

【用法】水煎服,每日1剂。

秘方5

【组方】鲜小蓟根30克。

【用法】鲜小蓟根水煎3～4沸。分3次服用。

秘方6

【组方】鲜生地黄60克,粳米100克。

【用法】鲜生地黄和粳米一同煮成粥。

【用法】取粥食用即可。

【备注】适用于尿血阴虚火旺者。

遗尿

秘方1

【组方】鸡肠1具,酒适量。

【用法】将鸡肠用盐洗净,焙干研成末。用温酒送服,每服6克,1日3次。

【备注】适用于小便失禁。

秘方2

【组方】蔷薇根300克,黄酒1000毫升。

【用法】将蔷薇根择除杂质,用冷开水快速洗净,晾干,切碎,放入砂锅内,加入黄酒及1000毫升清水,文火煎沸1小时,去渣取汁,候冷,装瓶备用。每服50毫升,每晚睡前1次。

【备注】活血、缩尿。适用于老年遗尿、糖尿病等。

秘方3

【组方】大枣1千克(小枣加倍)。

【用法】每日20时许生吃大枣8枚,21时准时上床睡觉,食后口渴不准喝水。服食期间不宜过度劳累、兴奋,避免着凉感冒,忌辛辣刺激性食物,连用1个月即可达到治疗目的。

【备注】健脾、补心。适用于神经性遗尿。

秘方 4

【组方】人参 3 克,核桃仁 3 枚。

【用法】将上述 2 味料研为细末,加水煎沸 2 ~ 3 分钟即可饮服。每日 1 剂。

【备注】补气益肺、固精缩尿。适用于脾肺气虚所致遗尿。

秘方 5

【组方】韭菜籽 25 克,鱼鳔 25 克,盐少许。

【用法】共煮做粥。日食 1 次。

【备注】补肾壮阳、固精止遗。适用于肾虚遗尿、遗精。

秘方 6

【组方】生白果仁 2 ~ 3 枚,鸡蛋 1 个。

【用法】将白果仁研为细末,备用。将鸡蛋洗净,开一小孔,放入白果末,外以湿纸封口,隔水蒸熟食用。每日 1 ~ 2 剂。

【备注】滋阴润燥、固肾缩尿。适用于遗尿。

糖尿病

秘方 1

【组方】土人参、金樱子根各 60 克。

【用法】水煎服。

秘方 2

【组方】芹菜 500 克。

【用法】将芹菜洗净、绞汁煮沸服用,或用芹菜水煎服。日服 2 次。

秘方 3

【组方】猪胰子 1 条,调料适量。

【用法】将新鲜猪胰子洗净,入开水中烫至半熟,捞出切碎,用调料拌匀食用。每日 1 剂。

【备注】润燥、运食、补充胰岛素。适用于糖尿病。

秘方 4

【组方】蚕蛹 10 个。

【用法】水煎。日服 2 次。

秘方 5

【组方】鲜菠菜根 250 克,鸡内金 10 克,大米 50 克。

【用法】菠菜根洗净,切碎,加水同鸡内金共煎煮 30 ~ 40 分钟,然后下米煮作烂粥。每日分 2 次连菜与粥服食。

【备注】止渴、润燥、养胃。适用于糖尿病。

秘方 6

【组方】乌梅 8 枚,党参 50 克,大枣 15 枚,冰糖适量。

【用法】加水 3 碗共煎,水沸 20 分钟后,下冰糖再煎 10 分钟至汤微黏稠为度。每次服 3 汤匙,药可同食。

【备注】补益脾胃、生津止渴。适用于口渴、气短音低,乏力等,或用于体弱、手术后补养。

秘方 7

【组方】鸡蛋 5 个,醋 400 毫升。

【用法】将鲜鸡蛋打碎,置碗中,加醋 150 毫升,调和后放置 36 小时,再加醋 250 毫升,搅匀即成。上述量分 5~7 天服完。

秘方 8

【组方】玉米秆内芯(或玉米须)30 克,黄芪 15 克,山药 60 克。

【用法】煎汤服。早、晚各服 1 次,连服 10 天。

秘方 9

【组方】山药 25 克,黄连 10 克。

【用法】水煎服。

【备注】清热祛湿、补益脾肾。适用于糖尿病之口渴、尿多、善饥。

秘方 10

【组方】番薯 150 克,冬瓜(连皮)200 克。

【用法】将番薯和冬瓜加水 500 毫升,煮至冬瓜酥烂。分 1~2 次服用。

秘方 11

【组方】地骨皮 15 克。

【用法】将地骨皮制为粗末,放入杯中,用沸水冲泡,代茶饮用。每日 1~2 剂。

【备注】凉血退热、清肺止咳。适用于肺热津伤型糖尿病,症见烦渴多饮、口干舌燥、大便如常、尿多尿频等。

秘方 12

【组方】南瓜、天花粉各 250 克。

【用法】焙干,共研末。每日服 3 次,每次 10~20 克,用温开水送服。

秘方 13

【组方】新鲜胡萝卜适量,粳米 250 克。

【用法】将胡萝卜切碎,同粳米一起煮粥。可供早、晚餐服食。

【备注】清热解毒、健脾化滞。适用于糖尿病、高血压。

秘方 14

【组方】菟丝子适量。

【用法】拣净水洗,酒浸 3 日,滤干,趁润捣碎,焙干再研细末,炼蜜为丸,如梧桐子大。日服 2~3 次,饭前服 5~10 克。

【备注】适用于饮水不止之糖尿病患者。

秘方 15

【组方】葱头 150 克,调料适量。

【用法】将葱头洗净,用开水烫过,捞出切细,加调料拌匀食用。每日 2 剂。

【备注】化湿祛痰、和胃下气、解毒杀虫。适用于糖尿病。

秘方 16

【组方】冬瓜 1 个。

【用法】用玻璃片轻轻刮下冬瓜皮上的白霜。用开水冲服,每次如弹丸大即可。症状重且久者,每日 2 次,连服 2~3 天;

症状轻者服 1 次或 2 次可治愈。

【备注】清热润燥、补肾收摄。适用于口干、口渴、多饮、多尿等。

秘方 17

【组方】鲜熟李子适量。

【用法】去核,将李子肉切碎,以纱布挤取汁。每次饮 1 汤匙,每日 3 次。

【备注】清肝、生津、利水。适用于消渴。

秘方 18

【组方】乌梅 50 克。

【用法】将乌梅水煎取汁,代茶饮用。每日 1 剂。

秘方 19

【组方】玉竹、冰糖各 25 克,银耳 15 克。

【用法】水煎服。每日 1 剂,2 次分服。

【备注】滋阴润燥、生津止渴。适用于胃热炽盛型糖尿病。

肛裂

秘方 1

【组方】乳香、没药各 20 克,丹参 10 克,冰片 5 克,蜂蜜 30 克。

【用法】先将前 4 味药共研细末,用 75% 乙醇适量,浸泡 5 天左右,加入蜂蜜调匀,煎熬加工成油膏状,贮瓶备用。用药前应排尽大便,加少量高锰酸钾溶液坐浴 10 分钟左右,再用双氧水溶液清洗创面裂口,用干棉球拭干泡沫,取药膏外敷创面处,覆盖无菌纱布,用胶布固定。每日换药 1 次,直至裂口愈合。

【备注】活血止血、止痛生肌。

秘方 2

【组方】藕 250 克,白糖 50 克。

【用法】藕洗净后,去皮,切为丝状,白糖腌渍 10 分钟即可食用。

秘方 3

【组方】马齿苋 20 克,莱菔子 10 克。

【用法】马齿苋、莱菔子分别洗净,放入锅中,加清水 500 毫升,急火煮 3 分钟,文火煮 20 分钟,滤渣取汁,分别服用。

秘方 4

【组方】蜂蜜 20 克,核桃仁 50 克。

【用法】核桃仁洗净,焙干研为细末,蜂蜜腌制调匀,分次食用。

秘方 5

【组方】马兰头 50 克,佛手 100 克。

【用法】马兰头洗净,切为细末,佛手洗净后切成小片,油锅烧热,将马兰头及佛手同炒加食盐、味精,食用。

秘方 6

【组方】鲜刀豆 50 克。

【用法】鲜刀豆洗净,放入锅中,加入清水 500 毫升,急火煮沸 5 分钟,改为文火煮 10 分钟,取汁,分次服用。

脱肛

秘方 1

【组方】蓖麻子（红纹者佳）20 粒,升麻 10 克,猪五花肉 60 克。

【用法】加水 1 千克,煮至 500 毫升,去蓖麻子,食肉喝汤,隔日 1 次。服 3 日脱肛复位后,蓖麻子减半,再服 3～5 日可防复发。

【备注】补气升提。用于气虚脱肛。

秘方 2

【组方】枳壳 30 克,苦参 15 克,蒲公英 15 克,补中益气丸适量。

【用法】枳壳、苦参、蒲公英三药加水 800 毫升,煎至 500 毫升,先熏后洗,每日 2 次。按常规量配服补中益气丸 7 日。

【备注】补气升提、清热解毒。用于晚期脱肛伴感染者。

尿闭

秘方 1

【组方】余甘子 20 克。

【用法】以余甘子加少量食盐,捣绒敷肚脐上。

【备注】本方是彝族地区长年应用不衰的独特方剂,具有利尿通小便的功效,疗效较好。适用于治疗小儿尿闭。

秘方 2

【组方】臭灵丹 50 克,青蒿 50 克。

【用法】外敷药,均为鲜品,将 2 种药在火塘中炮熟,加少许真菜油于小腹上,每日 1 次。

【备注】本方为彝医常用药方,有通淋利下的功效,治疗热结小便不通有较好疗效。

秘方 3

【组方】苦瓠子 30 枚,蝼蛄 3 个。

【用法】焙为末,每次服 3 克,冷水调服。

【备注】用于治疗小便不通,少腹胀急。

秘方 4

【组方】凤眼草（臭椿树子）、皂角各 120 克。

【用法】水煎数沸加麝香少许入瓷坛内,将阴茎入坛内半小时。

【备注】用于治疗小便不通,少腹胀。又方:皂角粉 12 克、葱头 3 个,捣匀敷脐部。治小便闭塞,点滴不通。

秘方 5

【组方】白葫芦子适量。

【用法】炒香,用火点着以鼻闻或艾火点闻。另莱菔子 6 克,炒黄研末,水煎服。

秘方 6

【组方】青葱 250 克,王不留行 30 克,皂角子 40 个。

【用法】煎汤放木桶中熏。

癃闭

秘方 1

【组方】玉米穗 120 克,小茴香 3 克。

【用法】上述药加入适量水放锅中煮,沥出残渣,加适量砂糖调味,当茶饮。

秘方 2

【组方】葱白 1 千克,麝香 20 克。

【用法】将葱白捣碎,加入麝香拌匀,分 2 包,先置脐上 1 包,热熨约 15 分钟,交替使用,以通为度。

黄疸

秘方 1

【组方】凤尾草 30 克(1 日量)。

【用法】水煎,分 2 次服用。

【备注】本药用全草或根。用量干者为 30 克,鲜者可加倍。用法上有水煎(或加白酒适量同煎),或为末,以黄酒送下,或用鲜者洗净捣烂,取汁,调凉开水等量,当茶喝。

秘方 2

【组方】大麦芽 90 克,猪胆 1 个。

【用法】大麦芽炒黄研末,以猪胆汁拌匀。每次服 9 克,焦锅巴为引,开水送下。忌盐酱及油腻。

秘方 3

【组方】黄柏 3 克,南瓜皮 30 克。

【用法】水煎服。

秘方 4

【组方】野蔷薇花根 60 克。

【用法】去皮洗净,捣汁,陈酒冲服,每日服 1 小杯,连服数日。

秘方 5

【组方】鲜枸杞根皮(地骨皮)120 克。

【用法】洗去泥,捣烂绞汁去渣,临睡前以开水冲服 1 酒杯。

秘方 6

【组方】槐树蘑 1.5 克。

【用法】煎汤代茶。

【备注】本药即槐树根上生长的草。

秘方 7

【组方】黄荆子(牡荆)120 克,猪苦胆 2 个,黄糖 240 克。

【用法】黄荆子末、猪胆汁、黄糖 3 味料混合,制成丸药,如豌豆大,每次服 10 粒,1 日 3 次,饭后开水送下。

秘方 8

【组方】鲜马齿苋 180～360 克(1 日量)。

【用法】分 3 次水煎服。

第五章 内分泌系统疾病

尿崩症

秘方1

【组方】党参15克,生黄芪50克,山药40克,砂仁5克,麦芽15克,石斛25克,麦门冬20克,花粉20克,枸杞子20克,女贞子25克。

【用法】上药以水煎服(砂仁后下),每日1剂。

秘方2

【组方】知母6克,生甘草6克,牛膝15克,生地15克,熟地黄15克,黄柏9克,黄芩9克,玄参9克,金樱子10克,芦根12克,北沙参30克。

【用法】水煎服,每日1剂。

甲状腺功能亢进症

秘方1

【组方】昆布30克,全蝎1只。

【用法】昆布煎汤去渣,全蝎焙焦研末。昆布汤送下全蝎末,每早1次,连服10余天。

秘方2

【组方】昆布、海藻、牡蛎各15克。

【用法】水煎服,每日1剂,连服数日。

【备注】治甲亢肝郁气滞症。

秘方3

【组方】党参、玄参、丹参各15克,麦冬、五味子、柏子仁、熟枣仁各10克,生地黄30克,远志、炙甘草各1.5克。

【用法】水煎服。性情急躁、手指颤加石决明30克,钩藤12克,龙胆草5克;多食、易饥、体重下降、大便次数增多,加白术15克,炒淮山12克,黄连5克,减去玄参;汗多,加生牡蛎30克;如以心悸、气促、失眠等症状为主,则原方加浮小麦、石菖蒲各10克,煅龙齿30克。

秘方4

【组方】白萝卜250克,紫菜15克,橘皮20片。

【用法】煮汤食之,橘皮可不吃。

秘方5

【组方】煅龙骨、煅牡蛎、怀山药、旱莲草、夏枯草、丹参各15克。

【用法】水煎服,每日1剂。

秘方6

【组方】生地黄、生龙齿各30克,麦冬、炒枣仁各20克,元参40克,胡黄连10克,远志、胆南星、石菖蒲各15克,生牡蛎50克,黄药子25克。

【用法】水煎服。

秘方7

【组方】未成熟青柿子100克。

【用法】洗净捣烂,用纱布绞汁,放锅内炼成黏稠状时,加入同量蜂蜜,再炼10分钟,冷却备用。每日2次,每次1汤匙,用开水冲化后饮用。

秘方8

【组方】川贝、昆布、丹参各15克,薏苡仁30克,冬瓜60克,红糖适量。

【用法】前2味料煎汤后去渣,加入后4味料煮粥。每日1剂,连服15~20剂。

【备注】治甲亢痰湿凝结症。

甲状腺功能减退症

秘方1

【组方】当归150克,生姜250克,羊肉500克。

【用法】加水适量,慢火热汤,常饮。

秘方2

【组方】仙茅、仙灵脾、肉苁蓉。

【用法】仙茅、仙灵脾、肉苁蓉按2:2:3比例配方,水煎取药液浓缩,和莲子肉100克同煎。每日服300毫升,15日为1疗程。

肥胖症

秘方1

【组方】胡萝卜4个,苹果1/2个,甜菜1个,生姜1片。

【用法】上述各料洗净后一起放入榨汁机中榨取汁液饮用。

秘方2

【组方】萝卜250克,冬瓜250克,粳米100克。

【用法】将上述各料一起加入适量水后煮粥。

秘方3

【组方】黄芪30克,党参、苍术、丹参、山楂、大黄、荷叶、海藻各15克,白术、柴胡、陈皮、姜黄、泽泻、决明子各10克。

【用法】将上述药水煎服,每日1剂,每剂分13次服,早、中、晚饭前半小时各服1次,1个月为1疗程。

秘方4

【组方】萝卜250克,冬瓜250克。

【用法】将上述各料洗净后切成小块,注入适量水煮熟后食用。

秘方5

【组方】莲子50克,桂圆肉30克,冰糖适量。

【用法】将莲子去皮留心,磨成粉后用水调成糊状,加入沸水,同时放入冰糖、桂圆肉,煮成粥。每晚临睡前食1小碗。

秘方6

【组方】白芍20克,泽泻、汉防己、乌梅、荷叶、茯苓、黄柏各10克,柴胡8克。

【用法】将上述药水煎3次后合并药液,分早、晚2次口服。待体重接近正常标准时,可按上述处方配成蜜丸,每丸重9克,每日2丸,分2次口服。

秘方7

【组方】白茯苓粉15克,粳米100克,味精、食盐、胡椒粉适量。

【用法】前二味料加水适量,煮至米烂熟。食用时放入味精、盐、胡椒粉。

第六章　神经系统疾病

失眠

秘方1

【组方】芹菜根90克,酸枣仁9克。

【用法】共水煎。睡前饮服。

秘方2

【组方】牛奶1杯(或奶粉适量)。

【用法】每晚睡前将牛奶加热后饮用,可见疗效。

秘方3

【组方】罗汉果1个,猪肺250克,调料适量。

【用法】将猪肺切成小块,挤出泡沫,洗净,罗汉果洗净切块,共置锅内,加水炖熟,调味食用。每日1剂,2次分食。

【备注】清热化痰、润肺止咳。适用于痰水型失眠,症见胸闷脘胀、目眩痰多、虚烦不眠、口苦胸闷、二便不畅等。

秘方4

【组方】对虾壳15克,酸枣仁、远志各9克。

【用法】将上述3味料放入砂锅,加水煎煮,连煎2次,取汁去渣,2次药汁混合。每日1剂,分早、晚各服1次。

秘方5

【组方】大枣20枚,葱白7根。

【用法】按常法煮汤服食。每晚睡前1剂,连服5~7剂。

【备注】益气健脾、养血安神。适用于心脾不足型失眠。

秘方6

【组方】啤酒半瓶。

【用法】每晚睡前半小时饮用,连饮数周。

秘方7

【组方】柿叶、山楂核各30克。

【用法】先将柿叶切成条状,晒干,再将山楂核炒焦,捣裂,水煎服。每晚1次,7天为1疗程。

【备注】该方有促进睡眠的作用,适用于各种原因引起的失眠。

秘方8

【组方】小红枣10克,牛舌草3克,薰衣草1克。

【用法】共研粗粉,开水浸泡内服,每日数次,亦可当茶饮用。

【备注】本方对血虚及各种神经衰弱症引起的失眠有良好的治疗作用。

秘方9

【组方】小麦50克,百合、生地各25克,红枣10枚。

【用法】水煎服。

秘方10

【组方】黄连15克,阿胶10克,朱砂1.5克。

【用法】将黄连、阿胶水煎,冲入研成末的朱砂即可服用。每日2次。

【备注】适用于头晕耳鸣、腰酸梦遗、五心烦热、心悸不安之失眠。

秘方11

【组方】鲜茼蒿菜、菊花脑(嫩苗)各60~90克。

【用法】水煎服。每日1剂,2次分服。

秘方12

【组方】灯芯草、鲜竹叶各60克。

【用法】将上述2味料洗净,水煎取汁,代茶饮用,每日1剂。

秘方13

【组方】百合花20克,黄酒50毫升。

【用法】将百合花放入黄酒内,隔水炖沸,候温1次服下,每晚1剂。

秘方14

【组方】鲜百合80克,蜂蜜适量。

【用法】鲜百合与蜂蜜拌和,蒸熟。睡前食用。

【备注】养阴除烦,适用于虚烦不眠。

盗汗、自汗

秘方1

【组方】小麦麸100克,猪肉末250克,水磨糯米粉250克,葱末、姜末、盐、酱油各少许。

【用法】将小麦麸与肉末、葱末、姜末等调料调成肉馅,水磨糯米粉加水适量,再与肉馅包成汤圆。煮熟后可随量食用。

秘方 2

【组方】碧桃干 15 枚(以未熟果风干,色绿者佳),红枣 10 枚。

【用法】煎汤。每晚 1 剂,连服 3 剂。

秘方 3

【组方】浮小麦 50 克,大枣 50 克。

【用法】水煎。日服 1 剂。

秘方 4

【组方】黑豆 100 克,红枣 20 枚,黄芪 50 克。

【用法】水煎。分 2 次服用,每日 1 剂。

【备注】补气、敛汗。治气虚自汗。

秘方 5

【组方】羊肝 1 个,糯米 60 克,红枣 5 枚。

【用法】将羊肚洗净去污,糯米淘洗干净,同红枣放入羊肚内,用粗线缝口,放锅内隔水炖熟。食时切开羊肚,调好味,佐餐。

秘方 6

【组方】猪心 1 个,黄芪 12 克,党参 12 克,五味子 4 克。

【用法】将黄芪等三味料放入猪心内,加水炖熟。吃肉饮汤。

【备注】补气血、安心神。治体虚所致的自汗、盗汗。

秘方 7

【组方】鲜枇杷叶、糯米各适量。

【用法】枇杷叶拭去毛,洗净,包裹洗净的糯米,捆扎蒸熟。临睡前吃数个,连吃 3 天。

秘方 8

【组方】泥鳅 5 条,生姜 5 片,黄芪、党参各 25 克,怀山药 50 克,红枣 5 枚。

【用法】泥鳅放清水中养 3 日后令其排出污物,然后放油锅中煎黄,加水三碗,同各味料共煎浓。饮服。

秘方 9

【组方】羊肚 1 具,黄芪 50 克,黑豆 50 克,盐少许。

【用法】加水共煮。食肚饮汤,分次服用。

秘方 10

【组方】韭菜根 100 克。

【用法】水煎汤。顿服。

秘方 11

【组方】浮小麦、糯稻根须各 30 克。

【用法】用水两大碗煎成一碗。分 2 次服用。

秘方 12

【组方】燕麦 50 克,米糠 25 克,饴糖 15 克。

【用法】将前二味料水煎,去渣。分2次服用,服时加饴糖调味。

秘方13

【组方】百合25克,太子参25克,北沙参20克,饴糖50克。

【用法】水煎,调入饴糖。饮用。

神经衰弱

秘方1

【组方】灯芯草10~20克。

【用法】上药加水适量,煎汤代茶。每日1剂,于睡前1~2小时温服。

【备注】本方具有宁志安神之功效,治神经衰弱诸症。

秘方2

【组方】枸杞子15~30克,红枣8~10枚,鸡蛋2个。

【用法】上料放砂锅内加水适量同煮,蛋熟后去壳再共煮片刻,吃蛋喝汤,每日1次,连服数日。

【备注】主治神经衰弱,症见心悸失眠、烦躁易怒、腰膝酸软等。

秘方3

【组方】茶叶3克,北五味子4克,蜂蜜25克。

【用法】将五味子炒焦,加开水400~500毫升,放入茶叶、蜂蜜即可。分3次温饮,每日服1剂。

【备注】主治神经衰弱、困倦嗜睡。

秘方4

【组方】龙眼肉、酸枣仁各9克,芡实15克。

【用法】上药共炖汤,睡前服用。

【备注】本方补肾助阳,主治神经衰弱引起的头昏眼花、精神萎靡、记忆力减退等。

秘方5

【组方】龙眼(桂圆)6个,红枣3~5枚,大米60克。

【用法】龙眼剥去果皮,去核取肉,同红枣、大米一并煮粥。如爱好食甜的病者,可加白糖少许。

【备注】本方养心安神、健脾补血,适用于心血不足型神经衰弱。

秘方6

【组方】龙眼肉30克,枸杞子15克,桑葚子15克。

【用法】上述药共入砂锅中,加水500毫升,煮约40分钟,滤汁加水再煎20分钟。2次药汁混合,分早、晚2次服下,每日1剂。

秘方7

【组方】核桃仁、黑芝麻、桑叶各30克。

【用法】共捣泥制为丸,每丸重9克。每

日 2 次,每次 1 丸。

【备注】主治神经衰弱引起的头晕头痛、烦躁易怒。

秘方 8

【组方】女贞子 250 克,米酒 500 毫升。

【用法】女贞子酒浸 3~4 周,每日饮 1~2 次,每次按个人酒量酌饮。

秘方 9

【组方】鸡蛋 12 个,枸杞子 10 克,核桃仁 15 克,干淀粉、番茄酱适量。

【用法】把核桃仁放入盐开水中浸泡,枸杞子清水泡后上笼蒸 5 分钟,鸡蛋用文火煮熟;去壳后撒上干淀粉,再将鸡蛋和核桃仁放入油锅中炸成金黄色,把枸杞子、番茄酱等调味品加入即可服食。每日 1 次,连服数日。

秘方 10

【组方】酸枣仁 20 粒,黄花菜 20 根。

【用法】2 物共炒至半熟,捣碎研成细末,温水冲服,睡前 1 次服完,连服 10~15 日。

【备注】舒肝解郁、健脾理气。主治神经衰弱引起的精神抑郁、倦怠疲乏等症。

秘方 11

【组方】核桃仁 15 克,丹参、黑芝麻各 10 克。

【用法】上药共研细末,分 2 次服,温开水送下。

秘方 12

【组方】红枣 250 克,葱白 7 根。

【用法】将红枣洗净,用水泡发,煮 20 分钟;再将葱白洗净加入,文火煮 10 分钟,吃枣喝汤。每日 1 次,连服数日。

秘方 13

【组方】五味子 200 克,白酒 400 毫升。

【用法】五味子入酒中浸泡,7 日后服用。每服 10 毫升,日服 2 次。

秘方 14

【组方】泡饮后的茶叶(晒干),茉莉花茶(少量)。

【用法】2 物拌匀装入枕头,睡时枕之。

秘方 15

【组方】冬虫夏草 15~30 克,白酒 500 毫升。

【用法】虫草入酒中泡 7 天后服用,每次 10~20 毫升,每日 2~3 次。

【备注】本方滋下清上、宁志安神,主治神经衰弱。

秘方 16

【组方】酸枣仁 30 克,大米 50 克。

【用法】先用水煮酸枣仁 30 分钟,去渣取汁,用汁加米做粥,每晚做夜宵食之。

【备注】主治阴虚火旺型神经衰弱,症见心烦不寐、口干津少等。

秘方 17

【组方】莲子 30 克,百合 30 克,瘦猪肉 250 克。

【用法】3 物共放砂锅内加水煮汤,调味服食。每日 1 次,连服数日。

秘方 18

【组方】陈茶叶 5 克,大米 50 ~ 100 克。

【用法】茶叶煮汁去渣,放入大米同煮为粥,上、下午各食 1 次,睡前不宜服用。

癫痫

秘方 1

【组方】公鸡 9 只,白及 9 个,黄酒适量。

【用法】杀死公鸡取出鸡心,将鸡心血挤压出来,放于碗内,再将研成细末的白及粉倒入碗内,同捣为泥。分为 2 次服用,每次以黄酒 60 克为引,2 天内服完。

【备注】鸡血治病以乌鸡、白鸡血为佳,3 年雄鸡血最佳。服用此方时,若患者神志不清时,切勿服用。服用后忌食辛辣、烟、酒等刺激性食物。

秘方 2

【组方】猪心 1 个,朱砂、川贝各 15 克。

【用法】将猪心用黄泥裹好,焙干,去泥研末。另取朱砂、川贝捣碎,研末,共拌匀。每次服 15 克,开水送下。

秘方 3

【组方】山药 2 克,青黛 0.3 克,硼砂 1 克。

【用法】将山药晒干,与青黛、硼砂共研成末。每服 3 克,日服 3 次。

秘方 4

【组方】黄瓜藤(蔓)100 克。

【用法】洗净加水煎汤。分 2 次服用。

秘方 5

【组方】蜜蜂 9 只,羊苦胆 1 个,黄酒适量。

【用法】将蜜蜂装入羊苦胆内,外用黄表纸包七八层,再以绳扎好,黄酒封固,置木炭火上烧烤半小时,去掉泥土后研细末。以黄酒适量冲服,小儿每次 3 ~ 6 克。

秘方 6

【组方】鲜橄榄(青果)2.5 千克。

【用法】将橄榄去核,捣碎,以文火煮 5 ~ 6 小时,去渣,再熬至膏状即成。早晚各服 1 汤匙,白水冲服。

秘方 7

【组方】蓖麻(红茎红叶)根 100 克,鸡蛋 2 个,黑醋适量。

【用法】将鸡蛋破壳煎煮,再加入黑醋、蓖麻根共煎。每日 1 剂,分服,连服数日。

秘方 8

【组方】羊脑 2 个,龙眼肉 25 克。

【用法】加水共炖熟。吃饮。

【备注】养血祛风。治羊痫风,症见发作时昏倒、牙关紧闭、口吐白沫、不省人事。经常服食有效。

中风

秘方1

【组方】伸筋草30克,透骨草30克,红花30克。

【用法】上药加清水2千克,煮沸10分钟后取用。药液温度以50℃~60℃为宜,浸泡手足15~20分钟。汤液温度降低后再加热浸泡1遍,同时手足应尽量做自主伸屈活动。1个月为1个疗程,连用2个疗程。

秘方2

【组方】黑芝麻50克,蜂蜜、黄酒各少许。

【用法】将芝麻洗净,上锅蒸3次,每次约20分钟,晒干后炒熟研成细末,加蜂蜜少许,做成约10克重的丸药,用温黄酒送下,每次服1丸,日服3次。

秘方3

【组方】豆豉(炒香)500克,米酒500毫升。

【用法】将豆豉放入袋内,渍于米酒中浸3宿,去渣即得。先服豆豉的水煮液1小碗(以豉15克,水1碗煎煮),再饮此酒,温服1~2盅,微醉者佳。

秘方4

【组方】黄芪30克,红花10克,川芎10克,地龙15克,川牛膝15克,丹参30克,桂枝6克,山楂30克。

【用法】水煎服,每日1剂。

秘方5

【组方】鲜橘皮30克,金银花25克,山楂10克,蜂蜜250克。

【用法】将橘皮、金银花、山楂放入锅内,加清水适量,用武火烧沸3分钟后,将药汁滗入盆内,再加清水煎熬3分钟,滗出药汁。将2次药汁一起放入锅内,烧沸后加蜂蜜,搅匀即可。可代茶饮。

秘方6

【组方】黄豆500克,独活40克,黄酒1500毫升。

【用法】独活以黄酒煎取1000毫升,黄豆另炒,趁热放入药酒中,浸1~3日,去渣,适量温服。

秘方7

【组方】嫩黄牛肉10千克。

【用法】牛肉洗净,水煮成肉糜,去渣取液,再熬成琥珀色收膏。冬天温服,每次1小杯,逐渐加量,久服有效。

秘方8

【组方】猪脊髓200克,甲鱼1只,葱、姜、胡椒粉、味精适量。

【用法】将甲鱼用沸水烫死，揭去甲壳，除去内脏、头、爪。猪脊髓洗净，放入碗内。将甲鱼肉、葱、姜放入锅内，用武火烧沸后，转用文火将甲鱼肉煮至将熟，再将猪脊髓放入锅内一起煮熟即成。

秘方 9

【组方】鲜竹沥 50 克，大米 50 克。

【用法】大米加水如常法煮粥，待粥熟后，加入竹沥。调匀后，少量多次温热食用。

秘方 10

【组方】鲜白萝卜适量（或鲜萝卜汁 100 毫升），大米 100 克。

【用法】白萝卜洗净切成薄片，捣汁，与大米一起加水如常法煮成稀粥。早、晚温热服食。

秘方 11

【组方】天麻 15 克，猪脑 1 具。

【用法】将天麻洗净，与猪脑同入瓷罐内，隔水炖 1 小时，熟透为止。隔日 1 次，食猪脑饮汁。

【备注】镇肝熄风，主治脑血管意外引起的半身不遂及血管硬化、高血压等症。

秘方 12

【组方】鹿角胶、枸杞子各 20 克，大米 60 克。

【用法】先煮大米和枸杞子为粥后，加入

鹿角胶，使其溶化，再煮沸即可。以上为 1 次量，每日 1 次，以粥代食，可加糖调味，半个月为 1 疗程。

偏头痛

秘方 1

【组方】辣椒蔸（根）10 个。

【用法】水煎，加糖服用。

秘方 2

【组方】苍耳子 9 克。

【用法】水煎温服。忌辛辣之物。

秘方 3

【组方】干鹅不食草 6 克。

【用法】用好酒浸 7 夜，晒 7 天（每天入夜浸酒，白天取出晒干），将草搓软，左痛塞右鼻，右痛塞左鼻。

秘方 4

【组方】荆芥穗适量。

【用法】研细末内服。每日 3 次，每次 15 克，热水冲服。

【备注】本方有发汗解热作用，对偏头痛有较好疗效，无副作用。

秘方 5

【组方】白芷 9 克。

【用法】水煎，分 2～3 次服用，或研末，每次服 3 克，1 日 3 次。

【备注】用于治疗偏头痛及感冒头痛。

秘方 6

【组方】川楝子仁 3~4 粒。

【用法】打烂入膏药中,贴两太阳穴。

秘方 7

【组方】鲜威灵仙根 1 把。

【用法】洗净,抽去筋,打烂,以糖拌,敷患处。

秘方 8

【组方】嫩柏树果 30 克,食盐 60 克。

【用法】将柏树果和食盐捣烂,炒热包患处。

秘方 9

【组方】白僵蚕 9 克。

【用法】研细末,姜茶水调服。

秘方 10

【组方】鹅不食草 9 克,薄荷 6 克。

【用法】加酒少许,水煎服。

秘方 11

【组方】川芎 3 克,白果(银杏)5 个,茶叶 3 克,葱头 3 个。

【用法】水煎服。

秘方 12

【组方】吴茱萸、黄柏(盐水炒)各 9 克。

【用法】水煎服。

秘方 13

【组方】谷精草 30 克。

【用法】研末,加白面粉 15 克,调匀摊在皮纸上,贴痛处。

秘方 14

【组方】鲜旱莲草适量。

【用法】捣汁滴鼻。

秘方 15

【组方】白芷 60 克,川芎 45 克,藁本 24 克,荆芥穗 15 克,防风 15 克,薄荷 30 克。

【用法】上药共研为细末,制为水丸。每次服 10 克,每日服 3 次,白开水送服。

眩晕

秘方 1

【组方】麦冬 10 克,芹菜、嫩竹笋各 150 克,盐、味精各适量。

【用法】将麦冬洗净,蒸熟待用,芹菜洗净切断成寸许长,嫩竹笋剥壳洗净切片。上 3 物入油锅炒熟,加入少许盐、味精即成。

秘方 2

【组方】绿茶 2 克,天麻 3~5 克(切片)。

【用法】上 2 物放入茶杯中,用开水冲泡,立即加盖,5 分钟后可趁热饮,再泡再饮。

秘方 3

【组方】枸杞子 60 克,白酒 500 毫升。

【用法】枸杞子密封浸泡在白酒中 7 天以上。每次 1 小杯,睡前服用。

秘方4

【组方】猪脑100克,葱20克,生姜10克,黄酒10克,香油、酱油、蒜泥适量。

【用法】将猪脑洗净,葱、姜洗净切片,放于盘中。加入黄酒,旺火蒸30分钟。取出晾凉后加入其余调料拌和即可。

秘方5

【组方】鲫鱼1条(500克左右),天麻5克,葱、姜、盐、料酒、鸡精各适量。

【用法】将鲫鱼去鳞及内脏,洗净,加入调料,盛放于盘中。将天麻洗净,切成片,放于鱼上或两侧,加少量水于笼中隔水蒸熟即可食用。

秘方6

【组方】花生45克,大米60克,冰糖适量。

【用法】将花生连衣捣碎,和洗净的大米一起放于锅内,加入适量水和冰糖,煮成粥即可。每日早晨空腹温热食之。

秘方7

【组方】鲜茭白30克,鲜芹菜30克。

【用法】将新鲜茭白、芹菜分别剥壳,洗净,切成小段,放于锅内。加水适量,煎煮10分钟后,取汁去渣,饮服。

秘方8

【组方】山药150克,白酒500毫升。

【用法】将山药切碎,放入酒中浸泡。每服30~40毫升,每日2次。

秘方9

【组方】绿茶、菊花、槐花各3克。

【用法】上3味料放入杯中,沸水冲泡,频频饮用,每日数次。

秘方10

【组方】菊花、山楂、乌梅、白糖各15克。

【用法】前3味料水煎,放白糖于药液中服用。

秘方11

【组方】甲鱼1只(500克左右),乌鸡1只,料酒、盐、葱、姜各适量。

【用法】将甲鱼和乌鸡洗净(去毛及内脏),分别切成块,放于砂锅中,加入水和调料,烩熟至酥便成。连肉带汁服食。

秘方12

【组方】鲜竹笋500克,白糖适量。

【用法】将鲜竹笋洗净,切碎,挤汁,加白糖浓缩成膏状。口服,每次1匙。

【备注】本方通脉补虚,适用于用脑过度、眩晕失眠之症,胖人以及冠心病、高血压、糖尿病患者常服有益。

秘方13

【组方】羊头1个,葱、姜、盐、鸡精、黄酒各适量。

【用法】羊头洗净,放入盆内,上笼用武火蒸至熟透,取出稍冷,切成2厘米长、1.2厘米厚的块。放入锅内,加清水和调料,用武火烧至入味即成。

秘方 14

【组方】熟透鲜杨梅、米酒各适量。

【用法】用干净纱布绞取鲜杨梅汁液,加入等量米酒,拌匀即成。成人每次服30~60毫升,早晚各1次。

秘方 15

【组方】鲜杏5~10枚,大米100克,冰糖适量。

【用法】鲜杏洗净煮烂,去核备用。大米淘洗干净,和冰糖一起加水600~800毫升煮成粥。粥将熟时加入杏肉,微煮数沸即可。每日早、晚温热服食。

秘方 16

【组方】白鸽肉100克,枸杞子20克,黄精30克。

【用法】将白鸽肉洗净切块,放于砂锅内。加入枸杞子、黄精片,共炖成煲,放适量黄酒、盐、葱、姜、味精即可。分顿食用。

秘方 17

【组方】炒决明子10克,大米100克,冰糖少许。

【用法】先将决明子加水煎煮10~20分钟,取汁去渣。再加入洗净的大米和冰糖少许,煮成粥即可食用。

秘方 18

【组方】猪肝500克,黄芪60克,盐适量。

【用法】将猪肝洗净,切成薄片,黄芪切片后用纱布包好,一同放于锅内,加水煨汤。熟后去黄芪,稍加盐调味,吃肝饮汤。

秘方 19

【组方】香蕉肉200克,绿茶1克,蜂蜜25克,盐适量。

【用法】上述诸物共置大碗中,搅拌后加开水300毫升,泡5分钟后服用,每日服1剂。

秘方 20

【组方】银耳10克,枸杞子10克,干贝15克,盐、味精各适量。

【用法】银耳洗净,用水发好,枸杞子洗净,干贝水发。3物放于锅中加入鲜汤及调料,烩煮成羹即可食用。

秘方 21

【组方】鲜贝250克,青豌豆50克,白菊花6克,珍珠粉0.15克,淀粉、糖、盐、味精、黄酒各适量。

【用法】将鲜贝洗净后在沸水中浸泡5分钟,捞出待用。珍珠粉加水、淀粉少许拌和待用。白菊花洗净拍碎。起油锅炒熟豌豆后,加入菊花和鲜贝,略加翻炒,加入调料,再加入珍珠淀粉勾芡即成。

秘方 22

【组方】山楂15克,大米50克。

【用法】山楂浸泡,加水适量,煎煮15分

钟,取汁浓缩成 150 毫升。再加水 400 毫升,将洗净的大米放进汁水内,煮成粥。早晚各服 1 次。

秘方 23

【组方】牛肝 1 只,枸杞子 15 克。

【用法】牛肝洗净,切成片状,加料酒浸泡 5 分钟后,加酌量干淀粉拌和待用。再将枸杞子快速冲洗一下,放在锅内炖成汤。加入少量盐、葱、姜,放入牛肝略煮 2 分钟,再加味精即成。

秘方 24

【组方】黑芝麻 30 克(炒黄研细),米醋 30 毫升,蜂蜜 30 克,鸡蛋清 1 个。

【用法】上 4 味料混合调匀,分作 6 份。每次服 1 份,开水冲服,每日 3 次。

秘方 25

【组方】猪蹄 1 对,当归 30 克。

【用法】将猪蹄去毛洗净,与当归同放于锅内,加水煮汤。熟后去当归,吃猪蹄饮汤,每日 2~3 次。

震颤麻痹

秘方 1

【组方】赤芍、桃仁各 15 克,红花、枳壳、柴胡各 10 克,老葱白 4 段,全蝎 6 克,蜈蚣 5 条。

【用法】水煎服,每日 1 剂。

秘方 2

【组方】熟地黄 20 克,怀牛膝、当归、枸杞子、白芍、丹参各 10 克,鸡血藤、木瓜各 15 克。

【用法】水煎服,每日 1 剂,早晚分服。

秘方 3

【组方】生牡蛎 25 克(先煎),炙龟板 15 克(先煎),炙鳖甲 20 克(先煎),白芍 15 克,枳实 10 克,制南星 10 克,炙僵蚕 10 克,生地 15 克,麦冬 15 克,川石斛 20 克。

【用法】水煎,日服 1 剂,2 月为 1 疗程。

秘方 4

【组方】白芍 15 克,阿胶 12 克,桑寄生 30 克,龟板 30 克,生龙牡 30 克,紫丹参 15 克,明天麻 10 克,钩藤 15 克,黄芪 20 克,云苓 15 克,砂仁 5 克,甘草 6 克。

【用法】上药水煎,阿胶烊化,每日 1 剂,分 2 次服用,15 天为 1 疗程。

三叉神经痛

秘方 1

【组方】去子向日葵盘 100~200 克。

【用法】将其掰碎,分 2 次煎成 500~600 克的汤液,加适量白糖。每天早、晚饭后 1 小时服下。

秘方 2

【组方】茄子根 15 克,防风、桃仁各 12 克。

【用法】水煎服。

秘方3

【组方】枸杞子、菊花、生地黄、熟地黄、山药、山萸肉、丹皮、茯神、泽泻、青桔叶、白芷各12克。

【用法】水煎服。

秘方4

【组方】桑葚子150克。

【用法】水煎服,每日1剂。

秘方5

【组方】沙参30克,石斛、寸冬、白芍、钩藤各15克,葛根、菊花、知母各12克,生石膏20克,蔓荆子、全蝎各9克,甘草3克。

【用法】水煎服。

秘方6

【组方】白芍50克,炙甘草30克,酸枣仁20克,木瓜10克。

【用法】水煎服。

坐骨神经痛

秘方1

【组方】生黄芪30克,当归尾、赤芍各8克,牛膝、川芎各10克,桃仁、红花、地龙各9克。

【用法】将上药以水煎煮,取药汁。每日1剂,分2次服用。

秘方2

【组方】当归、桂枝、芍药、细辛、炙甘草、木通、红枣、桃仁、红花、川芎、威灵仙各适量。

【用法】将上药以水煎煮,取药汁。每日1剂,分2次服用。

秘方3

【组方】熟附片(先煎)、黄芪、牛膝、锁阳、木瓜、三七、甘草各等份。

【用法】将上药以水煎煮,取药汁。每日1剂,分2次服用。

秘方4

【组方】桂枝12克,防风12克,白芍12克,麻黄6克,白术15克,知母12克,生姜15克,附片30克,地龙12克,杜仲12克。

【用法】上药以水煎服,每日1剂。附片先煎1小时后加入其他药物。

面神经炎

秘方1

【组方】蝉蜕200克。

【用法】将上药压碎,研为细末,装瓶备用,每次服7克,日服3次。

秘方2

【组方】蓖麻仁10克,松香30克。

【用法】上药分别研成细末,取净水1000毫升,煮沸后放入蓖麻仁末,煮5分钟后再放入药末,小火煮3~5分钟,倒入冷水中,捻收成膏,切成小块,约3克,备用。治疗时先将药块用火烫软,平摊于小圆布上,贴于患处的下关穴。左歪贴右,右歪贴左,用胶布固定。7~10天换药1次,可连续3~4次。

秘方3

【组方】鲤鱼血、白糖各适量。

【用法】鲤鱼血与白糖调匀涂患处,左歪涂右,右歪涂左,效果很好。

秘方4

【组方】黑松叶500克,白酒1千克。

【用法】将黑松叶捣成汁,和白酒1千克浸2天。每服1~2盅,温服,1日2次,渐增加至30毫升,至头面出汗为止。

秘方5

【组方】黄鳝1条(以粗大者为好)。

【用法】刺破其头部,让鲜血流出,滴入碗中30滴,加入麝香0.5克,搅拌均匀。涂抹在患处,每隔15分钟涂1次。一般在面部神经麻痹初发时立即涂抹,2小时即可好转,8小时左右可痊愈。如患病时间较长,需连续用药几天。

进行性肌营养不良症

秘方1

【组方】干牛髓粉300克,黑芝麻300克。

【用法】两者混合,略炒香,研末,加白糖适量合拌,每次服9克,每日2次。

【备注】适用于痿症属于肝肾亏虚型,症见起病缓慢、下肢痿软无力、腰膝酸软无力、下肢肌肉渐脱、不能久立,或兼见头晕目眩、咽干耳鸣、遗精或遗尿、舌红少苔、脉细数。

秘方2

【组方】紫河车。

【用法】适量研为细末,每次10克,每日2次,温水送服。

【备注】适用于肌肉萎缩症属于肾精亏虚型,以下肢肌肉萎缩、软弱无力为主,及腰膝酸软无力、耳鸣、舌质淡、脉沉而无力。

脑血栓

秘方1

【组方】益母草30克。

【用法】水煎服。每日3次,10天为1个疗程,一般需连续服用2~4个疗程。

【备注】活血化瘀,适用于脑血栓。血压偏高者加用降压药,以保持血压稳定。

秘方2

【组方】槐花6克。

【用法】开水泡,饮服。每周1次。

秘方3

【组方】红花、白酒各适量。

【用法】红花泡酒,按30:500的比例。

【备注】适用于脑血栓和高血压。

精神分裂症

秘方1

【组方】栝楼30~60克,制南星10克,黄连6~10克,栀子15克,枳实15克,竹沥10毫升(兑入),橘红10克,柴胡10克,大黄10克,菖蒲10克,郁金12克,白芍15克,甘草3克。

【用法】每日1剂,水煎,分2次温服。

秘方2

【组方】生大黄60克。

【用法】将生大黄研为细末后,用开水冲之,待冷频服。本方为1剂,每日1剂,连服10剂为1个疗程。

秘方3

【组方】合欢皮20~60克,茯神、郁金各12克,菖蒲、醋柴胡、当归、青皮、陈皮、白术、天竺黄各10克,胆星9克。

【用法】每日1剂,水煎服。

第二篇

外科祖传秘方

第一章　创伤

烫伤、烧伤

秘方 1

【组方】用新鲜漏芦花 30 克,泡麻油 250 克。

【用法】时间愈长效果愈显著。用漏芦花麻油搽患处,3~4 日即愈。无疤痕。

秘方 2

【组方】地榆粉 6 克,黄柏粉 18 克,甘草粉 12 克,木通粉 18 克,冰片 9 克,共研为细粉和匀。

【用法】铁火烧伤用鸡蛋调匀,烫伤用麻油调匀,用鸭毛把药扫于患处,每日上药多次,干后即加,如有水疱可以挑破。

秘方 3

【组方】净茶油 120 克,鱼胆汁 60 克。

【用法】将胆汁加入油内搅匀待用,越久越好,待油变成白色,用之更妙。

【备注】频频涂抹患处,干后再涂,至愈为止。

秘方 4

【组方】黑醋 250 克,五倍子 100 克,蜂蜜 18 克。

【用法】以上各药混合拌匀,推于黑布上,外敷瘢痕,3~5 日更换 1 次,至瘢痕软化变平,症状消失,功能恢复正常。主治烧伤疤痕。

秘方 5

【组方】大黄 30 克(焙),寒水石 20 克(水飞),石膏 20 克(煅),龙骨 20 克(煅),青黛 10 克,地榆炭 20 克,冰片 3 克。

【用法】各药分别研极细末,混匀过筛,高压消毒储瓶备用。患处用温开水清洁消毒后,取药加蜂蜜调糊外搽,每日3~5次,暴露创面,必要时包扎。

秘方 6

【组方】糠油,面粉(或米糠亦可)。

【用法】按照灼伤面积,以油拌面粉,或拌米糠敷之,随即感觉清凉。不起泡,愈后不留痕迹,倘药燥觉痛时再更敷之,不痛为止,多则连更敷3~5 次即愈。

【备注】灼伤时间过久,皮肤表面水泡溃烂见赤肉者忌用。

秘方 7

【组方】茅苍术适量,麻油适量。

【用法】药研成细末,加麻油调成糊。用鸡毛将药糊薄薄地搽于患处,每日1~2次,直至愈合为止。

秘方8

【组方】食醋100克,食盐50克,鸡蛋2个(取蛋清)。

【用法】放碗内搅拌,用鸡毛帚蘸药搽患处。2日结痂,3日痛减,7日脱痂而愈,无疤痕。

秘方9

【组方】大麦面适量。

【用法】大量麦面向烫伤局部敷,大约至1寸厚,即时止痛,待半日可揭去面壳。主治滚水烫伤。

秘方10

【组方】大黄、黄柏、寒水石、地榆炭等研为末(若加用青黛、及珠粉少许效果更佳)。

【用法】用时以麻油(或热菜油)调成糊状,涂敷于烫伤局部,如局部水疱破溃者,可先以0.1%新洁尔液消毒,每日1次,再用纱布等敷料包扎;如烫伤在四肢暴露部位,上药后不包也可,每日换药1~2次。

冻伤

秘方1

【组方】白萝卜适量。

【用法】萝卜洗净,切大厚片,放于小火边烤,当萝卜皮开始冒热气(50℃左右)时,便将其敷在患处,待一片冷了以后换另外一片,至皮肤发红为止。每天1次,至痊愈为止。

秘方2

【组方】生姜适量。

【用法】将生姜洗净,切片,捣烂,取汁备用。将生姜汁涂擦于冻伤处。

秘方3

【组方】赤小豆50克。

【用法】赤小豆洗净,放入锅中,加适量水煎,取煎液,备用。用煎液熏泡、洗患处,每日2次。

毒蛇咬伤

秘方1

【组方】鲜万年青叶适量。

【用法】将万年青叶洗净捣烂,外敷患处。每日1~2次。

秘方2

【组方】鱼腥草1把。

【用法】和盐少许捣烂,冲黄酒煎服。

秘方3

【组方】白芷适量。

【用法】研末搽伤口或和醋调敷,亦可以白芷末2~9克,开水送服。

秘方 4

【组方】鲜竹叶菜(又名鸭跖草)适量。

【用法】将竹叶菜洗净,捣烂,外敷伤处。

秘方 5

【组方】鲜慈菇(又名燕尾草、白地栗等)适量。

【用法】将慈菇洗净捣烂,外敷伤口,每 2 小时换药 1 次。同时用草捣汁服下。

秘方 6

【组方】独头大蒜 1 枚。

【用法】切片置伤口上,艾灸,不拘次数,或以大蒜捣烂敷患处。

秘方 7

【组方】梨树叶 2 把。

【用法】将梨树叶洗净(干鲜不拘),加水煎汤。饮服 1 大碗,出汗,并以梨树叶水洗伤口。

虫类咬伤

秘方 1

【组方】鲜白扁豆叶适量。

【用法】捣烂敷患处。

秘方 2

【组方】白凤仙花茎、根、叶 30 克。

【用法】捣烂,取汁饮,或温酒和药汁服用,并将其渣敷患处,敷前先用甘草汤洗净患处。如无白凤仙花,用红凤仙花亦

可,但药力较差。

【备注】用于治疗虫螫及无名肿毒。

秘方 3

【组方】南瓜叶数叶(大叶者只用 1~2 叶)。

【用法】捣烂敷患处,或用苦瓜叶捣汁抹患处。

秘方 4

【组方】苋菜适量。

【用法】捣烂涂于伤口或捣取汁滴患处。

【备注】用于治疗蜈蚣咬伤、蜂蜇。

秘方 5

【组方】柳树根 9~12 克,糯米 1 撮。

【用法】水煎服,咬伤时即服。

【备注】用于治疗毒虫咬伤。

秘方 6

【组方】细茶叶适量。

【用法】泡水,洗、搽患处。

【备注】用于治疗斑蝥伤烂皮肤。本方亦治蜈蚣咬伤、蜂蜇伤。用法尚有茶叶捣烂,敷患处。

秘方 7

【组方】韭菜 30 克。

【用法】捣烂外敷。

秘方 8

【组方】生姜适量。

【用法】捣汁加清油调和搽患处。

【备注】用于治疗蜘蛛咬伤。

秘方9

【组方】豆腐渣适量。

【用法】敷患处。

【备注】用于治疗斑蝥虫中毒起泡。

秘方10

【组方】碱水适量。

【用法】洗蝎蜇处。

【备注】用于治疗虫咬、蝎蜇。本方亦治蜈蚣咬伤。也有用肥皂沫外涂的,黄蜂蜇伤忌用。

秘方11

【组方】桐树皮1块。

【用法】贴患处即止痛。

【备注】用于治疗蝎子蜇伤。

秘方12

【组方】煤油碱面。

【用法】用煤油调碱面,抹伤处,其痛即止。

【备注】用于治疗蝎子蜇伤。

秘方13

【组方】生芋头1个。

【用法】将芋头切开,擦患处,痛立止。

【备注】又方:芋头或芋头茎、叶捣烂外敷,治蜈蚣咬伤,毛虫伤及各种毒虫蜇伤。

秘方14

【组方】半边莲适量。

【用法】生捣或浓煎取汁,敷患处,留原叮孔,勿封住,有毒液流出即愈。

【备注】用于治疗黄蜂叮伤及毒蛇、蜈蚣咬伤。

秘方15

【组方】大葱,蜂蜜。

【用法】捣成泥状、搽于咬伤处。

秘方16

【组方】棉叶适量。

【用法】揉汁搽蜇伤处。

【备注】用于治疗黄蜂蜇伤。

秘方17

【组方】鲜青蒿适量。

【用法】捣如泥状,敷患处。

【备注】用于治疗黄蜂蜇伤。

秘方18

【组方】马齿苋1把。

【用法】捣汁1杯,兑开水服,渣敷患处。

【备注】又方:马齿苋捣烂外敷。亦治蜈蚣咬伤、蝎蜇、毛虫刺伤。

秘方19

【组方】鲜花1朵。

【用法】不论哪种花,遇恶蜂咬伤时,搽伤口,立见肿消。

秘方20

【组方】丝瓜叶1把或丝瓜1块。

【用法】捣烂敷搽患处。

秘方21

【组方】皂矾末少许。

【用法】先用银针挑破,略出血,然后以皂矾末搽患处、搽后结痂,脱落即愈。

【备注】用于治疗毛虫蜇伤发作,坚硬如肉疣。

秘方22

【组方】茄子或茄子叶适量。

【用法】捣烂敷患处。

秘方23

【组方】白心番薯适量。

【用法】捣烂敷患处。

秘方24

【组方】珠芽蓼20克,麝香(研细)1克。

【用法】先用珠芽蓼煎成10毫升左右的浓汁,再调入麝香细粉,频频涂搽患处。

【备注】用于治疗毒虫、蝎子咬伤后红肿疼痛,患处呈火烤状疼痛。除外用药外,亦可内服解毒剂。

秘方25

【组方】葫芦叶1把。

【用法】捣烂敷,顷刻即消肿。

秘方26

【组方】五灵脂适量。

【用法】研末,涂伤处。

【备注】用于治疗蛇、蜈蚣咬伤及蝎蜇伤。

碰伤

秘方1

【组方】南瓜叶适量。

【用法】南瓜叶洗净,晒干,研为粉末,密封储藏,备用。先将伤口消毒,再将南瓜叶粉末涂敷伤口。

秘方2

【组方】大蒜内膜(蒜皮最里面一层的薄膜)1片。

【用法】如果我们的皮肤不慎碰伤,出现小伤口,又一时找不到药物,可以用大蒜内膜暂时充当"创可贴",贴在伤口上。

秘方3

【组方】小磨香油适量。

【用法】当我们不小心磕伤、碰伤,出现青斑、肿块时,应迅速在伤处抹点小磨香油。

跌打损伤

秘方1

【组方】大黄、苏木、生干地黄、当归、赤芍药各等份。

【用法】上药共研为末。每次9克,温酒调服。

秘方2

【组方】黄丹(飞砂)60克,乳香、没药、儿茶、血竭、朱砂、樟脑各3克,麝香、冰片各0.3克,黄蜡、水牛油、猪油各30克。

【用法】先将黄蜡熔化,次入猪油、水牛油和匀,候冷将诸药末投入,搅匀,油纸摊贴;臁疮作隔鏊膏贴敷。

秘方3

【组方】生地黄(研如膏)、木香(为末)各等份。

【用法】视肿处大小,将生地黄膏摊纸上,再将木香粉撒布地黄膏上,然后再摊一层地黄膏。敷伤损处。

秘方4

【组方】乳香、没药、红花、当归、秦艽、川断、蒲黄、五灵脂、桃仁各等份。

【用法】上药以水、酒各半煎服。

第二章 感染

脉管炎

秘方1

【组方】猪蹄1只,毛冬青根150克,鸡血藤50克,丹参50克。

【用法】加水共煮至蹄烂,去药渣。吃肉饮汤。

秘方2

【组方】鹿角胶(鹿角煎熬浓缩而成的胶物)15克,熟地黄50克,肉桂5克,麻黄2克,白芥子10克,姜炭2克,生甘草5克。

【用法】水煎服。每日1剂。

疔疮

秘方1

【组方】苦苣9克。

【用法】将新鲜苦苣捣汁,外敷患处。

秘方2

【组方】巴豆1个。

【用法】将巴豆研细末,用葱汁、蜂蜜调敷患处。

秘方3

【组方】灯笼草15克。

【用法】将灯笼草捣汁敷患处,每日换1次。

秘方4

【组方】白僵蚕9克。

【用法】将白僵蚕研细末,调醋涂患处。

秘方5

【组方】磁石3克。

【用法】将磁石研细末,调醋敷于患处。

秘方6

【组方】石灰3克。

【用法】将石灰、鸡蛋清(1个)与姜汁调敷患处。

秘方7

【组方】蝉蜕7个。

【用法】将蝉蜕煅后研细末,用蜂蜜调搽患处。

秘方8

【组方】马鞭草根100克。

【用法】将马鞭草根捣烂,加入少量醋,敷贴于患处。

秘方9

【组方】田螺1个。

【用法】将冰片放入田螺内化为水,用此水涂于疮上。

秘方10

【组方】新鲜芭蕉根400克。

【用法】将新鲜芭蕉根捣烂绞汁,生服,并可捣烂敷于患处。

疔

秘方1

【组方】赤小豆粉50克,芙蓉叶粉200克,苯酚10毫升,饴糖240克,淀粉50克,蒸馏水500毫升。

【用法】将蒸馏水加热,加入苯酚,混匀后加饴糖搅匀,再加芙蓉叶粉、赤小豆粉和淀粉,搅成糊状。敷于患部,将中心部位露出,隔天换药1次。

秘方2

【组方】赤小豆20克,鸡蛋1枚,醋适量。

【用法】将赤小豆研成细末,将鸡蛋打碎取清,与醋和赤小豆末调匀。外涂患处,每天换药1次。连续外用5天为1个疗程,外用3~4个疗程。

秘方3

【组方】熟地黄、山茱萸、怀山药、肉苁蓉各5~30克,蟅虫、水蛭、全蝎各5克。

【用法】将蟅虫、水蛭、全蝎分别研末后混匀,余药加水3000毫升煎煮30分钟,弃渣留汁,外搽患处。

秘方4

【组方】藤黄90克,52度白酒300毫升。

【用法】将藤黄研末,浸入白酒中。外涂患处,每天3次。

秘方 5

【组方】鲜柳叶适量。

【用法】将鲜柳叶洗净,加水适量,浸煮2~4小时后滤汁,如此再浸煮1次,合并2次滤液,浓缩成膏。将患处用75%乙醇消毒,再外敷柳叶膏,每天1次。

秘方 6

【组方】鸡蛋壳数个,猪脂适量。

【用法】将鸡蛋壳焙干研末,与猪脂搅匀。外涂患处,每天1次。

秘方 7

【组方】鲜秋葵叶15克,蜂蜜适量。

【用法】将秋葵叶用清水洗净,加适量蜂蜜,同捣混匀备用。取适量药泥摊于消毒纱布上,敷于患处,每天1~2次。

秘方 8

【组方】赤小豆、绿豆各15克,米醋适量。

【用法】将上药共研细末,用醋调匀。敷于患部,用消毒纱布覆盖,胶布固定,每天换药1次。

秘方 9

【组方】葱白30克,米粉120克,醋少许。

【用法】将葱白切细丝,与米粉一同炒成黑色,捣为细末,用醋调匀,置于消毒纱布上。敷于患处,胶布固定,隔天换药1次。

秘方 10

【组方】蒲公英、葱白、蜂蜜各等份。

【用法】将蒲公英、葱白洗净,共捣成泥状,加蜂蜜调匀。敷于患处,胶布固定,每天换药1次。

秘方 11

【组方】刺针草100克,52度白酒500毫升。

【用法】将刺针草用清水洗净切碎,加白酒浸泡密封,3天后去渣备用。外搽患处,每天2次。

秘方 12

【组方】新鲜猪脑1个,米醋适量。

【用法】将新鲜猪脑用冷水洗净,放入米醋中浸泡12小时,用小火熬炼成膏,冷却备用。先以淘米水将疮面洗净,再取猪脑膏平摊消毒纱布上,依疮面大小贴用,隔天换药1次。

秘方 13

【组方】鲜酢浆草适量,红糖少许。

【用法】将鲜酢浆草用清水洗净后与红糖一同捣烂如泥。敷于患部,每天换药1次。

秘方 14

【组方】蛇蜕30克,鸡蛋清30克。

【用法】将蛇蜕研为细末,用鸡蛋清搅匀。敷于患处,每天2次。

秘方 15

【组方】半边莲适量,食盐适量。

【用法】将上药捣烂备用。敷于患处。

秘方 16

【组方】黄连、苦参各 5 克,凤凰衣(孵出雏鸡后的卵壳内膜)3 克。

【用法】将上药研末备用。敷于患处,每天 2 次。

秘方 17

【组方】轻粉少许,鸡蛋壳 1 个。

【用法】将蛋壳烧灰存性,研成细末,加少许轻粉混匀。敷于患处,每天 2 次。

【备注】轻粉有毒,不宜久用,防止汞中毒。本方只可外用,不可内服。

秘方 18

【组方】绿豆粉 100 克,鲜马齿苋 250 克。

【用法】将马齿苋洗净后捣烂,与绿豆粉混匀备用。敷于患处,每天 2 次。

秘方 19

【组方】山慈菇 10 克,米醋适量。

【用法】将山慈菇用醋磨汁备用。外涂患处,每天 1 次。

秘方 20

【组方】赤小豆粉、食醋各适量。

【用法】将赤小豆磨成细粉,用醋调匀。取适量药泥,摊于消毒纱布上,敷于患处,每天 1 次。

秘方 21

【组方】马齿苋、野菊花各 30 克,黄柏 15 克。

【用法】上药加水 1000 毫升煎煮 30 分钟。待温度适宜后,敷于患处,每天 1 次。

秘方 22

【组方】鱼骨头、麻油各适量。

【用法】将鱼骨头焙干研末,麻油调匀。敷于患处,每天 2 次。

秘方 23

【组方】新鲜蒲公英叶、犁头草叶、凤仙草叶、野菊花叶各 7 片,马齿苋 7 节。

【用法】上药用清水洗净,捣烂为泥。将药泥摊在适宜的消毒纱布上,敷于患处,每天 2 次。

秘方 24

【组方】海藻、昆布、赤芍各 12 克,蒲公英、白茅根、黄芪各 15 克,紫花地丁 10 克。

【用法】上药加水 2000 毫升煎煮 30 分钟,弃渣留汁。每天 1 剂,分 2 次服用。

痈

秘方 1

【组方】仙人掌 50 克,生石膏粉 30 克。

【用法】将仙人掌去刺洗净,切碎捣烂,和生石膏粉调成糊状,每隔 8~12 小时换药 1 次。

秘方2

【组方】鱼腥草40克,菊花叶30克,绿豆30克。

【用法】水煎服,每日2~3次。

秘方3

【组方】野菊花30克,巴豆仁12个。

【用法】共捣烂,敷患处、每日1~2次。

秘方4

【组方】斑蝥适量。

【用法】研为细末,以少许放膏药上,贴患处,不久发痒起疱,将疱刺穿,流出毒水。

秘方5

【组方】金银花15~30克,连翘9~15克,蒲公英15~30克,赤芍9~15克,花粉9~15克,白芷6~9克,川贝母9~15克,陈皮9~15克,蚤休9~15克,龙葵9~15克,鲜生地15~30克。

【用法】水煎服,每日1剂。

秘方6

【组方】柳枝20克,桑枝30克,黄柏15克。

【用法】水煎服,每日1~2次。

疽

秘方1

【组方】熟石膏21克,升丹9克。

【用法】共研细末,撒涂于疮口上,或用药线蘸药插入疮中,外用膏药或油膏盖贴。

秘方2

【组方】防风、甘草节、白芷、茯苓、黄连、连翘、白芍各3克,天花粉、金银花各4克,半夏、乳香、没药各1.5克。

【用法】用好酒煎,胸前者饭前服,背上者饭后服,下部者空腹服,上部者饭后服,俱要以出汗为度。如大汗,用木香敷脚踝及腕内,盖被出汗而愈。

秘方3

【组方】大麻子仁(蓖麻子)24个,蜂房6克。

【用法】将选好的光头大麻子放入新瓦盒内,用白麻秆火烧焙黄,去壳取仁;再将蜂房放入瓦盒内仍用白麻秆火烧,把蜂房炙枯,炙透至黑色存性为度。然后把两药共研细为末,入瓶密封备用。初起肿块或粟样脓头时,可用米粉粥水调和成膏外抹患处,每日1~2次;如果患处已现脓液血水,可用药涂于疮口上,每日1~2次。一般用药2~3日,脓血水可去,结成干痂;这时再用米粥温润患处,仍撒上该药,不须将患处原药物洗去。

痔疮

秘方1

【组方】南瓜子1千克。

【用法】加水煎煮,趁热熏肛门。每日最少2次,连熏数日。

秘方2

【组方】金针菜、红糖各120克。

【用法】先将金针菜用水2碗煎成1碗,加入红糖调拌,待温,服下。

秘方3

【组方】牡丹皮、糯米各500克。

【用法】上药共研为细末,和匀。每日100克,以清水调和,捏成拇指大小饼状,用菜油炸成微黄色,早晚2次分服,连用10日为1疗程。若嫌硬,可稍蒸软后再吃,一般连用1~2个疗程。

秘方4

【组方】茄子1~2个,调料适量。

【用法】茄子洗净后置盘中,加油、盐少许,放入锅中隔水蒸熟后服食。

秘方5

【组方】鲜案板草2千克(干品500克)。

【用法】上药为1次药量,加水煎开10分钟后倒入盆中,待温时,坐浴30分钟,再将药渣敷于患处30分钟,每日3次,4日为1疗程。

秘方6

【组方】黑木耳、黑芝麻各60克。

【用法】上2味料各分二份,一份炒熟,一份生用,然后生熟混合。每服15克,以

沸水冲泡,焖15分钟,代茶频频饮之,每日1~2次。

秘方7

【组方】木槿花适量(鲜品30~60克,干品6~9克)。

【用法】木槿花去杂质,加水适量,煎汤代茶。每日1剂,不拘时服用。

【备注】本方活血祛瘀,主治痔核初发,症见黏膜瘀血、肛门不适等。

秘方8

【组方】大茄子3个,酒1千克。

【用法】将茄子用湿纸裹住,于火内煨熟取出,入瓷罐内,趁热用酒润之,以蜡纸封口,经3宿去茄子。空腹温服,随量,上药为1疗程量。

秘方9

【组方】鲫鱼1条,韭菜适量,酱油、盐少许。

【用法】将鱼开膛,去杂物,留鳞,鱼腹内放入韭菜,放入盘内,加酱油、盐,盖上盖,蒸半小时即成。食鱼肉,喝汤,每日1剂。

秘方10

【组方】血三七30克,白酒1千克。

【用法】三七入酒浸泡1周,每晚临睡前服15~20毫升。

秘方 11

【组方】山药、薏苡仁、莲子、红枣各 100 克,糯米 500 克,白糖适量。

【用法】前 5 味料炒熟后,共研为细末。每次取 50 克,加适量白开水和白糖调匀后服食,每日 2 次。

【备注】补益气血,适用于痔疮下血。

秘方 12

【组方】大米 100 克,金樱子 30 克。

【用法】将金樱子洗净,加水煮汁 30 分钟,去渣取汁。以汁煮大米成粥,粥熟,加白糖服食。

秘方 13

【组方】黄芪 30 克,大米 200 克。

【用法】黄芪切细,与大米一起加水 1 千克煮粥,煎成约 750 克,去渣,空腹食之。

【备注】本方有补血止血之功效,主治痔疮下血不止。

秘方 14

【组方】芫荽、芫荽子、醋各适量。

【用法】用芫荽煮汤熏洗,同时醋煮芫荽子,布浸后趁热敷患部。

【备注】本方活血祛瘀,主治痔核初发,症见肛门轻微出血、瘀阻作痛等。

秘方 15

【组方】木鳖子 30 克,葱青、蜂蜜各适量。

【用法】刮取葱青内涎,加入蜂蜜少许,调匀成药。先用木鳖子煎汤熏洗患部,然后敷药,每日 1 次。

秘方 16

【组方】鲜菠菜 500 克,猪血 250 克。

【用法】将菠菜洗净切断,猪血切成块状,加清水适量,煮汤,调味后服食,亦可佐餐食用。每日或隔日 1 次,连服 2 ~ 3 次。

秘方 17

【组方】活甲鱼 1 只(重约 400 克),熟火腿肉、水发香菇各 15 克,清汤 1 千克,调料适量。

【用法】将甲鱼宰杀,去甲剁块,下入清汤锅中炖煮,放入调料,至七八成熟时,加入火腿肉及香菇,炖至酥烂入味即可上桌食用。

【备注】适用于痔疮便血兼中气不足者。

秘方 18

【组方】鱼胶 30 克,白糖 60 克。

【用法】鱼胶与白糖加清水放在瓦罐内,隔水炖。每日 1 次,连服数次。

秘方 19

【组方】鲜荸荠 500 克,红糖 90 克。

【用法】荸荠加红糖及适量水,煮沸 1 小时,取荸荠汤分次服完,可连服 3 天。

秘方 20

【组方】白鸡冠花 15 ~ 30 克,鸡蛋 1 ~

2个。

【用法】鸡冠花加水2碗,煎至1碗,去渣,将鸡蛋去壳加入,煮熟后服食。每日1次,连服3~4次。

【备注】本方有凉血止血之功效,主治痔疮出血。

秘方21

【组方】猪皮150克,红糖50克,黄酒300毫升。

【用法】以黄酒加等量水煮猪皮,文火煮至稀烂,加红糖,吃猪皮,饮汤。分2次1日服完,可连服数日。

秘方22

【组方】无花果叶40克。

【用法】上药水煎,取1000毫升,趁热熏肛门,待水温降至约38℃时,淋洗患处,每日1次,5~10次为1疗程。

丹毒

秘方1

【组方】金银花、蒲公英各30克,忍冬藤、丹参各20克,野菊花15克,川牛膝、薏苡仁、枳壳、厚朴、牡丹皮、当归各12克,淡竹叶10克。

【用法】每日1剂,水煎服。

秘方2

【组方】天花粉50克,大黄、黄柏、姜黄、白芷各25克,天南星、陈皮、苍术、厚朴各10克。

【用法】研末,加麻油,调敷患处,厚0.5厘米,每天1次。

秘方3

【组方】苍术90克,当归、赤芍、丹参、桃仁、红花、川牛膝、木瓜、防己各45克,黄柏、丝瓜络、泽泻、槟榔各30克,研末,加水制为丸。

【用法】每日2次,每次6~9克,口服。

秘方4

【组方】黄芩、黄连、玄参各10克,连翘、板蓝根各15克,薄荷、僵蚕、陈皮、甘草各6克,升麻5克,柴胡9克。

【用法】每日1剂,水煎服。

秘方5

【组方】金银花、连翘各30克,生地黄、茯苓各20克,薏苡仁15克,苍术、黄柏、牛膝、车前子、牡丹皮各10克,生甘草6克。

【用法】每日1剂,水煎服。外敷药用金黄膏,每日一换。

秘方6

【组方】黄柏、薏苡仁、萆薢、土茯苓、蒲公英、野菊花各30克,牡丹皮、赤芍各15克,苍术、川牛膝各12克。

【用法】水煎服,每日1剂,7日为1

疗程。

秘方 7

【组方】蒲公英、萆薢、薏苡仁各 30 克,金银花 20 克,车前草 15 克,黄柏、牛膝、赤芍、牡丹皮、紫花地丁、鸭跖草各 12 克,黄连 6 克。

【用法】水煎服,每日 1 剂。

秘方 8

【组方】金银花、蒲公英各 30 克,生地黄 20 克,连翘 15 克,知母、玄参、牛膝、茯苓、赤芍各 10 克。

【用法】水煎服,每日 1 剂。

秘方 9

【组方】薏苡仁、丹参、益母草、金银花各 30 克,苍术、赤芍、王不留行、连翘各 15 克,川芎、泽兰各 12 克,黄柏、牛膝、大黄(后下)各 10 克。

【用法】水煎服,每日 1 剂。

秘方 10

【组方】蒲公英、车前草各 30 克,忍冬藤 20 克,黄柏、金银花、牛膝、石斛、大腹皮、牡丹皮、丹参、白术各 15 克,泽兰、桃仁各 12 克,黄连 5 克。

【用法】水煎,每日 1 剂,餐后服用。

秘方 11

【组方】薏苡仁 30 克,萆薢、茯苓各 15 克,牡丹皮、黄柏各 12 克,泽泻、滑石、通草各 10 克。

【用法】水煎,每日 1 剂,餐后服用。

秘方 12

【组方】萆薢 20 克,薏苡仁、泽泻、赤茯苓各 15 克,黄柏、牡丹皮、牛膝各 10 克。

【用法】水煎服,每日 1 剂。

秘方 13

【组方】金银花、连翘、车前子各 15 克,黄柏、赤芍、板蓝根、牡丹皮、紫花地丁、川牛膝各 10 克。

【用法】水煎服,每日 1 剂。

秘方 14

【组方】红花、大黄、黄柑、牡丹皮各 100 克。

【用法】加水 1000 毫升,浸泡 1 小时,煎沸 10 分钟,然后用文火煎至 250 毫升,过滤,二煎加水同上,煎煮浓缩至 250 毫升,过滤,两者混合即可。用六层纱布浸湿红黄液敷贴患处,待干燥后再行湿敷,每日保持 5 小时。

秘方 15

【组方】金银花、薏苡仁各 20 克,野菊花、蒲公英、紫花地丁、茯苓、滑石、当归、川牛膝各 15 克,牡丹皮 12 克,黄柏、萆薢各 10 克。

【用法】水煎服,每日 1 剂。

秘方 16

【组方】金银花、紫花地丁各 20 克，牛膝、黄柏、车前子、生薏苡仁各 10 克。

【用法】水煎服，每日 1 剂。

疝气

秘方 1

【组方】鲜生姜适量。

【用法】将鲜姜洗净，捣烂绞取其汁，去渣，将汁贮于碗中。阴囊浸入姜汁内片刻即成。

秘方 2

【组方】葱衣（葱白的表皮）100 克。

【用法】将葱皮洗净，切碎，置锅中，加水煮沸 2 ~ 3 分钟即可。每日 1 次，连服 7 ~ 10 日。

秘方 3

【组方】干老丝瓜 1 个，陈皮 10 克。

【用法】丝瓜焙干，研细。陈皮研细。两味混合，开水送服，每服 10 克，日服 2 次。

【备注】理疝消肿。治小肠疝气致睾丸肿痛。

秘方 4

【组方】吴茱子 9 克，小茴香（炒）15 克，广木香 3 克，生姜 5 克，豆豉 30 克，黄酒 200 毫升。

【用法】将上药共研制为细末，与黄酒一同放入砂锅内，煎至 100 毫升，滤取酒液即成。每日 1 次，2 次分服，温服。

秘方 5

【组方】桂心 100 克，生姜 60 克，吴茱萸 30 克，白酒或黄酒 200 毫升。

【用法】将上药共研为细末，与酒一同置砂锅内，隔水炖沸，酒剩一半时，去渣即可。每日 1 次，3 次分服。

【备注】服药期间忌食生姜。

秘方 6

【组方】玉米茎心（玉米茎内之白色柔软绵状物质）10 条。

【用法】加水煮汤。代茶饮用。

秘方 7

【组方】熟柚子 1 个，生鸡蛋 1 个。

【用法】把柚子扎一个孔，将鸡蛋放入孔内用火烧，待熟后去壳食蛋。每日食用 2 个。

秘方 8

【组方】红皮蒜 2 头，柑核 50 克，金橘 2 个，白糖 50 克。

【用法】蒜去皮，同其他 3 味料用水 2 碗煮成 1 碗。顿服。

秘方 9

【组方】红皮蒜 2 头，金橘 2 只，橘核 30 克，白糖 50 克。

【用法】将大蒜去皮,切片;金橘(不去皮)切碎;橘核捣碎,待用。锅内加水适量,放入大蒜、橘核、金橘,大火烧沸,改用文火煮20分钟,去渣取汁,调入白糖即可。每天1~2次,顿服。

秘方 10

【组方】沉香、附子各1个,川楝子45克。

【用法】上药研为细末。加水70毫升,生姜3片,枣1个,盐少许,煎至50毫升,空腹服用。

秘方 11

【组方】陈醋500毫升,鸡蛋2个。

【用法】先将鸡蛋用醋浸泡1日,次日将醋与鸡蛋倒入锅内同煮,至醋一半时,趁热吃蛋饮醋。每日1次。

【备注】服用此方后,应避风寒,吃完有汗出则效果佳。胃酸过多及溃疡病人忌用。

秘方 12

【组方】当归6~9克,枸杞9克,小茴香6克,肉桂3~6克,乌药6克,沉香3克(或木香亦可),茯苓6克。

【用法】加水、生姜3~5片,同煎,空腹温服。

秘方 13

【组方】南木香屑、京三棱(煨)、结猪苓(焙)、宣泽泻(炒)、川楝肉(炒)、下广皮(酒炒)、香附(米酒炒)各21克,杭青皮(醋炒)6克。

【用法】共研为末,酒煮米糊为丸。每服3~6丸,空腹盐汤调服。

秘方 14

【组方】羊肉150克,草果5个,大麦仁10克,盐适量。

【用法】将羊肉切块,同草果煮熟,将羊肉捞出,将汤过滤,加入大麦仁煮熟,再放入羊肉,加适量盐,调匀即可食用。

秘方 15

【组方】柚子核15克,柑核30克,金橘2只,白糖适量。

【用法】将柚子核、柑核洗净,金橘切开多瓣,一同放入砂锅内加水,文火煎煮1小时,去渣取汁。加入白糖即可食用。

秘方 16

【组方】干漆(炒烟出为度)、胡椒各适量。

【用法】上药研为细末。每服2克,菘酒调,趁热服。

静脉炎

秘方 1

【组方】生山栀适量。

【用法】焙干研细末,用米醋调成糊状,涂敷患处,每日换药3~4次,连敷5~7

天,轻者1~2天见效。

秘方2

【组方】黄芪适量。

【用法】研为极细粉,取适量外敷溃疡处。

秘方3

【组方】鲜仙人掌适量。

【用法】削净表面小刺,切成薄片,沿静脉走向贴敷,药干后再换。

【备注】清热解毒、活血散瘀。治静脉发炎局部红肿、微热。

秘方4

【组方】新鲜丝瓜叶数片。

【用法】洗净捣成糊状,用量视静脉炎症面积大小而定,敷于患处,厚度0.2~0.3毫米,稍大于炎症范围,上面覆盖一层塑料薄膜,以防蒸发、干燥,用胶布固定。每日换药1~2次,以保持湿润为宜。

秘方5

【组方】红花100克。

【用法】将其装入玻璃瓶内,加入75%酒精500毫升,浸泡7日以上,外涂患处,每日3次。

秘方6

【组方】山慈菇50克。

【用法】研末,装入玻璃瓶内,加入75%酒精或高度白酒(用量以超出药面20毫升为度)浸泡7日以上,备用。用时将山

慈菇酒少许倒入手掌,在患处来回用力搓擦,直到皮肤发热。每日3~5次,7日为一疗程。

秘方7

【组方】绿萼梅花将开者7朵。

【用法】取鸡蛋1个,顶端开一小口,将绿萼梅花放入蛋内,封口,饭上蒸熟,去梅花,食蛋,每日1个,连服7日。

秘方8

【组方】鲜白头翁(根)150克。

【用法】洗净,剪段(约寸许长),放入坛内,加入白酒1千克,严封口,隔水放锅中煮数沸,出锅放阴凉处出火毒2~3日,开坛捞出白头翁,将药酒装瓶备用。每次1~2盅,早、晚各1次,饭后1小时服用,疗程1~2个月,之后视病情可继续服用,至创面愈合为止。

秘方9

【组方】鸡蛋2个。

【用法】将鸡蛋煮熟,剥去蛋壳,取蛋黄放入铁勺内搅碎,用火烤炼,待其熬成黑色即见油脂流出,一般每个蛋黄可炼4~5毫升油。将油涂在已消毒好的创面上,用无菌纱布包扎,每3~5天换1次药。

秘方10

【组方】蝼蛄1个(鲜品为佳,干品亦

可）。

【用法】取绿壳鸭蛋1个,将其戳一小孔,蝼蛄装入蛋内,用火纸叠为7层,清水浸泡后,将鸭蛋裹住,置细灰火内烧熟,除去蛋壳内服。每天早上服1个,连服7~14个。

秘方11

【组方】鲜芦荟适量。

【用法】洗净,用小刀刮去表皮,将芦荟汁滴在病变局部,用消毒压舌板沿血管走向轻轻刮匀。如有皮肤溃破者以生理盐水洗创面,芦荟汁直接滴于破损处,覆盖凡士林纱布,每日3次。

秘方12

【组方】全蝎30克。

【用法】研为细末,用肥皂水洗患处,再用温水清洗,将全蝎粉0.5克放在半张伤湿止痛膏的中心,贴患处,3日换1次药。

秘方13

【组方】煅牡蛎适量。

【用法】研为细末,每次21~24克,于三餐时,米汤送下。

秘方14

【组方】夏枯草50克。

【用法】水煎或沸水浸泡,当茶饮服,每日1剂。

秘方15

【组方】三七适量。

【用法】研为细粉,每次2克,每日2次,口服,或用酒调成糊状,涂于患处,每日换药2次。

秘方16

【组方】珍珠适量。

【用法】焙干研为极细粉,取适量外敷已清创消毒好的溃疡面上,以无菌纱布敷盖,隔日或3日换药1次。

秘方17

【组方】蚤休根茎5克。

【用法】上药磨成汁兑入白醋20毫升,外涂患处,每日3~4次。

破伤风

秘方1

【组方】黄连15克,酒1盅。

【用法】加水,煎为七成,入黄蜡10克,溶化后趁热服下。

秘方2

【组方】蒲公英、金银花、当归、败酱草各30克,连翘20克,僵蚕、钩藤、防风、川芎、羌活各15克,红花、桃仁、全蝎各10克,栀子12克。

【用法】上药水煎3次后合并药液,分早、中、晚3次口服,每日1剂。

秘方3

【组方】干蝎1个,麝香0.3克(为末)。

【用法】敷患处,避风,速愈。

秘方4

【组方】鱼鳔胶10~15克,黄酒120克。

【用法】将鱼鳔胶用线捆扎数周,用草燃烧,烧焦后,放土地上晾干,研末。用黄酒煎开冲服,见汗即愈。

下肢溃疡

秘方1

【组方】鲜天胡荽全草50克,鸡蛋白1个,土霉素1克。

【用法】将鲜天胡荽全草洗净捣成糊状,放入锅内炒热后取出,待温热时放入鸡蛋白1个,土霉素粉1克搅匀,外敷时先用温盐水洗净局部脓液,剪除不新鲜的肉芽组织,然后把药摊于患部,厚约0.5厘米,用纱布包扎好,每日1次。

秘方2

【组方】陈牛皮1块。

【用法】将此药烧灰存性,研极细末,涂于患处。

【备注】牛皮越陈越好。以文火炮制。

秘方3

【组方】茄子皮、萝卜皮各等份。

【用法】将茄子皮烧成灰,香油调敷。再用萝卜皮煮熟趁热贴患处。

【备注】疮面每3天用淡盐水清洗1次。治疗中忌食腥腻之物。

秘方4

【组方】鸡蛋黄10个。

【用法】将鸡蛋煮熟,剥取蛋黄,微火烤出蛋黄油,收贮,涂搽于溃疡面上,每日1次。

【备注】蛋黄油败火祛毒、收敛生肌。外搽下肢溃疡,伤口愈合快,无疮痕。除此之外,尚可用于治疗烧伤、烫伤。

秘方5

【组方】辛荑花50克,紫草75克。

【用法】上药共研为细末,用猪油或香油调成膏贴患处。每日1次。

【备注】本方一般10天见效或痊愈。

秘方6

【组方】桉叶60克,艾叶60克。

【用法】将桉叶用水冲洗后,放入砂锅内,加水适量,煎2小时后去渣,浓缩糊剂备用。先用艾叶水(一味艾叶煎水)反复清洗疮面,揩干后,用棉签蘸桉叶糊剂涂于患处包扎,隔日换药1次,一般用药4次见效,7次治愈。

第三章 风湿性疾病

风湿性关节炎

秘方 1

【组方】苍术 120 克。

【用法】加水 1500 毫升煎至 500 毫升,去药渣,加蜂蜜 100 克,一次服完,以出微汗为佳。

秘方 2

【组方】生姜 250 克。

【用法】切碎备用,取公鸡 1 只(1 ~ 1.5 千克),去毛洗净,去除内脏,切成小块。将生姜与鸡块一起放入瓦罐内,加入白酒 250 毫升,文火炖熟,不加油盐。2 天内分次服完,以出微汗为佳,服时避风。

秘方 3

【组方】葡萄根 30 ~ 60 克。

【用法】水煎服,或和猪尾骨炖服。

秘方 4

【组方】白芥子适量。

【用法】研为细末,用食醋(或蛋清)调成糊状,摊于布上,贴敷患处,待皮肤有烧灼感时除去。

秘方 5

【组方】生地 90 克。

【用法】水煎服,每日 1 剂。

秘方 6

【组方】虎杖 30 克,猪脚爪 1 只,米醋 50 毫升。

【用法】共煎煮 2 小时后饮其汤。

秘方 7

【组方】徐长卿根 24 ~ 30 克。

【用法】与猪精肉 120 克、老酒 60 毫升,酌加水,煎成半碗,饭前服用,每日 2 次。

秘方 8

【组方】干草薢根 15 克。

【用法】与猪脊骨 250 克炖服。

秘方 9

【组方】生大黄适量。

【用法】生大黄研细末,用鸡蛋清适量调成糊状,外敷患处关节,每日 1 次。

秘方 10

【组方】川芎 500 克。

【用法】研细末备用,用时取本品少许,用温水或醋调成糊状,涂于纱布上敷于患处,每两天换 1 次。

秘方 11

【组方】金钱草 50 ~ 100 克。

【用法】用酒炒热,外敷患处。

秘方 12

【组方】蚕沙 30 克。

【用法】水煎,一日 3 次,加入热黄酒半杯同服。

秘方 13

【组方】土茯苓 500 克。

【用法】去皮,和猪肉炖烂,分数次连渣服食。

秘方 14

【组方】补骨脂 60 克。

【用法】浸泡于 500 毫升 50 度以上白酒内 7 天,每次饮酒10 ~ 20 毫升,每日2 ~ 3 次,连服10 ~ 20 日。

类风湿性关节炎

秘方 1

【组方】生石膏 30 克,知母 9 ~ 15 克,桂枝 9 克,甘草 3 克,粳米 15 克。

【用法】上药以水煎内服,每日 1 剂,石膏先煎,热痛明显者,可加水玄参、赤芍各 9 克。

秘方 2

【组方】老鹳草 30 克。

【用法】上药以水煎服。每日 1 剂,连服 1 周,休息 3 日,再服 1 周。

秘方 3

【组方】防风、当归、秦艽、葛根、羌活、桂枝各 9 克,赤芍、杏仁、黄芩各 12 克,甘草 3 克。

【用法】上药以水煎内服,每日 1 剂。

【备注】祛风通络、散寒除湿。用于风寒湿痹阻型类风湿性关节炎,症见关节疼痛,呈游走性;关节屈伸不利;或见恶风发热、苔薄脉浮。

秘方 4

【组方】薏苡仁 15 ~ 30 克,麻黄、桂枝、乌药、苍术各 9 克,当归 12 克,甘草 3 克。

【用法】上药以水煎内服,每日 1 剂。

秘方 5

【组方】干地黄 30 克。

【用法】用水 500 克,稍浸泡后用文火煎,取药液 100 克。用同方法连煎 3 次取药液共 300 毫升,每日 1 剂,分 3 次服完。每服 7 日,休息 3 日,然后再服。

颈椎病

秘方 1

【组方】紫贝齿 30 克(先煎)、磁石 30 克(先煎)、粉葛根 15 克,炒白芍 15 克,丝瓜络 15 克,炙甘草 9 克。

【用法】每日 1 剂,先将紫贝齿、磁石煮半小时,再加入诸药共煎。日服 2 次。

秘方 2

【组方】当归、红花、三七粉各等量。

【用法】共研细末。口服,每次 3 克,每日 3 次,温开水送服,9 天为 1 疗程。

秘方 3

【组方】五加皮 200 克,当归 150 克,川牛膝 120 克,红花 50 克,白酒 200 毫升。

【用法】将以上药材浸入白酒中 1 个月。适量饮用,每日 3 次。

【备注】注意颈部不要受凉。

秘方 4

【组方】老桑枝 60 克,母鸡 1 只(约 1 千克)。

【用法】母鸡洗净,切小块,与老桑枝一起放入锅内。加适量水煲汤,加盐调味。汤料同食,佐餐食用。

【备注】适用于神经根型颈椎病,症见颈椎转动不利、时有疼痛、上肢麻木、头晕等。

秘方 5

【组方】桂枝 9 克,葛根 15 克,白芍 10 克,黄芪 20 克,生地 10 克,当归 15 克,川芎 10 克,片姜黄 10 克,羌活 10 克,防风 10 克,甘草 3 克,生姜 3 片,大枣 5 枚。

【用法】每日 1 剂,水煎,分 2 次温服。

秘方 6

【组方】独活 20 克。

【用法】独活水煎取汁,代茶饮用。

秘方 7

【组方】人参粉 10 克,粳米 50 克,红枣 15 克,白糖适量。

【用法】粳米与红枣煮粥,粥熟后加入人参粉、白糖煮沸即可。每日食用 1 次。

秘方 8

【组方】臭梧桐根 50 克。

【用法】臭梧桐根水煎取汁。每日服 2 次,5 日为 1 个疗程。

秘方 9

【组方】猪脑 1 个,天麻 10 克,盐适量。

【用法】将天麻切碎,与猪脑一同放入炖盅内,加适量水、盐,隔水炖熟。每日 1 次,连服 3~4 次。

秘方 10

【组方】葛根 30 克,猪脊骨 500 克。

【用法】葛根去皮切片,猪脊骨洗净,切段。然后将二者一同入锅,加适量清水煲汤,佐餐食用。

肩周炎

秘方 1

【组方】薏苡仁、莱菔子、菟丝子、紫苏子、吴茱萸、盐各 30 克。

【用法】盐炒黄,余药炒至变色。装入布袋熨患处,同时活动肩关节。

秘方 2

【组方】松叶 500 克,独活、麻黄各 50 克,白酒 2500 毫升。

【用法】将前 3 味料去除杂质,洗净晾干,用纱布包好,浸入白酒内,密封贮存,每日摇荡 1 次,30 日即成。每次服 10 毫升,每日 3 次,温服。

秘方 3

【组方】黄芪 30 克,当归 20 克,童子鸡 1 只,生姜、盐各适量。

【用法】先将童子鸡宰杀,去毛及内脏后清洗干净,再将黄芪、当归、生姜洗净后塞入鸡腹中,然后放入砂锅内,加适量水、盐,用大火烧沸,再转小火慢炖 2 小时即可。吃鸡肉,喝汤,3 日 1 剂。

秘方 4

【组方】独活、秦艽、桂枝、山茱萸各 10 克。

【用法】水煎口服。每日 1 剂,分 2 次服用,亦可外洗。

秘方 5

【组方】生姜 20 ~ 30 克。

【用法】将生姜洗净切片,加水煎沸 3 分钟,去渣,用毛巾浸入姜汤中,绞干后温熨患部。每日 2 ~ 3 次。

秘方 6

【组方】当归、白芍、黄芩、葛根各 9 克,桂枝、柴胡各 6 克,天花粉 12 克,生黄芪、生牡蛎(先煎)各 15 克。

【用法】将上药以水煎煮,取药汁。每日 1 剂,分 2 次服用。

秘方 7

【组方】韭菜子 15 克,艾叶、小茴香各 10 克。

【用法】水煎服。每日 1 剂。

秘方 8

【组方】白凤仙根、臭梧桐、生姜、大蒜头、韭菜各 500 克。

【用法】同捣汁,文火煎膏,摊贴患处。

秘方 9

【组方】桑枝一把。

【用法】切细,以水煎 2 碗。1 日服尽,可连服数次。

秘方 10

【组方】山茱肉 35 克。

【用法】水煎服。每日 1 剂。症状减轻后可减量到 10 ~ 15 克。

秘方 11

【组方】灵仙 4.5 克,汉防己 6 克。

【用法】水煎服。每日 3 次。

秘方 12

【组方】全当归、鸡血藤各 12 ~ 15 克,木香、陈皮、赤芍各 8～10 克,桑枝 15～20 克,鸡蛋 1 个。

【用法】将鸡蛋与诸药同煮,待蛋熟后去壳再煮 5～10 分钟。食蛋饮汤,每日 3 次,每次 1 个。

秘方 13
【组方】木瓜、鸡血藤各 30 克,干姜 6 克。

【用法】水煎服。每日 1 剂。

腰椎间盘突出症
秘方 1
【组方】金钟花、生地各 500 克,血藤 250 克,桔梗 200 克。

【用法】先将上药用冷开水喷湿,再加白酒 5 千克,浸泡 1 周即成。初次服 10 毫升,以后每日 3 次,逐渐增量至四肢稍有麻木感,以此为限,连服 1 周后,再逐渐减量。

秘方 2
【组方】核桃仁 210 克,黑芝麻 210 克,杜仲 60 克,川续断 30 克,骨碎补 45 克,木瓜 30 克,菟丝子 60 克,元胡 30 克,香附 15 克,当归 60 克。

【用法】上药除核桃仁、黑芝麻外,均晒干、碾碎,过筛待用。将黑芝麻于碾槽内碾碎,再放入核桃仁一起碾,当用手摸无颗粒时,与药面一起倒入盆中,以炼蜜

250 克分数次加入盆内搅拌,反复揉搓成团块,取团块 7 克制成药丸。冬天可装入瓶内储存,夏天制成蜡丸或用油纸单包,装入瓷盆内放阴凉处。每次服 1 丸,每日服 2 次,以黄酒 20 毫升冲服。连服 100 丸为 1 个疗程。

秘方 3
【组方】独活、党参、川断、菟丝子、桂枝、仙茅、仙灵脾、狗脊、黑芝麻各 12 克,桑寄生、鸡血藤、黄芪、青风藤各 20 克,白芍、甘草各 10 克。

【用法】每日 1 剂,水煎服。

腰痛
秘方 1
【组方】吴茱萸末 9 克,黄酒 1 杯。

【用法】将上述 2 味料调匀炒热,摊油纸上,贴患处。

秘方 2
【组方】狗骨、白酒各适量。

【用法】将狗骨浸于酒内,15 日后可服用。

秘方 3
【组方】栗子 15 个,糯米 100 克。

【用法】按常法煮粥食用。每日 1 剂,连服 3～5 日。

秘方 4
【组方】鸡血藤、伸筋草各 9 克。

【用法】水煎服。

秘方 5

【组方】赤小豆 120 克,大枣 10 枚,红糖适量。

【用法】水煎服,每日 1 剂。

【备注】补气活血。适用于年老体弱所致的腰腿酸痛。

秘方 6

【组方】炙黄芪、当归、川牛膝各 30 克,防风 15 克。

【用法】将上述药水煎,分 2 次服用。

秘方 7

【组方】大茴香(又称八角茴香)适量。

【用法】将大茴香炒焦,研为细末,每次服 6 克,饭前以酒送下,每日 2～3 次。

秘方 8

【组方】韭菜或韭菜根 30～50 克,黄酒 90 毫升。

【用法】将韭菜洗净切细,与黄酒共置锅内,煮沸,趁热饮服,每日 1～2 剂。

秘方 9

【组方】茶叶 6 克,米醋 50 毫升。

【用法】将茶叶用 200 毫升沸水冲沏,候温,兑入米醋,1 次服下。

秘方 10

【组方】辣椒叶适量,酒少许。

【用法】洗净,捣烂,炒热,将酒频频洒上,趁热敷于患处,以布条束之。

秘方 11

【组方】生姜、大葱、面粉各适量。

【用法】切碎,再共同捣烂,入锅炒热,趁热敷腰部,以宽带缚紧。

秘方 12

【组方】醋糟 1.5 千克。

【用法】先将醋糟炒热,以不烫皮肤为度,装入小布袋中。睡前敷患处 1～2 小时。

秘方 13

【组方】带壳刀豆子 30 克,猪腰子 1 只,调料适量。

【用法】将猪腰子洗净剖开,剔去臊腺筋膜,切碎,刀豆子洗净切碎,共置锅内,加水煮汤,调味服食。每日 1 剂。

秘方 14

【组方】五月艾 60 克,醋 15 克。

【用法】将艾叶去梗,炒至焦黄,洒醋。趁热用布裹束于腰部疼痛处。

腰扭伤

秘方 1

【组方】红花 6 克,鸡蛋 2 个。

【用法】将鸡蛋冲洗,磕入碗中,搅散。红花略冲洗,放入搅开的鸡蛋液中,拌匀。不锈钢炒锅置火上,放适量油烧热后,倒入红花鸡蛋液,炒熟即可,不用加盐。每天吃1次,连吃3天。

秘方2

【组方】西瓜皮500克,白酒、盐各适量。

【用法】将西瓜皮洗净,刮除瓜皮内侧的白色部分,只留青色瓜皮,晒干或风干,研为末。每次取20克,加入少许盐,用白酒调服,每日3次,连用3天。

秘方3

【组方】冬瓜皮30克,白酒适量。

【用法】冬瓜皮洗净,炒灰存性,研为细末,备用。用白酒送服,每日1次,每次服用6克,3~5天为1个疗程。

雷诺病

秘方1

【组方】炙黄芪60克,苏木15克,川芎15克。

【用法】取上药加水800毫升同煎,先用武火煎沸后,改用文火续煎30分钟,取药汁1次服完,每剂煎服2次,每日1剂。

秘方2

【组方】桂枝15克,炮姜10克,鹿茸6克,附子6克(先煎)。

【用法】先取鹿茸加水900毫升同煎,用武火煎沸后,改用文火续煎30分钟,再将余药加入同煎,每剂煎服2次,每日1剂。

秘方3

【组方】熟地黄15克,鹿角胶15克,白芥子6克,肉桂6克,炮姜炭6克,麻黄6克。

【用法】每日1剂,2煎混合,分早晚2次温服。第3煎倒入盆内熏洗患指,每日1次,每次熏洗20~30分钟。

第四章 功能障碍

前列腺炎

秘方1

【组方】葡萄汁、鲜藕汁、生地汁各200毫升。

【用法】葡萄汁、鲜藕汁、生地汁和匀,放于砂锅中,烧开后加蜂蜜,调匀。每日服3次,每次200毫升。

秘方 2

【组方】鲜紫花地丁 60 克,田螺肉 10 ～ 20 克,芝麻油、盐各适量。

【用法】将紫花地丁和田螺肉用芝麻油炒熟,加盐调味。1 次食完。

秘方 3

【组方】芥菜 500 克。

【用法】将新鲜芥菜洗净,放入温开水中浸泡 30 分钟,取出后连根切碎,制成芥菜汁。剩下的芥菜渣,可加适量温开水浸泡 10 分钟,再重复绞汁。合并 2 次汁液,用洁净纱布过滤。将滤后的芥菜汁置锅中煮沸即可。早晚 2 次服用。

秘方 4

【组方】鲜马齿苋 500 克。

【用法】将新鲜马齿苋洗净,放入温开水中浸泡 30 分钟,取出后连根切碎,放入榨汁机中,制成鲜马齿苋汁。将鲜马齿苋汁放入砂锅中,用小火煮沸即可。早晚 2 次分服。

秘方 5

【组方】赤小豆 60 克,薏苡仁 30 克,蜂蜜 20 克。

【用法】先将薏苡仁洗后晒干,研成细粉,备用。将赤小豆拣去杂质,洗净,用温开水浸泡 1 小时,取出后入锅,加水适量,先用大火煮沸,再改以小火炖 1 小时,待赤小豆酥烂时,调入薏苡仁粉,拌和均匀,继续煮至成羹时加入蜂蜜,搅匀即可。当点心任意服食,或早晚 2 次分食。

秘方 6

【组方】党参 24 克,黄芪 30 克,茯苓、萆薢、王不留行各 12 克,莲子 20 克,车前子 15 克,肉桂 6 克,白果、甘草各 9 克,吴茱萸 5 克。

【用法】将以上各药洗净,水煎,弃渣取汁。空腹服用,每日 1 次。

秘方 7

【组方】白兰花适量。

【用法】将白兰花研为细末。每次取 10 克,温开水冲服,每日 3 次。

秘方 8

【组方】萝卜 1.5 千克,蜂蜜适量,盐适量。

【用法】将萝卜洗净,去皮切片,用蜂蜜浸泡 10 分钟,放在瓦上焙干,再浸再焙,不要焙焦,连焙 3 次。每次嚼服数片,盐水冲服,每日 4 ～ 5 次,常食。

秘方 9

【组方】鲜蒲公英 60 克,玉米须 60 克,白糖适量。

【用法】将蒲公英洗净,与玉米须同放锅中,加水浓煎,去渣取汁 1 碗,加入白糖稍炖即成。每日1次。

秘方10
【组方】肉苁蓉30克,羊肾2个,葱花、姜末、精盐、味精各适量。

【用法】将羊肾洗净,用刀剖开,除去筋膜,切片后剁成羊肾泥。肉苁蓉用酒浸泡数小时,去皱皮,切成黄豆大小的方丁,放入锅中,加羊肾泥及清水适量,先用大火煮沸,改用小火煮成羹,加葱花、姜末、精盐、味精,调和均匀即可。早晚2次分服。

秘方11
【组方】藕汁40毫升,白蜜40毫升,生地黄汁80毫升。

【用法】将上3味料搅和,微火煎之,令如饧即成。每服空腹含服10~15毫升,渐渐下咽。

【备注】禁食热物。

秘方12
【组方】葡萄汁、藕汁、生地黄汁各150毫升,白花蛇舌草汁、王不留行汁各100毫升,白蜜250毫升。

【用法】将以上各味料混合,煎为稀饧。饭前服60毫升。

秘方13
【组方】金樱根120克,佛手花、砂仁各6克,滑石30克,猪脬1个,姜丝、黄酒、精

盐、味精、麻油各适量。

【用法】金樱根、佛手花、砂仁洗净,滑石打粉,水煎2次,每次用水300毫升,煎半小时,2次混合,弃渣留汁于锅中。再将猪脬用盐内外搓洗干净放入,用小火炖至酥烂时,加入姜丝、黄酒和精盐继续炖10分钟,下味精,淋麻油,调匀。分1~2次趁热食猪脬、饮汤。

秘方14
【组方】竹叶10克,茶叶5克。

【用法】用沸水冲泡即成。代茶饮,常服。

秘方15
【组方】玫瑰花瓣6~10克,灯心草2~3克。

【用法】先将灯心草水煎,弃渣取汁,趁热冲泡玫瑰花,加盖片刻即可饮服。代茶频饮。

秘方16
【组方】紫花地丁、紫参、车前草各15克,海金砂30克。

【用法】上药研为粗末,置保温瓶中,以沸水500毫升泡焖15分钟,代茶饮,每日1次,连服5~7日。

【备注】脾胃虚寒者禁用。

秘方17
【组方】车前叶50克,鲜马齿苋90克。

【用法】将车前叶和马齿苋洗净,水煎服

之。每日分 2 次服完,连用 7 ~ 10 日。

秘方 18

【组方】鲜蒲公英 100 克,粳米 100 克。

【用法】先将鲜蒲公英洗净,切碎,入砂锅,加水适量,用中火煎煮 30 分钟,用洁净纱布过滤,弃渣取汁,备用。粳米淘洗干净,入锅加水后用大火煮沸,改用小火炖 15 分钟。加入温热的鲜蒲公英煎汁,继续煮成稠粥,加冰糖适量即可。早晚 2 次分食。

秘方 19

【组方】紫花地丁 30 克(或鲜品 60 克),玉米须 250 克,蜂蜜 30 克。

【用法】先将玉米须洗净,切碎,放入纱布袋中,扎口,备用。将紫花地丁洗净,连根与玉米须袋同入砂锅,加水适量,先用大火煮沸,改用小火煎煮 30 分钟,取出玉米须袋加入蜂蜜,拌匀即可。早晚 2 次分服,紫花地丁也可同时嚼食。

秘方 20

【组方】鲜绿豆芽 500 克,白糖适量。

【用法】将绿豆芽洗净,装于纱布袋中,捣烂绞汁,加入白糖,代茶饮用。

秘方 21

【组方】桃仁 10 克,鲫鱼 1 条,料酒少许。

【用法】先将桃仁洗净,放入温水中浸泡片刻。将鲫鱼剖腹清洗干净,在腹中放入桃仁,用细线扎一下,放入砂锅,加水适量,先用大火煮沸,烹入适量料酒,改用中火煨煮至鲫鱼肉酥烂。佐餐或当菜,任意服食。

秘方 22

【组方】泽兰叶末 100 克,墨鱼 250 克,料酒少许。

【用法】将泽兰叶放入清水中漂洗 30 分钟,取出后晒干或烘干,研成细末,装入布袋中备用。墨鱼用清水洗净后,切成片状,放入砂锅,加水适量,放入泽兰药袋浸透,用大火煮沸,烹入料酒,改用小火煨煮 1 小时,待墨鱼肉酥烂即成。佐餐或当菜,任意服食。

秘方 23

【组方】蜂王浆适量。

【用法】用开水将蜂王浆配制成 1:100 的溶液。每日口服 2 次,每次 20 ~ 30 毫升,经常服用。

秘方 24

【组方】生梨 250 克,甘蔗 50 克,鲜藕 250 克。

【用法】先将生梨洗净,连皮切成小块(去内核),捣碎。甘蔗洗净后除去外皮及节头,切成小段(段长 1 厘米左右),捣碎。鲜藕洗净,切片,捣碎。将生梨、甘蔗、鲜藕分别放入榨汁机中,制成浆汁,用洁净纱布过滤,收集滤汁即成。早晚2次分服,滤汁浓稠时,可以温开水冲调饮之。

秘方25

【组方】灯芯草6克,柿饼2个,白糖适量。

【用法】将上2味料加水适量煎汤。加白糖调味饮汤,食柿饼。

秘方26

【组方】鲜爵床草100克(干者凉拌),红枣30克。

【用法】将爵床草洗净切碎,同红枣一起加水1000毫升,煎至400克左右。每日2次分服,饮药汁吃枣。

秘方27

【组方】黑槐子末2克,大黄末2克,鸡蛋1个。

【用法】将鸡蛋敲一缺口,把黑槐子末与大黄末下入搅匀,用白面糊口蒸熟。每次吃2个鸡蛋,每日1次,服后多喝开水,连用4日,停2日。

秘方28

【组方】小麦100克,通草20克。

【用法】水煎2次,每次用水300毫升,煎半小时,2次混合,弃渣取汁。分2次服用。

秘方29

【组方】胡枝子(牡荆)鲜全草30~60克,车前草15~24克,冰糖30克。

【用法】将上3味料加水煎制。每日服3次。

秘方30

【组方】补骨脂15克,熟猪肚250克,精盐、味精各适量。

【用法】将补骨脂洗净,切成小块备用。猪肚洗净后浸泡30分钟,再冲洗1次,取出后切成1厘米见方的小块,与补骨脂块同入砂锅,加水适量,中火煲45分钟,待猪肚烂熟时,加精盐、味精等调料,拌和均匀即可。佐餐或当菜,随意服食,或早晚2次分服。

前列腺肥大

秘方1

【组方】柴胡、白芍、青皮、陈皮、法半夏、茯苓、白芥子、香附、莪术各9克,牡蛎15克,瓜蒌12克。

【用法】水煎服。每日1剂,日服3次。

秘方2

【组方】独头大蒜1个,栀子3个,盐少许。

【用法】上药共捣烂如泥,做成饼状,贴敷于肚脐上,上盖敷料,胶布固定,每日换药1次,便通即止。

秘方3

【组方】大黄、毛冬青、忍冬藤各30克,红花10克,吴茱萸、泽兰各15克。

【用法】上药加水 2000 毫升,煎至 1500 毫升,将药液倒入浴盆内,待温坐浴,每日 1 次,每次 15~25 分钟。

秘方 4

【组方】紫花地丁 30 克,蒲公英、鱼腥草各 15 克,野菊花、天葵子各 10 克,金银花、连翘、白头翁各 12 克。

【用法】上药加水 800 毫升,煎至 400 毫升,备用。每次取 200 毫升,作保留灌肠,每日 2 次。

秘方 5

【组方】黄柏、知母、车前子各 15 克,肉桂 4 克。

【用法】水煎服。每日 1 剂,日服 2 次。或煎至 300 毫升,每次取 150 毫升作保留灌肠,每日 2 次。

秘方 6

【组方】黄芪 30 克,当归、滑石各 10 克,升麻、柴胡各 8 克,甘草、石菖蒲各 5 克,淡竹叶 2 克。

【用法】水煎服。每日 1 剂,日服 3 次。

前列腺增生症

秘方 1

【组方】鲜檫树根 150 克。

【用法】鲜檫树根水煎。每日 1 剂,分 2 次服用。小便通畅后可酌情将药量减为 100 克,连服 7 日以巩固效果。

秘方 2

【组方】大葱 250 克,白酒适量。

【用法】大葱切碎用白酒炒,装入布袋,推熨小腹,反复多次,以小便通为度。

秘方 3

【组方】生葱 250 克,食盐 500 克。

【用法】将葱洗净、切碎,加食盐,入锅中炒热后取出,用棉布包好,待温度适宜时熨小腹(以不烫皮肤为准),凉后再热,连熨数次,2~4 小时见效。

秘方 4

【组方】独头蒜 1 个,栀子 3 枚,葱白 5 条,石菖蒲 15 克,食盐少许。

【用法】上药共捣烂,用布包外敷脐部,或将诸药混合后炒热外敷,以利药力透达病处。

【备注】饮食以清淡之品为宜,应避免辛辣刺激之品与过咸、过甜食物,起居应有规律,节欲,忌过劳,保持情绪稳定。

秘方 5

【组方】黄芪 60 克,鲜鲤鱼 1 条。

【用法】将鲜鲤鱼宰杀后与黄芪一同煮汤。饮汤食肉。

秘方 6

【组方】甘遂 10 克。

【用法】甘遂研末,加水调成膏状。把甘

遂末敷于脐下,每日 1 次,1 个月为 1 个疗程。

秘方 7

【组方】生黄芪 100 克,滑石 30 克,琥珀 3 克。

【用法】将前 2 味药加水适量煎 2 次,取汁和匀,再将琥珀粉兑入,分 2 次空腹服下。

秘方 8

【组方】麦芽 60～120 克,桃仁、牛膝、王不留行各 15 克,三棱、莪术各 9 克,土茯苓 30～50 克。

【用法】如伴有泌尿系感染,加用抗生素。尿潴留者,以导尿管排尿。服药 1 月为 1 疗程,可连续治疗数疗程。尿潴留解除或排尿困难等症消除后,可用单味麦芽煎水服以巩固疗效。

秘方 9

【组方】贝母、苦参、党参各 25 克。

【用法】水煎服,日服 2 次。

秘方 10

【组方】西瓜皮适量。

【用法】将西瓜皮去掉接瓤层,专用翠衣加水煮成浓汁西瓜膏。开水送服,每日 2 次,每次 2 匙,连服 7 天。

秘方 11

【组方】南瓜子 100 克。

【用法】南瓜子炒熟。连壳嚼服,连用 3 个月。

秘方 12

【组方】大蒜 1 个,栀子 3 个,盐少许。

【用法】大蒜、栀子加盐少许,捣烂。摊于纸上,贴脐部。

秘方 13

【组方】水蛭、黄芪、扁蓄、瞿麦、牛膝各 30 克,桃仁、当归、海金砂、黄柏、知母各 10 克,肉桂 45 克,甘草 5 克。

【用法】上药水煎服,每日 1 剂,分 2 次服用。

秘方 14

【组方】夏枯草(干品)10～30 克。

【用法】夏枯草煎汤。代茶饮,每日 1 次。

秘方 15

【组方】三七粉 15 克。

【用法】温水送服,每日 1 次,每次 1 克,15 日为 1 个疗程。

早泄

秘方 1

【组方】苦石莲 12 克,人参、甘草、莲须各 3 克,麦冬、远志、芡实各 6 克。

【用法】水煎服。每日 1 剂,日服 2 次。

秘方 2

【组方】龙胆草 5 克,黄芩 20 克,鲜马齿苋 100 克(干品 200 克)。

【用法】将以上 3 味药切碎,同放入锅中,加水适量,煎煮 30 分钟,去渣取汁,待药汁降温后先清洗阴茎,再倒入浴足器中泡双足 30 分钟,每晚 1 次。15 天为 1 个疗程。清泄肝经湿热。

秘方 3

【组方】黄精、五味子、女贞子、金樱子、桑螵蛸、牡蛎各 30 克,益智、补骨脂各 12 克。

【用法】水煎服。每日 1 剂,日服 2 次。

秘方 4

【组方】芡实 15 克,茯苓 10 克,大米适量。

【用法】将芡实、茯苓捣碎,加水适量,煎至软烂时再加入淘净的大米,继续煮烂成粥。分顿食用,连吃数日。本品可补脾益气,适用于小便不利、尿液混浊、阳痿、早泄。

秘方 5

【组方】白果 9 克,腐皮 45 克,大米适量。

【用法】将白果去壳和心,与腐皮、大米置锅中加水适量,煮粥。每日 1 次,当早餐食用。

秘方 6

【组方】当归 10 克,人参、茯神、白术各 9 克,黄芪、龙眼肉各 12 克,远志、酸枣仁、

木香、甘草各 6 克。

【用法】水煎服。每日 1 剂,日服 2 次。

秘方 7

【组方】芒果 100 克,明虾或基围虾 300 克,小尖椒 6~8 个,青豌豆 50 克。

【用法】将虾去皮、留尾,一切两半,用料酒、盐、水淀粉充分抓匀;芒果切长滚刀块;热锅中加植物油烧温,放入虾尾段划出;锅中留底油,放入葱姜末烹出香味,加入芒果、盐稍炒,加入虾、青豌豆,调味淋明油即可。

秘方 8

【组方】焦黄柏、生地黄、天冬、茯苓各 10 克,煅牡蛎 20 克,炒山药 15 克。

【用法】水煎服。每日 1 剂,日服 2 次。

秘方 9

【组方】山药 300 克、枸杞子 10 克,盐、白糖、水淀粉、香油、植物油、醋、味精、姜丝、蒜片各适量。

【用法】将山药洗净,去皮,切成段,放入蒸碗中,放进蒸锅,隔水蒸至熟,取出,将山药按压成碎末,制成一个个小饼状;枸杞子入清水中洗净,捞出沥水备用。净锅置火上,倒入适量植物油,大火烧至五成热,加入山药饼,炸至微黄时捞出沥油;锅中留适量底油,加入姜丝、蒜片爆香,加入白糖及少量清水煮沸,倒入山

药,加入枸杞子,大火烧至汁将收干,加盐、醋、味精调味,淋入香油,用水淀粉勾薄芡,下入油锅炸至发黄时捞出。将炒锅烧热,放入炸好的山药,加入白糖和清水适量,炒 10 分钟,加醋、味精,用水淀粉勾芡,淋上熟油即可。

秘方 10

【组方】知母、黄柏、山茱萸、山药、泽泻、牡丹皮、金樱子各 9 克,生地黄、沙苑子各 10 克,龙骨、牡蛎各 30 克。

【用法】水煎服。每日 1 剂,日服 2 次。

秘方 11

【组方】霸王花 100 克、甲鱼 1 个、玉米棒 1 根、盐、味精、姜片、葱段、料酒各适量。

【用法】霸王花用温水泡发洗净;宰杀甲鱼清理干净;玉米棒洗净,切成块状。锅置火上,倒入适量清水,大火煮沸后加入少量姜片、料酒,倒入甲鱼,大火焯去腥味,捞出,用清水冲净浮沫。煲锅置火上,倒入适量清水,加入剩余姜片,放入冲洗净的甲鱼、葱段、霸王花,大火煮沸后改小火煲约 1.5 小时,再倒入玉米段,继续煮 30 分钟,加盐、味精调味即可。

秘方 12

【组方】肉豆蔻(半生,半面裹煨)、草豆蔻(如上法)、甘草(半生,地炙)、厚朴(半生,半姜制炒)各等份。

【用法】上药共锉为散。每服 12 克,用水 300 毫升,煎至 210 毫升,去渣,空腹服用。

秘方 13

【组方】黑穗醋栗汁 60 毫升,茶汁 250 毫升,香子兰糖浆 30 毫升。

【用法】将黑穗醋栗汁与香子兰糖浆混合,冲入热茶汁,搅和均匀即可饮用。代茶频饮。

秘方 14

【组方】泥鳅 50 克,酸枣仁 50 克。

【用法】泥鳅活杀,去内脏洗净,切段;酸枣仁洗净。共置锅中,加清水 500 毫升,加姜、葱、黄酒,急火煮开 3 分钟,去浮沫,改文火煮 15 分钟,分次食用。

秘方 15

【组方】远志肉 2.4 克,山药 6 克,芡实 6 克,枣仁(炒,捣碎)4.5 克,白术(土炒)、茯苓各 4.5 克,甘草(炙)3 克,五味子 14 粒(微炒,捣)。

【用法】上药以水煎,空腹时服用。

秘方 16

【组方】韭菜子 200 克(酒浸三宿,滤出焙干)。

【用法】上药杵为末,酒糊为丸,如梧桐子大,朱砂为衣。每次 20 丸,空腹时用酒送下。

秘方 17

【组方】菟丝子(去尘土,水淘净,酒浸一夜,趁润先捣为粗末,焙)、桑螵蛸(炙)各 15 克,泽泻 7.5 克。

【用法】上药共研为细末,炼蜜为丸,如梧桐子大。每服 20 丸,空腹时用清米饮送下。

秘方 18

【组方】紫石英 60 克(细研,水飞过),朱砂 30 克(细研,水飞过),柏子仁 60 克,龙骨 60 克,人参 60 克(去芦头),桑螵蛸 60 克(微炒),麝香 15 克(细研),肉苁蓉 30 克(酒浸一夜,刮去皱皮,炙干)。

【用法】上药捣为末,研入朱砂、石英、麝香,搅匀,炼蜜为丸,如梧桐子大。空腹时,用温酒送下 20 丸。

秘方 19

【组方】五味子 10 克,冰糖适量。

【用法】五味子用开水烫一下后取出,再用开水冲沏,焖泡 5 分钟,加入冰糖即可。代茶饮服。

秘方 20

【组方】熟地黄 6 克,淮山药 4.5 克,麦冬(去心,微炒)2.4 克,当归(酒洗,去尾)3.9 克,白芍(酒炒)3 克,甘草(炙)1.8 克,阿胶(蛤粉炒)3 克,茯苓 3 克,杜仲(淡盐水炒)3 克,丹参 3.9 克。

【用法】上药以水煎,早、晚服。服之而顺,可以多服,但中午时必须服温脾汤以佐之。

秘方 21

【组方】当归、生地黄、白芍、白术各 3 克,麦门冬、天门冬、甘草各 1.5 克,知母、黄柏、远志、陈皮、川芎各 1.8 克。

【用法】上药加生姜,水煎,温服。

秘方 22

【组方】芡实 500 克(炒),莲肉(去心)500 克,胶枣肉 500 克,熟地 500 克,胡桃肉(去皮)1 千克。

【用法】上药共研为末。以猪腰 6 个,掺八角,蒸极熟,去筋膜,同前药末捣成饼。每日服 2 个,空腹时用滚白汤或好酒送下。

秘方 23

【组方】黄柏 500 克(放新瓦上烧令通赤),真蛤粉 500 克。

【用法】上药共研为细末,滴水为丸,如梧桐子大。每服 30 丸,空腹时用酒送下。

秘方 24

【组方】鲜山药 500 克,白砂糖 250 克,面粉 150 克,水淀粉 25 克,牛奶、白瓜子仁、胡桃仁、冬瓜条、红枣各适量,桂花酱、红色素少许。

【用法】将面粉放碗里,上笼蒸熟;山药洗净上笼蒸烂,剥去皮,揉成泥,再放入熟面、牛奶,揉成面团;瓜子仁、胡桃仁、冬瓜条、红枣剁成细末,放入白砂糖150克,桂花酱少许,调匀做馅;剩余糖与水淀粉勾成糖汁。用山药面包馅做成8个桃形,桃尖抹上红色素,蘸上糖汁,上笼蒸熟。做主食食用。

阳痿

秘方1

【组方】桑螵蛸90克(瓦上焙燥),龙骨30克,白茯苓30克。

【用法】上药共研为末,制为丸,如梧桐子大。每服70丸,空腹时煎茯苓、盐汤送下。

秘方2

【组方】虾仁250克,鸡蛋清1个,淀粉5克,盐少许,白汤30个,熟猪油适量。

【用法】虾仁、蛋清、盐、淀粉和匀。用熟猪油烧热锅,倒入和好的虾仁等。用筷子搅散成粒并至颜色变白时,倒入漏勺内沥去油。炒锅置旺火上,放油10克,烧热,倒入虾仁,再加黄酒、白汤、味精,煮沸勾芡,翻炒,撒上胡椒面即成。

秘方3

【组方】虫草20克,肥鸭1只,料酒、味精、葱、姜、盐及胡椒粉适量。

【用法】将鸭宰杀后剖洗好,置沸水锅中余8~10分钟,除去血腥味;虫草反复洗去泥沙备用。在铁锅中加入适量清水,放入料酒、葱、姜、胡椒粉、盐,调好味;将鸭切成10小块,装入炖盅里,用竹签将鸭块插三四个小孔,每孔内插入洗净的虫草1根,再加入调味的清汤后,上笼蒸1小时即可。上桌时加入味精少许。佐餐食用。

秘方4

【组方】雄鲤鱼1条(约500克)、干姜、枸杞子各10克,料酒、盐、味精、胡椒粉各适量。

【用法】将鲤鱼开肚,单取其内之鱼月霍,加入干姜、枸杞子同炖,煮开后,加料酒、盐,稍煮一会儿,再加味精和胡椒粉调味即成。空腹服。隔日服1次,连服5日。

秘方5

【组方】雪莲花60克,白酒500毫升。

【用法】将雪莲花全草泡入白酒中,瓶装密封,每日摇动数次。浸泡7天以后即可饮服。每日早、晚各1次,每次10~15毫升。

秘方6

【组方】杜仲10克,羊肾2枚,调料适量。

【用法】羊肾去脂膜,洗净切碎,与杜仲同入砂锅,加入适量水,炖至熟透后,去渣,经调味即成。空腹服用。

秘方 7

【组方】牛鞭 1 根,韭菜子 25 克,淫羊藿、菟丝子各 15 克。

【用法】将牛鞭置瓦片上文火焙干,磨细;淫羊藿加少许羊油,置于铁锅内用文火炒黄(不要炒焦),再将韭菜子、菟丝子磨成细面,然后将上药混匀后装瓶备用。用时,每天晚饭后用黄酒 1 匙,或将 1 匙药粉加入蜂蜜制为丸,用黄酒冲服。

秘方 8

【组方】海狗肾 2 只,人参 100 克,山药 100 克,白酒 500 毫升。

【用法】海狗肾洗净,切成片;人参、山药洗净,切成片。共置瓶中,加白酒,密封 1 月,分次饮用。

秘方 9

【组方】人参 30 克、仙灵脾 30 克、肉苁蓉 30 克、枸杞子 30 克。

【用法】上药研细末,炼蜜为丸,每粒 2 克,每服 1 粒,每日 2 ~ 3 次。或用白酒 500 毫升泡 2 周后,每次服 5 ~ 10 毫升,每日 2 ~ 3 次。

秘方 10

【组方】沉香、玫瑰花、蔷薇花、梅花、桃花、韭菜花各 15 克,核桃肉 120 克,米酒、烧酒各 1250 毫升。

【用法】将上 7 味药用绢袋盛之,悬于坛中,再加入米酒、烧酒封固 1 个月后饮用。随意饮之,以勿醉为佳。

秘方 11

【组方】小茴香、炮姜各 5 克,加食盐少许。

【用法】上药共研细末,用少许人乳调和(也可用蜂蜜或鸡血代替)敷于肚脐,外加胶布贴紧,一般 5 ~ 7 天后去除敷料。

秘方 12

【组方】泥鳅 400 克,大枣 6 枚(去核),生姜 2 片。

【用法】泥鳅开膛洗净,加水与枣、姜共煮,以一碗水煎煮至剩一半即成。每日 2 次,连服多日。

秘方 13

【组方】冬虫夏草 9 ~ 12 克,虾仁 15 ~ 30 克,生姜少许。

【用法】将上 3 味料入锅加适量水,煎煮至水沸 30 分钟即成。取汤温服。

秘方 14

【组方】黄狗肾 1 具,羊肉 500 克。

【用法】将狗肾、羊肉洗净,切块,放入锅中,加水适量,置火上共炖熟,以食盐调味即成。食肉,饮汤。亦可佐餐食用。

秘方 15

【组方】桂圆肉 15 克,党参 30 克,猫肉 150～250克。

【用法】将上 3 味料同置盅内,隔水炖熟服用。食肉饮汤,隔日 1 次。

秘方 16

【组方】虾米 50 克,冬虫夏草、九香虫各 9 克,调料适量。

【用法】将 3 味料同入砂锅,加适量水共煮后,经调味即成。饮汤,食虾米,每日 1 次。

秘方 17

【组方】麻雀 2 只,菟丝子、枸杞子各 15 克。

【用法】将菟丝子、枸杞子洗净,装入纱布袋内,扎口;麻雀去毛及内脏,洗净,与二药入锅加适量水同煮至熟即成。食肉,喝汤。

秘方 18

【组方】鳝鱼、大虾各 100 克,调料适量。

【用法】将鳝鱼剖去内脏用温水洗净;虾亦洗净;入锅加水适量,置火上煮熟后,加生姜及盐调味即可。饮汤,食鱼和虾。

秘方 19

【组方】鹿角胶 15～20 克,粳米 100 克,生姜 3 片。

【用法】先煮粳米,做粥,待沸后,放入鹿角胶、生姜共煮为稀粥。每日1～2次,3～5日为1疗程。

【备注】阴虚火旺、口干舌燥、尿黄便秘或感冒发热者禁服。适宜于冬季服用。

秘方 20

【组方】楮实子(微炒)50 克,制附子、川牛膝、巴戟天、石斛、大枣各 30 克,炮姜、肉桂(去粗皮)各 15 克,鹿茸(涂酥灸去毛)5 克,醇酒 1000 毫升。

【用法】将上药捣碎,用夏布包贮,置于净器中,注酒浸之,封口,置阴凉处,每日摇动数下,8 天后取出药袋即可。每日早、晚各 1 次,每次空腹温饮 10 毫升。

秘方 21

【组方】巴戟天、菟丝子各 25 克,白酒 500 毫升。

【用法】将上药捣碎,浸泡于酒中,封盖,经常振摇,置阴凉处。7 天后可开封饮用。每天2～3次,每次10～15毫升。

秘方 22

【组方】海马 2 只,白酒 500 毫升。

【用法】将海马浸入白酒内,封固 14 天后即可服用。每日临睡前饮 15～20 毫升。

秘方 23

【组方】淡菜 250 克,面粉 500 克,调料适量。

【用法】淡菜洗净,切碎,加入葱末、姜

末、盐、味精拌馅。面粉用开水烫,擀皮,包馅,擀成饼,置平底锅内,焙熟。当主食。

秘方24

【组方】雀卵2～3个,精羊肉100～150克,调料适量。

【用法】将羊肉切片。锅内放适量水,加葱花、姜丝及盐,烧开后放羊肉片,再打入雀卵,待二者煮熟即成。辅餐食用。

秘方25

【组方】鲜韭菜30～60克,生虾仁30～50克,粳米100克,盐、姜、葱适量。

【用法】先将韭菜洗净切细;生虾洗净去皮,再将粳米洗净煮粥,待粥将熟时,放入虾仁、韭菜及调味品,煮至虾熟米烂即成。每日2次,温热服用。

【备注】韭菜宜采用新鲜的煮粥,现煮现吃;隔日粥不要吃,阴虚内热、身有疮疡以及患有眼疾者忌食;炎热夏季忌用。

阳强、阳缩

秘方1

【组方】白酒(60度以上)适量,红尖辣椒2～3个,鲜虾100克。

【用法】先将辣椒、鲜虾用油炒熟,冲入白酒煮沸。趁热顿服。

秘方2

【组方】桃仁15克,粳米100克。

【用法】将桃仁捣碎,与粳米按常法煮熟,食用。

秘方3

【组方】老葱白200克,老白干(或二锅头)150克。

【用法】葱白洗净,切碎,入锅炒至极热,倒入白酒,拌匀。趁热将葱白酒糊敷于下腹部,待凉时加热再敷,数次即愈。

秘方4

【组方】韭菜子、破故纸各30克。

【用法】共研细末。每次服9克,每日服3次。

秘方5

【组方】白酒(60度以上)适量,胡椒50粒。

【用法】白酒用水温热,冲入轧碎的胡椒上。趁热服用。

不射精

秘方1

【组方】麻黄3克。

【用法】研末,敷于肚脐,外用麝香壮骨膏贴盖。每晚临睡时敷用。连用7日,性交可射精。

秘方 2

【组方】精羊肉 150 ~ 200 克,生姜 10 ~ 15 克,粳米 150 克,调料适量。

【用法】按常法煮粥服食。每日 1 剂。

秘方 3

【组方】墨鱼肉 100 克,瘦猪肉 150 克,莲子肉 5 克,淮山药 10 克,调料适量。

【用法】按常法煮汤服食。每日 1 剂。

秘方 4

【组方】鲜枸杞叶 250 克,莲子肉 60 克,粳米 150 克,葱白、豆豉汁各适量。

【用法】将枸杞叶洗净切细,将粳米洗净,用豆豉汁拌和,与莲子肉一同加水煮为稀粥,加入葱白末、枸杞叶,再煮数沸即成。每日 1 剂,2 次分服。

秘方 5

【组方】牛肾 1 个,阳起石 30 克,粳米 100 克,葱白 2 根,生姜 3 片,精盐适量。

【用法】将牛肾剖开,剔去筋膜臊腺,洗净切块,阳起石用纱布包好,加水煎煮,去渣取汁,将粳米洗净,与牛肾同放入药汁中,加水煮粥,将熟时加入葱白、生姜、精盐,再煮数沸即成。每日 1 剂。

精液异常症

秘方 1

【组方】牛晒参、鹿茸、五味子、仙灵脾各 30 克。

【用法】上药研细末,炼蜜为丸,每粒 2 克,每服 1 粒,每日 2 ~ 3 次;或用白酒 500 毫升泡 2 周后,每服 5 ~ 10 毫升,每日 2 ~ 3 次。

秘方 2

【组方】生薏苡仁 30 克,生地 10 克,麦门冬 15 克,女贞子 10 克,滑石 20 ~ 30 克,茯苓 10 克,虎杖 12 克。

【用法】水煎服,每日 1 剂。15 日为 1 个疗程,服 1 ~ 2 个疗程可见效。

秘方 3

【组方】菟丝子、覆盆子、五味子、车前子、枸杞子、女贞子、沙苑子、紫河车、黄精、制首乌、桑螵蛸、当归、鹿角胶、肉苁蓉适量。

【用法】水煎服,每日 1 剂。

秘方 4

【组方】丹参 15 克,莪术 15 兜,牛膝 15 克,柴胡 10 克,生牡蛎 30 克,生黄芪 20 克。

【用法】水煎服,每日 1 剂,3 个月为 1 个疗程,1 ~ 2 个疗程见效。

秘方 5

【组方】熟地黄、菟丝子、覆盆子、枸杞子、仙灵脾、肉苁蓉、补骨脂、蛇床子、女贞子各适量。

【用法】水煎服,每日 1 剂。

男性不育

秘方1

【组方】仙灵脾15克,肉苁蓉10克,全当归10克,熟地黄15克,潼蒺藜15克,制黄精15克,川续断10克,制狗脊10克,金锁阳10克。

【用法】每日一剂,水煎,分两次空腹时服用,感冒发烧、腹泻时暂停服用,3个月为1疗程,一般需1～2个疗程。忌烟酒。

秘方2

【组方】怀山药、薏苡仁各20克,大萝卜1千克,大米50克。

【用法】萝卜煮熟绞汁,与怀山药、薏苡仁、大米同煮至粥熟。每天2次分食。

秘方3

【组方】白术15克,茯神9克,远志6克,柴胡1.5克,郁金3克,白芍30克,当归9克,巴戟天6克,陈皮1.5克,白芥子6克,神曲1.5克,麦冬9克,丹皮9克。

【用法】水煎服,连服10剂。

秘方4

【组方】菟丝子、枸杞子各250克,覆盆子125克,车前子60克,五味子30克。

【用法】将菟丝子、枸杞子、覆盆子、车前子、五味子共研为细末;将药末调匀,分成每剂10克,沸水冲服。

秘方5

【组方】黑附子、蛇床子、紫梢花、远志、菖蒲、海螵蛸、木鳖子、丁香各6克,潮脑5克。

【用法】上药研为末,用15克,水3碗煎至1碗半,温洗阴囊阴茎,日洗2～3次,流水温洗更好。

秘方6

【组方】破故纸(盐酒浸炒)、川草薢、杜仲(盐酒炒断丝)、牛膝(盐酒炒)各200克,共研为末,胡桃肉(去皮)400克,另捣。

【用法】上研共捣,炼蜜为丸,以空心酒或木香汤或淡盐汤服下12克。

秘方7

【组方】胡桃肉30克,猪腰1对。

【用法】猪腰切片与胡桃肉同入锅中炒熟,分成3份,每日睡前温热食用,3日食完。

秘方8

【组方】沙苑蒺藜(水淘净,晒干,炒香)、当归(酒浸)各240克,鱼鳔、蛤粉(炒焦)各500克。

【用法】共研为末,炼蜜为丸,如桐子大,每服6克,以空心淡盐汤服下。

秘方 9

【组方】枸杞子、甘菊花、菟丝子(酒煮,捣成饼)各 100 克,山萸(去核)、天门冬、白茯苓各 150 克,淮生地(用生者,酒蒸 9 次)200 克,肉苁蓉(酒洗去鳞膜,浸一宿)75 克,肉桂、汉椒(去目)各 50 克。

【用法】上药研为细末,制成红铅丸桐子大,每服 30 丸,以空心盐酒服下。

秘方 10

【组方】海参、鹿肾各 30 克。

【用法】炖熟后食用,每日 1 次。

秘方 11

【组方】枸杞 30 克,熟地黄 15 克,红参 1.5 克,淫羊藿 15 克,沙苑蒺藜 25 克,母丁香 10 克,沉香 5 克,荔枝核 12 克,炒远志 3 克。

【用法】用白酒 1 千克,加冰糖 250 克,浸泡上述药 1 个月即可,每晚服 20 毫升,分数十口缓缓饮下。

秘方 12

【组方】醋炒鱼骨 50 克,紫河车粉 7 克,炒鸡蛋壳 18 克,白糖 25 克。

【用法】将上述药材共研为细末,储存在瓶中备用。每次服 0.5～1 克,日服 3 次,用温开水送服。

秘方 13

【组方】甘州枸杞子、菟丝子(酒蒸捣成饼)各 400 克,辽五味子 100 克,覆盆子 200 克(酒洗去目),车前子(酒蒸)100 克。

【用法】上 5 品料俱择地道精新者,焙晒干,共研为细末,炼蜜丸如桐子大,每服空心 90 丸,上床时 50 丸,以白沸汤或盐汤送下,冬季用温酒送下。

第五章　骨科疾病

骨折

秘方 1

【组方】当归 20 克,黄芪 100 克,嫩母鸡 1 只。

【用法】当归、黄芪与嫩母鸡共煮成汤。每日 2 次,连服 2～3 周。

秘方 2

【组方】川断 15 克,骨碎补 15 克,枸杞子 6 克,杜仲 10 克,白酒 500 毫升。

【用法】上药放入白酒中,浸半月后开始服用。每日1~2次,每次适量。

秘方3

【组方】川芎 30 克,白酒 500 毫升。

【用法】川芎泡酒,7 天后服用,每次10~20 毫升,每日2~3次。

秘方4

【组方】益母草 15~30 克,鸡蛋 2 个,红糖适量。

【用法】将益母草与鸡蛋放入水中同煮,待鸡蛋刚熟时去蛋壳,加入红糖,复煮片刻,吃蛋喝汤。每日 1 剂,连服10~15 日。

秘方5

【组方】红花、苏木、当归各 10 克,红糖、白酒各适量。

【用法】先煎红花、苏木,后加入当归、白酒再煎,去渣取汁,兑入红糖。食前温服,每日2~3次,连服3~4 周。

秘方6

【组方】接骨草叶 500 克,白酒适量。

【用法】将接骨草叶捣烂,加少许白酒炒至略带黄色,然后用文火煎 6~8 个小时,搓挤出药汁过滤,配成45%酒精浓度的药酒 500 毫升。用时将接骨草酒浸湿夹板下纱布即可,每日2~3 次。

秘方7

【组方】全蟹(焙干)、黄酒各适量。

【用法】全蟹研末,黄酒送服,每次 9~12 克。

秘方8

【组方】鲜杨梅根皮 30~60 克,糯米饭、黄酒各适量。

【用法】杨梅根皮水煎去渣,冲黄酒。每日 3 次,适量温服。另用鲜杨梅根皮和糯米饭一同捣烂,敷于骨折处。

秘方9

【组方】川芎 50 克,丹参 50 克,鱼骨 20克,红花 15 克,白酒 250 克。

【用法】先将鱼骨用菜油煎至色黄酥脆,与其余药物共研为粗末,泡入白酒中,7日后即可服用。每服 25 毫升,连服10~15 日。

秘方10

【组方】反背红、紫地丁、独定子、金铁锁、黑骨头(滇口柳)各 3 克。

【用法】水煎服,每日3~4 次,或泡酒 500毫升,每日 3 次,每次服 10 毫升。

秘方11

【组方】韭菜 60 克,葱白 30 克,地龙 20 克。

【用法】上 3 味料共捣烂,白酒调敷患处。

秘方12

【组方】开败的月季花 3~5 朵,冰糖 30 克。

【用法】月季花洗净,加水2杯,文火煎至1杯。加冰糖,候温顿服。每日1~2次,连服3~4周。

秘方13

【组方】茶叶、枸杞叶各500克,面粉适量。

【用法】上2味料共晒干研末,加适量面粉糊黏合,压成小方块(约4克),烘干即得。每服1块,成人每日2~3次,沸水冲泡饮用。

秘方14

【组方】麻皮、糯米、黑豆、栗子各等份,白酒适量。

【用法】前4味料烧灰为末,白酒调服。

秘方15

【组方】鸭血、黄酒各适量。

【用法】鲜鸭血注入热黄酒,饮服。

秘方16

【组方】桃仁(炒)、牡丹(去心)、桂枝(去粗皮)各25克,生地黄汁250毫升,黄酒500毫升。

【用法】前3味料共研细末,与后2味料同煎,去渣,温饮1盏,不拘时,未愈再饮。

秘方17

【组方】毛冬青3克,青棉花藤、桑白皮各100克,糯米饭50克。

【用法】骨折整复后,将上药用烧酒捣烂外敷,1小时后骨折下端有热感时去药,敷后大部分病人有肿胀,无须处理,6~7天后自退。

秘方18

【组方】新鲜河蟹2只,大米适量。

【用法】大米煮粥,粥成时加入蟹肉,再配以适量姜、醋和酱油即可食用。每日服1~2次,连服1~2周。

秘方19

【组方】葱白、白糖各适量。

【用法】上2味料共捣烂如泥,敷于患处,盖以敷料,以纱布固定,每日更换1次。

秘方20

【组方】小绿及100克,凤尾草1克。

【用法】两药全草混合捣烂,先行骨折复位,夹板固定,然后将上药敷于患处,如系开放性骨折,加满山香根粉撒于伤口,再敷药,每日或隔日换1次药。

秘方21

【组方】生黄芪30~60克,大米100克。

【用法】生黄芪浓煎取汁,加入大米煮粥。早、晚各服用1次。

秘方22

【组方】玫瑰花根25克,黄酒适量。

【用法】玫瑰花根洗净,用黄酒煮,每日早、晚服用。

秘方23

【组方】枸杞子、龙眼肉、黄精各10克,鸽蛋4个,冰糖适量。

【用法】前3味料同置锅中,加水750毫升,煮沸,再把鸽蛋打入锅内,同时将冰糖放锅中同煮,至熟即成。每日1次,连服7日。

秘方24

【组方】三七10~30克,白酒500毫升。

【用法】三七泡酒,7日后服用,每次5~10毫升,每日2~3次。

秘方25

【组方】雄乌鸡1只(约500克),三七5克(切片),黄酒、酱油适量。

【用法】将乌鸡去毛及内脏,三七切片放入鸡肚中,加入黄酒,隔水清炖,熟后用酱油蘸服。每日1~2次,连服1~2周。

秘方26

【组方】新鲜猪长骨1千克,黄豆250克,丹参50克。

【用法】先将丹参洗净,加水煮汁,其汁与猪骨、黄豆同煮,待烂熟,加入少量桂皮、盐即成。每日服1~2次,连服1~2周。

骨结核

秘方1

【组方】鲜烟叶100克,鲜鱼腥草100克,

盐少许。

【用法】3味料共捣烂。涂于患部,每日换药1次。

秘方2

【组方】烟丝100克,槟榔100克,牡蛎(先煅末)50克,白芷50克,姜汁、面粉各少许。

【用法】共研末,以姜汁加面粉调如糊。敷于患处,每日更换1次。

秘方3

【组方】活虾10只,生黄芪15克。

【用法】同煮汤。每日早晚各服1次。

秘方4

【组方】龟炭粉250克,大枣(去核)250克。

【用法】龟炭的制法是,将活龟用绳绑紧,黄泥封固,放在火上煅焦后,去泥,捣碎,研成细末。两味料共捣碎制为丸。早晚各服12克。

秘方5

【组方】芜菁菜籽(大头菜籽)适量。

【用法】将菜籽捣碎,研成细末,以纱布包裹。敷于患处,每日换1次。

秘方6

【组方】鲜姜(或干姜)。

【用法】将姜洗净,捣烂,加水煮沸1小时。趁热把毛巾浸入其中,稍拧半干,敷

于患处,如此反复至局部发红为度。每日早晚各 1 次。

秘方 7

【组方】大白萝卜 5 千克,藏红花 60 克,丁香花 30 克。

【用法】将大白萝卜洗净,切碎,放入无锈锅内煮沸,去渣,续加温熬至黑色膏药样即可。另以藏红花、丁香花加水 1500 毫升,熬至 500 毫升。与上膏放在一起再煎至稠厚如膏药。埋于地下 1 米,6 个月后即可使用。用时,将膏药摊布上敷于患处,或填充空洞处。每日或隔日换药 1 次。

骨关节炎

秘方 1

【组方】独活、杜仲、牛膝、秦艽、防风、茯苓、白芍各 9 克,桑寄生 18 克,党参、当归各 12 克,川芎、甘草各 6 克,肉桂、细辛各 3 克,熟地黄 15 克。

【用法】每天 1 剂,水煎,分 2 次温服,治疗 7 天为 1 疗程。

秘方 2

【组方】鲜白鲜皮藤 60 克(或干品 30 克)。

【用法】将白鲜皮藤切成约 10 厘米长,白皮鸡蛋 1 个(带皮),加水 500 毫升,煎 30～50 分钟,去渣,喝汤,吃鸡蛋。每日 1 次,15 天为 1 疗程,一般 7 天即可见效。1 个疗程服完后休息 5 天,继服第二疗程。

痛风

秘方 1

【组方】元参、薄荷、荆芥、甘草、归尾、桔梗、陈皮、黄芩、川芎、枳壳(或加制大黄亦可)各等份。

【用法】上药以水煎服。

秘方 2

【组方】吴茱萸(汤泡 7 次)、生姜各 7.5 克,木瓜 45 克。

【用法】上药细锉,用水 300 毫升,煎至 180 毫升,去渣,分 3 次热服,不拘时候。

秘方 3

【组方】没药 30 克(细研),杜仲 45 克(炒断丝),延胡索 30 克,当归 30 克(洗,焙),肉桂(去粗皮)30 克,草薢 30 克。

【用法】上药共研为细末。每服 9 克,空腹时用酒服下。

第三篇

皮肤科祖传秘方

▼

第一章 病毒性皮肤病

带状疱疹

秘方1

【组方】龙胆草、板蓝根、延胡索各50克，当归100克。

【用法】上药用水洗净，晾干后共研细末，装入胶囊，每粒含0.5克药末。每次2~6粒，每天服用3次。

秘方2

【组方】虎杖15克，板蓝根20克，牡丹皮、赤芍各13克，蝉蜕10克，甘草5克。

【用法】上药加水2500毫升，浸泡后煎煮30分钟，弃渣留汁。每天1剂，分2次服用。

秘方3

【组方】生大黄、白芷、雄黄各10克，花生油适量。

【用法】上药共研细末，加花生油调和成膏状。外敷患处，每天1次。

【备注】雄黄有毒，不宜久用和大面积使用，防止砷中毒。本方只可外用，不可内服。

秘方4

【组方】红藤18克，忍冬藤、紫花地丁、白花蛇舌草各30克，络石藤、生地黄各15克，虎杖、连翘各20克，牡丹皮、贯众各10克。

【用法】上药用水3000毫升浸泡后煎煮30分钟，弃渣留汁。每天1剂，分2次服用。

秘方5

【组方】韭菜适量，植物油少许。

【用法】将韭菜焙焦研细末，调入植物油成糊状。外敷患处，每天1次。

秘方6

【组方】大青叶、柴胡各15克，粳米30克，白糖适量。

【用法】将大青叶、柴胡用清水洗净后，加水1500毫升，浸泡后煎煮30分钟，弃渣留汁，再与淘净的粳米和白糖煮粥至熟。每天1剂，分2次食用。

秘方7

【组方】马齿苋60克，大青叶、蒲公英各15克。

【用法】上药用水 2000 毫升浸泡后煎煮 30 分钟,弃渣留汁。

秘方 8

【组方】大青叶、松叶、蕨叶、蛇泡筋等量。

【用法】先将上药用清水洗净,捣烂揉汁。将汁液外敷患处,每天 2~3 次。

秘方 9

【组方】杉树炭、鸡蛋清各适量。

【用法】将杉树炭捣碎,与鸡蛋清调匀。外敷患处,每天 2~3 次。

秘方 10

【组方】徐长卿 30 克。

【用法】上药用水 2000 毫升浸泡后煎煮 30 分钟,弃渣留汁。待药液温度适宜后外洗患处,每天 2 次。

秘方 11

【组方】鲜马齿苋 100 克。

【用法】先将上药用清水洗净,捣烂揉汁。湿敷患处,每天 2 次。

麻风

秘方 1

【组方】龟板 60 克,侧柏叶 45 克,芍药 45 克,椿根皮 23 克,升麻、香附各 15 克。

【用法】上药研为末,粥糊为丸。用白术、黄连、陈皮、甘草、生姜煎汤送服。

秘方 2

【组方】当归、苦参各 60 克,防风、荆芥、羌活各 45 克,蝉蜕、川芎各 15 克,全蝎(滚水泡去咸味)3 克,大风子 240 克。

【用法】上药各研为细末,制丸,如梧桐子大,不得见火、日,需阴干。布囊盛之。每服 9 克,每日服 3 次,清茶送下。病起一年者服 1 服,10 余年者服 10 服。

秘方 3

【组方】大胡麻 620 克,小胡麻 620 克,川牛膝 120 克,白蒺藜 620 克,苦参 500 克,防风 250 克,荆芥 250 克,当归 180 克,茅苍术 180 克,川断 120 克,薏苡仁 20 克,黄柏 180 克,浮萍 620 克,马齿苋 750 克。

【用法】共研为细末,水泛为丸。每日早、午、晚 3 次,每次服 6 克或 9 克。每丸 3 克,照数加枫子膏,春、秋用 0.24 克,冬用 0.3 克,以茅尖茶叶 0.3 克煎汤过口。

秘方 4

【组方】真漆 30 克(加入蟹黄 15 克,拌匀晒之),明雄黄(研末)、牙皂(研末)各 15 克。

【用法】上药和匀为丸,不可见日,阴干。每次 0.9 克,用酒送服。

秘方 5

【组方】虎杖草、稀莶草、苍耳草、防风、升麻、荆芥、金银花、紫苏、鹤虱草各等份。

【用法】煎汁洗浴。

麻疹

秘方1

【组方】牛蒡子10克,牛膝10克,蝉蜕10克,甘草20克。

【用法】煎汤150毫升,每日3次内服。

秘方2

【组方】蝉蜕10克,薄荷10克,牛蒡子10克,连翘9克,芦根15克,川贝9克,竹茹8克,建曲10克,甘草6克,另用香菜300克,鲜荆芥200克。

【用法】加水250毫升,文火煎10分钟,取药汁160毫升,每6小时口服1次,每次40毫升。皮疹久而不出者,将香菜、荆芥捣汁轻擦耳后、胸膜、手足心。

寻常疣

秘方1

【组方】鸦胆子(打碎)100克,大风子(打碎)50克,乌梅、生薏苡仁、花椒、香附、大黄、槟榔、紫草、丹参、苍术各50克。

【用法】上药加酒浸泡,密封30天后过滤备用。外涂患处,每日6~8次,4周为1疗程。

秘方2

【组方】取鸦胆子仁3~5个,去壳,捣烂,以油汁外渗为度。先将皮肤常规消毒,用三棱针或粗毫针把寻常疣皮肤挑开,疣多者可选发现最早、体积大者1~2个。

【用法】将捣烂之鸦胆子仁敷在疣上,并用消毒纱布包扎好。5~7天换1次药。换药时先将结痂湿润,轻轻刮除。用上法第2次敷药。

秘方3

【组方】大蒜1~2瓣(紫皮较佳),捣成糊状备用。

【用法】用胶布将寻常疣根基部皮肤粘贴遮盖。以75%乙醇消毒疣体后,用无菌刀或剪子剪破疣的头部,以见血为好,随即用适量蒜泥贴敷疣体及破损处,然后用胶布包盖。一般4~5天后,疣体即可脱落。不愈者可再治1次。如惧怕切破疣体,可将蒜瓣切开涂擦疣体,每日4~8次,一般20多天后疣体可自行脱落。

秘方4

【组方】乌梅、藜芦、千金子、急性子各30克,加75%乙醇500毫升,浸泡1周。

【用法】用药前,先将疣体表面粗糙刺状物拔除,以出血为度,再将药涂于患处。

秘方5

【组方】鲜薜荔果(又名爬墙虎、木馒头、

木莲、风不动,为桑科植物薜荔的果实)。

【用法】局部消毒后,以消毒针头刺破疣体使之稍有出血,然后用折断鲜薜荔蒂流出的汁滴于患处,隔日1次。

秘方6

【组方】北沙参、南沙参、蝉蜕、木蝴蝶、生诃子等。

【用法】上药切成饮片,煎煮,过滤,滤液处理后灌装、消毒即成。

秘方7

【组方】生香附500克,黄药子250克,龙葵250克,木贼500克,红花100克。

【用法】粉碎成粗粒。加60%乙醇4000毫升浸泡1周,过滤后取清液,每100毫升过滤液加二甲基亚砜30毫升,外涂患处,每日2次,2周为1疗程,4个月无效者停药。

秘方8

【组方】桔梗、地榆、葶苈子、茵陈各15克。

【用法】每日1剂,水煎,早晚分服。忌食辛辣燥热之品。

秘方9

【组方】取压碎的补骨脂30克,加入70%乙醇100毫升中浸泡1周,过滤备用。

【用法】用火柴梗蘸少许补骨脂液滴于疣表面,每日数次至痊愈为止。

秘方10

【组方】紫硇砂30克,研极细末,装瓶备用。

【用法】使用时选1个最大的疣体,洗净擦干,取硇砂粉0.5克,敷于疣体上,然后用胶布固定,1周为1疗程。敷后不可与水接触,忌食辛辣燥热之品。仅需敷1个最大的疣,其他疣可自行痊愈。

扁平疣

秘方1

【组方】党参30克,当归、羌活、茵陈、防风、泽泻、升麻、知母、猪苓各15克,白芷、僵蚕、蝉蜕各12克,苍术、葛根、甘草各6克。

【用法】每日1剂,水煎取液,熏蒸患处5~10分钟后,口服。

秘方2

【组方】大青叶、板蓝根、薏苡仁、白鲜皮各30克,木贼20克,山豆根10克,当归、川芎、蝉蜕、陈皮各9克,甘草6克。

【用法】每日1剂,水煎服。

秘方3

【组方】蒲公英、生薏苡仁各30克,生桑叶、紫草各15克,菊花、黄芩各12克。

【用法】每日1剂,水煎服。

秘方 4

【组方】生薏苡仁、生龙骨、生牡蛎各 30 克,板蓝根、淫羊藿各 15 克,莪术 10 克。

【用法】每日 1 剂,水煎服。

秘方 5

【组方】生薏苡仁 30 克,板蓝根、大青叶、虎杖各 15 克,莪术、苍耳子、赤芍各 9 克,生甘草 3 克。

【用法】每日 1 剂,水煎服。

秘方 6

【组方】大青叶、丹参各 15 克,柴胡、黄芩、赤芍、茯苓、郁金、浙贝母各 12 克,桔梗、枳壳、橘络各 10 克,甘草 6 克。

【用法】每日 1 剂,水煎,分 3 次服用。随症加减。

秘方 7

【组方】板蓝根、薏苡仁各 300 克,木贼、香附、桃仁、赤芍、地肤子各 100 克。

【用法】水煎 2 次,合并滤液,使之浓缩。每日 2 次,每次 40 毫升,口服,并用纱布蘸药液 20 毫升,涂患处至发红。

秘方 8

【组方】板蓝根、薏苡仁、黄芪、生牡蛎各 30 克,大青叶 20 克,紫草、丹参各 15 克,荆芥、防风、木贼各 10 克,当归、甘草各 6 克。

【用法】每日 1 剂,水煎取液,用 4/5 分 2 次口服;1/5 外搽患处,揉搓至皮疹变红,每天 4 次。

秘方 9

【组方】板蓝根、大青叶 60 克,生牡蛎(先煎)24 克,败酱草、马齿苋、生薏苡仁、苦参、防风、代赭石各 20 克,黄芩、升麻各 15 克,红花、桃仁、赤芍、丹参、夏枯草各 10 克。老幼剂量酌减。

【用法】每日 1 剂,水煎服,5 日为 1 疗程,用 2~3 个疗程。药渣复煎,取滤液,先熏后洗,用棉球蘸药液反复搓擦患处,每次 10 分钟,每日 2 次,1 周为 1 疗程,至疣体萎缩、干枯、脱落为止。局部禁搔抓,禁酒,禁煎炸、香燥、海鲜及辛辣之品。

传染性软疣

秘方 1

【组方】鸦胆子适量。

【用法】将鸦胆子连壳打碎加水 80 毫升,酒精灯上煮沸 5~10 分钟,弃渣留汁 40 毫升。用棉签蘸药液,涂于疣体上,每天 2 次。

秘方 2

【组方】狗脊 10 克,地肤子、白鲜皮、板蓝根各 20 克,甘草 5 克。

【用法】上药用水 1500 毫升浸泡后煎煮 20 分钟,弃渣留汁。用棉签蘸药液,涂于疣体上。

秘方3

【组方】红花、干姜、生半夏各30克,骨碎补40克,吴茱萸15克,樟脑10克,75%乙醇1000毫升。

【用法】上药用清水洗净后,浸泡于乙醇中1周。用棉签蘸药酒少许,涂于疣体上,每天1次。

秘方4

【组方】土茯苓、薏苡仁各35克,紫草根、板蓝根、大青叶、蒲公英、败酱草各15克,蚤休10克。

【用法】上药用水2000毫升浸泡后煎煮30分钟,弃渣留汁。每天1剂,分2次服用。

秘方5

【组方】苯酚(石炭酸)、蜂蜜各适量。

【用法】用蜂蜜调成膏状。用棉签蘸药膏少许,涂于疣体上。

秘方6

【组方】板蓝根、薏苡仁各30克,木贼、防风各10克,生槟榔6克。

【用法】上药用水1500毫升浸泡后煎煮30分钟,弃渣留汁。每天1剂,分2次服用。

秘方7

【组方】薄荷、当归、地肤子、桃仁、板蓝根各10克,蝉蜕、川芎、血竭、红花各6克,白附子3克。

【用法】上药用水1500毫升浸泡后煎煮30分钟,弃渣留汁。每天1剂,分2次服用。

秘方8

【组方】马齿苋60克,蜂房9克,生薏苡仁30克,紫草15克。

【用法】上药用水1500毫升浸泡后煎煮30分钟,弃渣留汁。每天1剂,分2次服用。

痘疹

秘方1

【组方】栀子仁30克,白鲜皮、赤芍、升麻各15克,寒水石、炙甘草各9克。

【用法】锉为散,水煎,每服3~6克,以紫草茸末1.5克调服。

秘方2

【组方】牛蒡子4.5克,甘草1.5克,荆芥2.1克,防风1.8克。

【用法】水煎,不拘时温服。

秘方3

【组方】紫草3克,炙甘草1.5克,黄芪4.5克,糯米3克。

【用法】水煎,日服2次,温服。

第二章　真菌引发的皮肤病

头癣

秘方1

【组方】紫皮独头大蒜。

【用法】将蒜捣烂后用纱布滤汁。患者剃头洗发后外涂汁液。连续外用5天为1个疗程,外用1~2个疗程。

秘方2

【组方】露蜂房3克,猪油适量。

【用法】研成细末,猪油调成膏状。患者剃头洗发后,外涂油膏。连续外用5天为1个疗程,外用1~2个疗程。

【备注】露蜂房有毒,外用适量,不能超过5克,气血虚弱者禁用,肾功能不全、痈疽疮疡已溃者忌用。

秘方3

【组方】生姜。

【用法】将生姜捣成泥状后加温。外敷患处,每天1次。

秘方4

【组方】米醋200毫升,五倍子30克。

【用法】将五倍子煎汁,加米醋调匀。外敷患处,每天数次。

秘方5

【组方】鲜毛姜15克,闹羊花6克,52度白酒90毫升。

【用法】将上药在白酒中浸泡10天以上,弃渣留汁。将药酒涂于患处,每天2~3次。

【备注】闹羊花有毒。本方只可外用,不可内服。

秘方6

【组方】大蒜50克,蓖麻油或猪油适量。

【用法】将大蒜捣成泥状,加蓖麻油或猪油调匀。外敷患处,每天1次。

【备注】大蒜对皮肤有刺激性,外敷时以皮肤潮红、不起疱为佳。本方只可外用,不可内服。

秘方7

【组方】鲜甘蔗皮、米汤各适量。

【用法】将鲜甘蔗皮烧灰存性,研为细末,用米汤调匀。外敷患处,每天数次。

秘方8

【组方】鲜甜瓜叶适量。

【用法】将鲜甜瓜叶洗净,捣烂。外敷患处,每天2~3次。连续外用5天为1个疗程,外用1~2个疗程。

秘方9

【组方】川椒(去子)25克,紫皮大蒜100克。

【用法】将川椒研粉,与大蒜混合,捣成药泥备用。先用温水将患处浸泡、洗净、擦干,再敷薄薄一层药泥,并用棉球反复搓揉,使药物渗入皮肤,每天1~2次。

【备注】大蒜对皮肤有刺激性,外敷时以皮肤潮红、不起疱为佳。本方只可外用,不可内服。

秘方10

【组方】豆腐、麻油各适量。

【用法】将豆腐蒸后煨干,研末,与适量麻油调匀。外敷患处,每天1次。

秘方11

【组方】鲜蚕豆适量。

【用法】将鲜蚕豆洗净捣烂。外敷患处,干即换之。

体癣

秘方1

【组方】构树浆适量。

【用法】涂搽患处,每日2次。

秘方2

【组方】苦楝根皮30克,白酒90克。

【用法】将苦楝根皮放白酒内浸泡数日,然后涂搽患处,每日2~3次。

秘方3

【组方】土大黄适量。

【用法】鲜土大黄根适量,捣汁涂搽患处,每日2~3次;干土大黄根30克,白酒90克浸泡数日后搽患处,每日2次。

秘方4

【组方】博落回30克,苦参、百部各15克。

【用法】上药用60%乙醇100毫升浸泡7日,制成酊剂。每日3~4次,涂患处。10日为1疗程,用3~6个疗程。

手癣

秘方1

【组方】10%硫黄霜与徐长卿细末按10:1调匀后备用。

【用法】外涂患处,用电吹风吹干(约15分钟),隔5分钟再涂药吹干,2~3日治疗1次。

秘方2

【组方】熟地黄240克,山茱萸120克,山药、牡丹皮、茯苓、泽泻、白芍、当归、麦冬各90克,柴胡、肉桂各30克,石菖蒲15克。为1疗程量。

【用法】研末,制成蜜丸,每丸重 10 克,每日 2 次,每次 1 丸,口服。治疗 1 个疗程。

秘方 3

【组方】荆芥、防风、土茯苓、苦参、地肤子各 30 克,黄连 10 克,雄黄 6 克。

【用法】水煎 25 分钟,煮沸后,加冰片 6 克,去渣,浸泡患处 5 ~ 10 分钟,每日 4 次,每剂用 3 日,15 日为 1 疗程。

秘方 4

【组方】红霉素软膏 50 克,复方乙酰水杨酸片(研粉)15 克,雄黄粉、黄连粉、黄精粉各 10 克,滑石粉、血竭粉、珍珠粉各 6 克。加入凡士林适量,制成软膏备用。

【用法】上药调匀后装入消毒后的瓷瓶内备用。先用热水清洗患处,然后涂上药膏,双手相对摩擦,自觉发热,至疮面看不见油迹为止,每日 1 次,1 个月为 1 疗程,如未及 1 疗程已愈,仍需坚持用药 1 个疗程。未愈者,继续用药。

秘方 5

【组方】黄柏 50 克,樟脑 5 克,水杨酸 45 克。研末过筛,每袋 22 克分装。

【用法】用时加食醋 250 毫升,将患手浸泡于内,袋口于手腕处扎好,约 5 小时即可。泡足时用上药 36 克,加食醋 350 ~ 1000 毫升浸泡 6 小时,泡后局部轻度肿胀,3 天后消退,开始脱皮。经治疗的手

足半月内勿接触碱水。

秘方 6

【组方】水杨酸 15 克,蛇床子 10 克,黄柏、土槿皮、生大黄各 6 克,樟脑 3 克。

【用法】加入 75% 乙醇 500 毫升,浸泡 24 小时后滤渣备用。用时选塑料袋 1 ~ 4 只,每只倒入溶液 100 ~ 150 毫升,浸泡患手 50 ~ 60 分钟,治疗 3 周。

秘方 7

【组方】苦参 30 克,当归、熟地黄、炒白芍各 15 克,苍术、生地黄、蝉蜕各 12 克,知母、川芎各 9 克。

【用法】每日 1 剂,水煎服。

足癣

秘方 1

【组方】木瓜 100 克。

【用法】用水 3000 毫升浸泡后煎煮 30 分钟,弃渣留汁。待温度适宜后浸泡患足,每天 2 ~ 3 次,每剂用 2 天。

秘方 2

【组方】大蒜 20 ~ 25 瓣,醋 150 ~ 200 毫升。

【用法】将蒜捣烂,浸于醋中 2 ~ 3 天。将患足用温水浸泡 3 ~ 5 分钟后,再用药液浸泡 15 ~ 20 分钟,每天 3 次。

【备注】大蒜对皮肤有刺激性,外用时以

皮肤潮红、不起疱为佳。本方只可外用，不可内服。

秘方 3

【组方】新鲜榆钱 100 克,75% 乙醇 500 毫升。

【用法】将新鲜榆钱浸泡于乙醇中 60 小时后去渣备用。浸泡患足,每天 1 次,每次 30 分钟。

秘方 4

【组方】酸梅 2 个,石榴皮 30 克。

【用法】将酸梅洗净捣烂,与石榴皮加水煎煮 30 分钟,弃渣留汁。温洗患足,每天数次。

秘方 5

【组方】陈醋、凡士林各等份。

【用法】将上药用小火煎煮至水分完全蒸发,其间不停搅动,冷却后装瓶备用。外涂患足,每天 2~3 次,每次 30 分钟。

秘方 6

【组方】透骨草、川椒各 15 克。

【用法】上药用水 2000 毫升浸泡后煎煮 30 分钟,弃渣留汁。熏洗患足,每天 2~3 次,每次 30 分钟,每天 1 剂。

秘方 7

【组方】千里光、苍耳草各 100 克。

【用法】上药用水 1000 毫升浸泡后煎煮 30 分钟,弃渣留汁。熏洗患足,每天 1

次,每次 30 分钟。

秘方 8

【组方】石榴皮 150 克。

【用法】将石榴皮加水 2000 毫升煎煮 30 分钟,弃渣留汁。温洗患足,每天数次。

秘方 9

【组方】丁香 3 粒,黄酒 50 毫升。

【用法】将丁香洗净,加入黄酒,隔水加热 10 分钟。趁热 1 次服下,每天 1 剂。

秘方 10

【组方】鱼腥草、白凤仙花叶各 60 克,葱白 30 克,醋 20 毫升。

【用法】上药用水 3000 毫升浸泡后煎煮 30 分钟,弃渣留汁。熏洗患足,每天 1~2 次,每次 30 分钟,每天 1 剂。

花斑癣

秘方 1

【组方】牡丹皮 10 克,郁金 10 克,红花 10 克,白蒺藜 10 克,紫草 10 克,黑豆 15 克。

【用法】水煎,每日 1 剂,分 3 次服用。

秘方 2

【组方】补骨脂 30 克,白蒺藜 30 克。

【用法】浸入酒精中(95% 的酒精 100 毫升),1 周后滤其液,每日 3 次涂搽。

秘方 3

【组方】苦参、地榆、胡黄连、地肤子各 200

克,放入75%乙醇1000毫升中浸泡一周,过滤后再加75%乙醇至1000毫升。

【用法】外搽患处,每日3次。

秘方4

【组方】白公鸡腰子(鲜品)1对。

【用法】切开涂搽患处。

秘方5

【组方】鲜山姜20克,米醋100毫升。

【用法】将山姜捣碎,放入米醋内浸泡12小时,密封保存备用。先以肥皂水洗净患处,用棉签蘸药水涂患处,每日1次,连用3日。

秘方6

【组方】紫皮蒜2个。

【用法】捣烂涂搽患处,以局部发热伴轻微刺痛为度。

秘方7

【组方】艾叶、菊花各10克。

【用法】放在澡盆里用热水浸泡5分钟左右,用此水洗浴即可。

秘方8

【组方】生姜250克。

【用法】将其洗净切成薄片,在日光下晒干。然后放入酒瓶内用白酒浸泡并密封2~3日。再将泡好的白酒涂抹于患处,每日坚持3次,勿间断。

秘方9

【组方】白蒺藜6克,猪肝100克。

【用法】加水两碗,煮汤,食盐调味,喝汤吃猪肝。

秘方10

【组方】白芷9克,鱼头(鳙鱼头较好)1个。

【用法】加水熬汤,油盐调味服食。

秘方11

【组方】新鲜榆钱(榆荚)100克,浸泡于75%乙醇500毫升中,密封64小时后压榨去渣。若用干品,先用开水泡胀后再浸酒内。

【用法】洗净患处,涂搽药液,每日3~5次,1疗程5~30日。

脓疱疮

秘方1

【组方】六一散(包煎)20克,金银花、土茯苓、蒲公英、野菊花各15克,紫花地丁10克,连翘9克,黄芩、赤芍各6克。

【用法】每日1剂,水煎服。治疗10天为1个疗程,一般治疗1~2个疗程后好转。

秘方2

【组方】金银花、野菊花、蒲公英、紫花地丁、天葵子各15克,龙胆、黄芩、栀子、泽泻、当归各10克,甘草6克。

【用法】每日1剂,水煎服。

秘方3

【组方】土茯苓、六一散、金银花、蒲公英、白花蛇舌草、夏枯草、连翘各15克。

【用法】每日1剂,水煎服。10日为1疗程。

秘方4

【组方】黄连、黄柏、黄芩适量。

【用法】将上药各研为细末,以麻油调匀即可。每日1次,局部外敷,3日为1个疗程。

秘方5

【组方】猪油4份,熬沸,加乳香、没药各1份,融化后,冷却备用。

【用法】先用3%过氧化氢清创,去脓痂,药涂患处。每日2~4次,3日为1疗程,用1~9日。

秘方6

【组方】大黄、青黛、煅石膏、黄柏各30克,寒水石、滑石各15克。

【用法】研细粉,每天3次,敷糜烂疮面。或用麻油将本品调成糊状,涂丘疹、脓疱、脓痂等皮损处。

秘方7

【组方】金银花、蒲公英各20克,野菊花、紫花地丁、连翘、黄芩、牛蒡子、玄参、山豆根、苦参、赤芍各15克,甘草10克。

【用法】上药加水400~500毫升,水煎2次,共取药液400~450毫升,每日1剂,分2次口服。

秘方8

【组方】薏苡仁15~20克,蒲公英、野菊花、金银花、连翘、苦参、土茯苓各6~12克,苍术6~9克,黄柏、黄连各6克,生甘草3克。

【用法】每日1剂,水煎服。剩下药渣再加水熬煎半小时,用以清洗患部,洗后揩干,每天2次。

秘方9

【组方】青黛、滑石粉各10克,冰片3克。

【用法】将冰片研成细末,与其他各药混合均匀即成。用2%的碘伏清洗皮损处,有脓疱者用无菌针头刺破脓疱,以无菌棉签揩净脓液。流黄水者敷以散剂,不流者用莫匹罗星软膏与散剂调匀外敷。每天2次,5天后观察疗效。

蜂窝织炎

秘方1

【组方】金银花150~180克,蒲公英150克,52度白酒500毫升。

【用法】将上药洗净切碎,加白酒、水各500毫升煎煮,去渣留汁500毫升。酌量温服,每天1剂。

秘方 2

【组方】萆薢、当归尾、牡丹皮、牛膝、防己、木瓜、薏苡仁、秦艽各 6 克。

【用法】上药加水 3000 毫升煎煮 30 分钟后,弃渣留汁。每天 1 剂,早晚分服。

秘方 3

【组方】金银花 50 克,甘草 10 克,黄酒 150 毫升。

【用法】将上药洗净加水 600 毫升煎煮至 150 毫升,再加黄酒 150 毫升略煎。每天 1 剂,分 3 次服用。

秘方 4

【组方】忍冬藤、蒲公英各 30 克,制乳香、制没药、雄黄各 6 克,52 度白酒 500 毫升,蜂蜜 120 克,葱白 7 根。

【用法】将上药洗净切碎加白酒,隔水煮 1 小时,再加蜂蜜、葱白略煎 7 分钟。不拘时饮用,微醉为度。

【备注】雄黄有毒,不宜久用,以免引起砷中毒。

秘方 5

【组方】远志 10 克,黄酒 100 毫升。

【用法】将远志用淘米水浸泡后,去心晒干,研为细末,放入黄酒内搅匀,浸泡 2 小时后澄清备用。饮用黄酒,每次 20 毫升,用药渣外敷患处,每天 2 次。

【备注】禁食辛辣之品。

秘方 6

【组方】活鲫鱼 1 条,植物油、食盐、调味品适量。

【用法】将活鲫鱼开膛清理内脏,并用清水洗净后,放入加植物油的热锅内,再放入佐料及食盐适量,加水 2000 毫升炖煮至烂。喝汤吃肉,每次 1~2 小碗,每天 2 次。

【备注】服药期间少食辣椒、韭菜等辛辣之品。

秘方 7

【组方】赤小豆、醋各适量。

【用法】将赤小豆研成细末,用醋调和成糊状。药糊敷于疮面,每天 2 次。

秘方 8

【组方】绿豆粉、鸡蛋清各适量。

【用法】将绿豆粉用鸡蛋清搅匀,备用。外敷患处,每天 2 次。

秘方 9

【组方】冬瓜 1 个(截去头)。

【用法】将冬瓜洗净,捣烂如膏,备用。敷于患面,每天 2 次。

秘方 10

【组方】绿豆粉 30 克,猪苓 30 克,醋适量。

【用法】将绿豆粉炒成黄黑色,再与猪苓共研细末,每次取适量药末用醋调匀。外敷患处,每天 2 次。

秘方 11

【组方】鲜芋头、鲜生姜各适量,面粉少许。

【用法】将鲜芋头、鲜生姜洗净去粗皮,共捣烂如泥,用面粉调匀。外敷患处,每天 1 次,每次 3 小时。

秘方 12

【组方】伏龙肝、大蒜各适量。

【用法】大蒜捣烂,与灶心土搅匀备用。外敷患处,每天1 ~ 2 次。

秘方 13

【组方】白丁香、米醋各适量。

【用法】将白丁香研末,米醋调匀。外敷患处,每天 2 次。

秘方 14

【组方】荷叶 30 克,藁本 15 克。

【用法】上药研成细末,加水煎煮 30 分钟,弃渣留汁。待药液温度适宜后外洗

患处,每天 3 次。

秘方 15

【组方】白芥子、柏叶各适量。

【用法】将上药捣碎研末。外敷患处,每天 2 次。

秘方 16

【组方】鲜蓳草叶适量,红糖少许。

【用法】将上药洗净捣烂成泥。将药泥加热,外敷患处,每天 2 次。

秘方 17

【组方】赤小豆、瓜蒌根各等份,米醋适量。

【用法】将上药共研成细末,用醋调成糊状。外敷患处,每天 2 次。

秘方 18

【组方】豆腐渣 60 克,麻油适量。

【用法】将上药搅匀备用。涂敷患处,每天1 ~ 2 次。

第三章 节肢动物引起的皮肤病

疥疮

秘方 1

【组方】鸡脚,大黄。

【用法】打碎,外涂。

秘方 2

【组方】鲜象鼻草 500 克。

【用法】将象鼻草捣细,加水煎煮半小时

左右,冷却后外洗患处,每天2次,连洗1~2周。

【备注】本品具有消炎、止痒、杀虫之功效,用后有轻微刺痛感,但无毒副作用。

秘方3

【组方】巴豆仁菜油或茶油各适量。

【用法】将巴豆仁捣烂,以油调成糊状,外涂患部,每日2~3次。

【备注】本方对疥疮有较好疗效,有的患者搽后局部出现红疹,数小时后可消除。

秘方4

【组方】凡士林100克,黄连30克,白矾10克,氯霉素片15片。

【用法】将各药研成细末,与凡士林混合成膏,每日2次,涂搽患处。

秘方5

【组方】藜芦不拘量。

【用法】研末,用生油调匀。外涂患处。

【备注】亦可用于治疗顽癣。

秘方6

【组方】土烟草50克(取新鲜叶上有毛者佳)。

【用法】捣烂,泡开水洗浴。

【备注】亦可用于治疗湿疹。

秘方7

【组方】百草霜适量。

【用法】研末,搽于患处。

【备注】本方宜用于疥疮后流水不愈者。

秘方8

【组方】藜萝根适量。

【用法】藜萝根磨成细粉,调茶油或凡士林涂搽患处。

【备注】在治疗期间,每天必须换洗衣服,并进行煮烫消毒。

秘方9

【组方】烟茎250克,桉树叶500克,硫黄10克。

【用法】将上药加水5000毫升煮开后,待水温下降至40℃左右洗全身,每天洗2次。

【备注】用上述药水洗身后再用硫黄粉搽患处,并要换掉衣服,将衣服消毒,因为衣服上有很多疥虫,要避免重复感染。

秘方10

【组方】雄黄、硫黄、白芷、轻粉各3克。

【用法】共研细末,过细罗,分成2包。用时先洗澡,洗后用120克香油兑6克药面调匀,放手心内在患处来回搓之,微微搓出血来。连洗2次,搓2次。

虫咬皮炎

秘方1

【组方】半边莲干品60~100克。

【用法】加水1000毫升煎煮半小时,浸洗患处,或用以湿敷;对病损范围小的,则用半边莲加花生油适量,调成糊状外用,每日2～3次;严重者两法兼用。

秘方2

【组方】芙蓉叶、野菊花叶各60克。

【用法】捣碎,用麻油调匀,敷患处。

【备注】治蜂叮,蚊、虱咬伤。

秘方3

【组方】花椒或苦楝树皮适量。

【用法】煎水洗头。

秘方4

【组方】南通蛇药片。

【用法】以凉开水搅拌成糊状,涂于患处。

秘方5

【组方】雄黄10克,五灵脂12克。

【用法】共研为细末。涂伤处,或用生姜汁调涂患处。

【备注】适用蜈蚣咬伤、蝎蜇及毒蜘蛛咬伤。

蜂蜇伤

秘方1

【组方】鲜桑叶适量。

【用法】将鲜桑叶洗净捣烂。外敷伤口周围,每天3次,每次30分钟。

秘方2

【组方】半枝莲30克,桑叶、青木香、金银花各15克,蒲公英20克,甘草、白芷各6克。

【用法】上药加水2000毫升,煎煮30分钟,弃渣留汁。每天1剂,分3次服用。

秘方3

【组方】泡过的茶叶适量。

【用法】将泡过的茶叶捣烂。外敷伤口,每天2次,每次20分钟。

秘方4

【组方】鲜青蒿适量。

【用法】将鲜青蒿洗净捣烂。外敷伤口周围,每天3次,每次30分钟。

秘方5

【组方】食盐适量。

【用法】加温水溶化,冲洗伤口及周围,每天3次,每次10分钟。

秘方6

【组方】鲜鱼腥草适量。

【用法】将鲜鱼腥草洗净捣烂。外敷伤口周围,每天3次,每次30分钟。

第四章　过敏性或变应性皮肤病

湿疹

秘方1
【组方】萆薢、茯苓、泽泻各15克,白术、黄柏各10克,苍术、白芷各6克,牡丹皮8克,防风5克。
【用法】每日1剂,水煎服。

秘方2
【组方】薏苡仁、茯苓皮各9克,牡丹皮、重楼、金银花、白鲜皮、苦参、泽泻各6克,紫草、连翘、苍术各5克,荆芥、焦栀子、甘草各3克。
【用法】每日1剂,水煎两次,约100毫升,一日内服完。

秘方3
【组方】秦艽、苦参、防风、大黄、黄柏、白鲜皮。
【用法】研末,制丸,每日2次,每次1丸(9克),口服。

秘方4
【组方】金银花30克,牡丹皮、连翘各15克,龙胆、黄芩、苦参、苍术、萆薢、黄柏、

茵陈各10克,生甘草5克。
【用法】每日1剂,水煎服。

秘方5
【组方】生地黄、白鲜皮、土茯苓各30克,赤芍、地肤子、苦参各9克,牡丹皮、茵陈、金银花各12克,甘草3克。
【用法】每日1剂,水煎服。

秘方6
【组方】生薏苡仁20克,生地黄、丹参各15克,玄参、当归、白鲜皮、地肤子各12克,麦冬、茯苓、泽泻各10克。
【用法】每日1剂,水煎服。

秘方7
【组方】白鲜皮、地肤子各30克,苍术、当归、丹参各15克,金银花、栀子各12克,黄柏、桑枝各10克。随症加减。
【用法】每日1剂,水煎服。

秘方8
【组方】黄连、黄柏、苦参、蛇床子、虎杖各100克。
【用法】研粗末,每袋100克,每日2次,每次1袋,加开水5升,浸泡20分钟,药

温 30℃ ~ 35℃,外洗患处,每次 15 分钟,每天 2 次。

秘方 9

【组方】龙胆、黄芩、泽泻各 9 克,栀子、柴胡各 12 克,金银花、土茯苓、亚麻子各 21 克,生地黄、车前子、当归各 15 克,甘草 6 克。

【用法】每日 1 剂,水煎服,15 日为 1 疗程,用 24 ~ 56 日。

秘方 10

【组方】淮山药、白及、黄精各 30 克,苦参、生大黄、黄柏、藿香各 20 克,黄芩、伸筋草、透骨草各 15 克。

【用法】每日 1 剂,水煎,取药液 150 毫升,加 10 ~ 15 倍量温水,洗(或浸泡)患处,每次 20 ~ 30 分钟,每日 2 次。

秘方 11

【组方】黄芩、白鲜皮、牡丹皮、金银花、地肤子各 30 克,制成合剂。

【用法】每天 3 次,每次 30 毫升,口服。

秘方 12

【组方】当归、香附、白芍、生地黄、荆芥各 15 克,柴胡、防风、蒺藜、郁金各 10 克,川芎、甘草各 6 克。

【用法】每日 1 剂,水煎服。

秘方 13

【组方】金银花、龙胆、蛇床子、土茯苓各 15 克,研末备用。

【用法】每日 3 次,每次 50 克,水煎取汁,搓揉患处 15 分钟,治疗前后均用清水洗净。

荨麻疹

秘方 1

【组方】徐长卿 60 克,白薇 15 克。

【用法】将上药以水煎煮,取药汁。将药汁涂于患处,每日 2 ~ 3 次。

秘方 2

【组方】醋 50 毫升,红糖 50 克,生姜 10 克。

【用法】水煎,分 2 次服用,每日 1 剂。

秘方 3

【组方】冬瓜皮(经霜)20 克,黄菊花 15 克,赤芍 12 克,蜜蜂少许。

【用法】水煎代茶饮,每日 1 剂,连服 7 ~ 8 剂。

秘方 4

【组方】红枣 15 克,党参 9 克,五味子 6 克。

【用法】水煎,饮汤吃枣,每日 1 剂。

秘方 5

【组方】桂枝、白芍各 10 克,生姜 3 片,甘草 5 克,红枣 2 枚,防风 9 克,蝉蜕 6 克,黄芪 15 克,白鲜皮 12 克。

【用法】将上药洗净,以水煎煮,取汁300毫升,备用。每日1剂,分早、中、晚3次服用。10日为1个疗程。

【备注】服用本方剂期间,停服其他相关治疗药物,且要忌食烟酒、海鲜、辛辣食物等。

秘方 6

【组方】槐叶60克,白酒适量。

【用法】槐叶入白酒中浸泡15～30日。成人每次10毫升,儿童每次1～2毫升,日服3次,饭后服用。也可在患处涂抹,每日数次。

秘方 7

【组方】蝉蜕3克,糯米酒50毫升。

【用法】蝉蜕研细末,糯米酒加清水250毫升,煮沸,再加蝉蜕粉搅匀温服,每日2次。

秘方 8

【组方】石楠叶(去粗茎)、地肤子、当归、独活各50克,酒1杯(约15毫升)。

【用法】前4味药捣碎,每次取5～6克,用酒1杯煎数沸,候温,连末空腹饮服,每日3次。

秘方 9

【组方】荸荠200克,鲜薄荷叶10克,白糖10克。

【用法】荸荠洗净去皮,切碎捣汁。鲜薄荷叶加白糖捣烂,放入荸荠汁中,加水500毫升煎至200毫升,频饮。

秘方 10

【组方】竹节菜50克(干品30克),粳米100克。

【用法】竹节菜加水煎汤,去渣后加入粳米,再加水煮成粥。每日早、晚分2次温热顿服。

秘方 11

【组方】黑芝麻、黄酒、白糖各适量。

【用法】黑芝麻微炒,研末备用。每次用黑芝麻与黄酒各3汤匙,调匀,放入碗中隔水炖,水开15分钟后加白糖适量即可。晨起空腹或饭后2小时服下,每日2次。

秘方 12

【组方】芝麻根1把。

【用法】洗净后加水煎,趁热烫洗。

秘方 13

【组方】桃仁300克,花椒盐少许。

【用法】桃仁洗净,晾干,去皮尖,油炸后放入花椒盐拌匀。适量服食。

秘方 14

【组方】夜交藤200克,苍耳子、白蒺藜各100克,白鲜皮、蛇床子各25～50克,蝉蜕20克。

【用法】将以上6味料加水5000毫升,煎煮 20 分钟,去渣备用。趁热先熏患处,待温后用消毒纱布蘸药液洗患处。药液放阴凉处,用时煮热,每剂可连用3~5次。一般多在熏洗2小时后见效。

秘方 15

【组方】枸橘 60 克,麦麸适量,酒 500 毫升。

【用法】枸橘细切,麦麸炒黄为末,每次取 6 克,酒浸少顷,饮酒,每次 50 毫升,每日 1 次。

秘方 16

【组方】莲子 18 克,珍珠粉 2 克,红糖适量。

【用法】莲子去心,加红糖适量煮熟,食莲子,汤冲珍珠粉 2 克服用。每日 1 剂,连服7~8 剂。

秘方 17

【组方】鲜芦根 100 克,鱼腥草 15 克。

【用法】将鲜芦根洗净切段,与鱼腥草同煮取汁 250 毫升,加糖适量。每日 1 剂,分 2 次服用。

秘方 18

【组方】韭菜 80 克,大米 100 克。

【用法】大米煮粥,加入韭菜(切碎),加入油、盐、姜丝再煮片刻。趁热服食,每日服 1 次,3 日为 1 疗程。

秘方 19

【组方】栗子 100 克,黄芪 50 克,老母鸡 1 只,葱白 20 克,姜 10 克。

【用法】母鸡开膛洗净去内脏,栗子去皮洗净,葱白切段,与黄芪同炖,吃肉喝汤。

秘方 20

【组方】银耳 12 克,白糖、食醋适量。

【用法】银耳泡发,再用开水冲洗,掰成小块,放在盘内,加白糖和醋拌匀后食用。

秘方 21

【组方】芋头茎(干茎)30~60 克,猪排骨适量。

【用法】将芋头茎洗净,加适量猪排骨炖熟食用。每日服 1 次。

秘方 22

【组方】生地黄 18 克,甲鱼 1 只,苏叶适量。

【用法】将甲鱼洗净,与生地黄炖熟,放苏叶稍煮片刻即成。喝汤吃肉,每日 1 剂,连服 8~10 剂。

秘方 23

【组方】小麦粉 200 克,核桃仁 15 克(研碎),花生仁 20 克(去皮、研碎),茯苓粉 100 克,发酵粉、松子仁各适量。

【用法】先将小麦粉、茯苓粉和匀,加水调糊状;再加发酵粉,拌匀后将核桃仁、松子仁、花生仁撒于面团内,制成饼。当主食或者点心食用。

秘方 24

【组方】蕹菜 400 克,鲜黄菊花 10 克。

【用法】先煎菊花,取汁 15～20 毫升。蕹菜炒熟后,将菊花汁淋其上,加调料即可。佐餐食用。

秘方 25

【组方】鲜藕 300 克,红糖 10 克。

【用法】鲜藕洗净切片,开水焯过后加入调料及红糖,拌匀即可。当点心吃。

秘方 26

【组方】山楂 30 克,猪瘦肉 300 克,红花10 克。

【用法】山楂洗净,猪瘦肉切丁,红花油炸后去渣,加入肉丁煸炒,加佐料后加山楂,炒熟即可。适量服食。

秘方 27

【组方】鲜桃 300 克,红糖、桂花酱各 20 克。

【用法】鲜桃洗净,去皮、核,切条,加入桂花酱、红糖,当点心吃。

秘方 28

【组方】芫荽 120 克,酒 2 杯。

【用法】将芫荽细切,酒煮 1～2 沸,加入芫荽再煎数沸,候温,收瓶备用。每次含1 大口,从项至足微喷之,勿喷头面。

秘方 29

【组方】麦麸 250 克,醋 500 毫升。

【用法】上药混合搅匀,入铁锅炒热,装入布袋,搓患处。

秘方 30

【组方】鲜韭菜 1 把。

【用法】将韭菜放火上烤热,涂患部,每日数次。

秘方 31

【组方】黄芪 30 克,防风、白鲜皮、露蜂房、当归各 12 克,白术、荆芥、蝉衣各 10克,刺蒺藜 20 克。

【用法】将上药以水煎煮,取汁 200 毫升。每日 1 剂,分早、晚 2 次服用。15 日为 1个疗程。

秘方 32

【组方】冬瓜 300 克(去皮、瓤),莲子 200克(去皮、心),白糖适量。

【用法】先将莲子泡软,与冬瓜同煮成羹,待熟后加白糖调味。每日 1 剂,连服1 周。

秘方 33

【组方】鲜仙鹤草 250 克(干品 50～100克)。

【用法】上药加水适量,用砂锅煎煮取汁。用毛巾或软布条浸药液烫洗患处,每日早、晚各 1 次,每次 20 分钟。

秘方 34

【组方】鲜木瓜 60 克,生姜 12 克,米醋

100 毫升。

【用法】上药共入砂锅煎煮,醋干时,取出木瓜、生姜,早、晚 2 次服完,每日 1 剂,以治愈为度。

水稻性皮炎

秘方 1

【组方】生地榆、黄柏各 15 克。

【用法】上药加水 500 毫升浸泡后煎煮 30 分钟,弃渣留汁。待药液温度适宜后外洗患处,每天 2 次。

秘方 2

【组方】土花椒 6 克。

【用法】上药加食盐少许,煎汤洗患处。

秘方 3

【组方】石榴皮适量。

【用法】上药以水煎汁,涂搽患处或浸泡患处。

漆性皮炎

秘方 1

【组方】生山楂 40 克,生大黄、蒲公英各 30 克。

【用法】上药加水 2000 毫升浸泡后煎煮 30 分钟,弃渣留汁。待药液温度适宜后湿敷或外洗患处,每天敷洗2 ~ 3 次,每次 15 分钟,每天 1 剂。

秘方 2

【组方】大黄、黄芩、黄柏、苍术各等量。

【用法】上药共研细末轧片,每片 0.3 克。每次 10 片,每天 1 次,温开水送下。

秘方 3

【组方】白茅根 30 克,生地榆 15 克,牡丹皮、赤芍、连翘各 12 克,生地黄、荆芥、苍耳子、防风各 10 克。

【用法】每日 1 剂,水煎服。

秘方 4

【组方】生绿豆 60 克。

【用法】将绿豆浸入开水中 12 小时后捣烂。外敷患处,每天 2 次。

秘方 5

【组方】韭菜嫩叶适量。

【用法】将韭菜嫩叶用火烘烤。趁热搓搽患处,每天3 ~ 4 次。

秘方 6

【组方】生椒叶适量。

【用法】上药加水 1000 毫升浸泡后煎煮 30 分钟,弃渣留汁。待药液温度适宜后外洗患处,每天3 ~ 4 次。

秘方 7

【组方】杉木适量。

【用法】上药加水 1000 毫升浸泡后煎煮 30 分钟,弃渣留汁。待药液温度适宜后外洗患处,每天3 ~ 4 次。

秘方8

【组方】螃蟹壳适量,麻油少许。

【用法】将螃蟹壳烧灰,用麻油调匀。外敷患处,每天3~4次。

秘方9

【组方】野菊花30克。

【用法】上药加水500毫升浸泡后煎煮30分钟,弃渣留汁。待药液温度适宜后外洗患处,每天2次。

秘方10

【组方】白果适量。

【用法】上药加水1000毫升浸泡后煎煮30分钟,弃渣留汁。待药液温度适宜后外洗患处,每天2次。

秘方11

【组方】马齿苋50克。

【用法】上药洗净后加水2000毫升浸泡后煎煮30分钟,弃渣留汁。每天1剂,早晚分服。

秘方12

【组方】大黄、苦参、黄柏、黄芩各等量,苯酚1毫升。

【用法】上药共研细末,取15克加苯酚及水100毫升调成糊状。外敷患处,每天2次。

秘方13

【组方】鲜马齿苋、韭菜或野薄荷适量。

【用法】上药任选一种洗净捣烂,涂患处。

秘方14

【组方】枇杷45~60克,黄芩、黄连、黄柏各6克。

【用法】上药加水1500毫升浸泡后煎煮30分钟,弃渣留汁1000毫升。待药液温度适宜后,取药液500毫升外洗患处,每天2次。

秘方15

【组方】蛇床子、地肤子、大青叶、金银花、紫花地丁、苦参各10~15克。

【用法】每日1剂,水煎,取滤液。

激素依赖性皮炎

秘方1

【组方】生地黄30克,蒲公英20克,金银花、生石膏(先煎)各15克,桑白皮、青蒿各12克,地骨皮10克,连翘、黄芩、玄参、麦冬各9克。

【用法】每日1剂,水煎服,并用药液湿敷患处。1个月为1疗程,用3个疗程。

秘方2

【组方】生地黄、玄参、桑白皮、黄芩、紫草各10克,白鲜皮、丹参各15克,甘草3克。

【用法】每日1剂,水煎服,2个月为1疗程。

秘方 3

【组方】菊花、生黄芩、生大黄、板蓝根、白鲜皮各 20 克。

【用法】水煎,取液 3 升,药温 36℃ ~ 37℃,外敷患处,每次 30 分钟,每日 1 次。

秘方 4

【组方】生地黄 30 克,野菊花 15 克,槐花、红花、玫瑰花、鸡冠花、青蒿各 10 克,炙甘草 6 克。

【用法】每日 1 剂,水煎服。

秘方 5

【组方】枇杷叶、桑白皮、黄芩、金银花、连翘各 12 克,栀子、白鲜皮各 10 克,黄连、甘草各 6 克。随症加减。

【用法】每日 1 剂,水煎服。

秘方 6

【组方】生白茅根、马齿苋各 30 克,生地黄、车前草各 20 克,金银花、野菊花、大青叶各 15 克,龙胆、黄芩、牡丹皮、赤芍、泽泻各 10 克。

【用法】每日 1 剂,水煎服。药渣复煎,冷却后敷面,每次 20 分钟,每天 1 次。

秘方 7

【组方】水牛角、丹参各 30 克,赤芍 15 克,生地黄、牡丹皮、地骨皮、蒺藜、紫草各 12 克,知母、荆芥、茜草、槐花各 10 克,蝉蜕、甘草各 6 克。

【用法】每日 1 剂,水煎服。

结节性红斑

秘方 1

【组方】忍冬藤、鸡血藤各 30 克,大血藤 20 克,玄参、当归、桔梗 15 克,桃仁、红花、白芷各 10 克,甘草 3 克。

【用法】每日 1 剂,水煎,分 3 次服用。

秘方 2

【组方】防己、鸡血藤、赤芍、伸筋草各 15 克,紫草、茜草、川牛膝、木瓜、黄柏各 10 克,红花 6 克。

【用法】每日 1 剂,水煎服,用 14 日。

秘方 3

【组方】金银花、玄参、忍冬藤、生牡蛎各 30 克,当归、蒲公英、鸡血藤、川牛膝、青风藤、海风藤各 15 克,泽兰 10 克,甘草 6 克。

【用法】每日 1 剂,水煎服,15 日为 1 疗程,用 1 ~ 3 个疗程。

秘方 4

【组方】威灵仙、牛膝各 15 克,当归、川芎、茜草、羌活、木瓜、苍术、黄柏各 10 克,乳香、没药、生甘草各 6 克。

【用法】每日 1 剂,水煎服。

秘方 5

【组方】薏苡仁、川牛膝各 30 克,苦参

15～30克，生地黄、丹参各15克。黄柏、玄参各12克，苍术、麦冬各10克。

【用法】每日1剂，水煎，餐后服用，用12～45日。

秘方6

【组方】炒黄柏、苍术各25克，姜制南星、威灵仙、木防己、桃仁、神曲、龙胆各15克，桂枝、红花、羌活、白芷、川芎各10克。

【用法】每日1剂，水煎服。药渣再煎，洗患处，每日2次。

秘方7

【组方】当归、赤芍、桃仁、红花、香附、王不留行、泽兰、牛膝、丹参各9克。

【用法】每日1剂，水煎服；第3煎取药液，外洗。

秘方8

【组方】苍术24克，牛膝、杜仲各15克，白芍12克，黄柏、木瓜、威灵仙、泽泻、陈皮、乳香、没药各10克，羌活、甘草各6克。

【用法】每日1剂，水煎服。

多形性红斑

秘方1

【组方】玄参、升麻、金银花、生甘草、连翘各9克。

【用法】上药加水1500毫升煎煮30分钟，弃渣留汁。每天1剂，分2次服用。

秘方2

【组方】南蛇藤30克。

【用法】上药加水1000毫升煎煮30分钟，弃渣留汁。每天1剂，分2次服用。

秘方3

【组方】川桂枝、甘草各5～6克，炒赤芍、当归、防己各10～12克，制川乌、生姜皮各3～5克，羌活、制川芎各9克，红枣8～10克，葱管2根。

【用法】上药加水2500毫升煎煮30分钟，弃渣留汁。

秘方4

【组方】当归、川芎、红花、赤芍、桃仁、丹参、桂枝、乳香、没药、黄芪各等份。

【用法】上药研末，水泛为丸。每次服用10克，每天3次。

秘方5

【组方】生地黄、紫草、黄芩、茯苓各12克，牡丹皮、防风、秦艽、白术各9克，白鲜皮15克。

【用法】上药加水1000毫升煎煮30分钟，弃渣留汁。每天1剂，分2次服用。

秘方6

【组方】甘遂、甘草各9克。

【用法】上药加水2500毫升煎煮30分钟，弃渣留汁。待药液温度适宜后外洗患处，每次15～20分钟，每天2次。

秘方7

【组方】黄连、地肤子、紫草各 12 克,黄芩 9 克,黄柏、土茯苓、紫荆皮各 15 克,苦参 20 克,白芷 30 克。

【用法】上药加水 2000 毫升煎煮 30 分钟,弃渣留汁。每天 1 剂,分 2 次服用。

结节性痒疹

秘方1

【组方】白鲜皮 30 克,黄柏、苍术、连翘各 20 克,生大黄 15 克。

【用法】上药加水 5000 毫升,煎后取汁,待温后用两条毛巾浸药交替湿敷患处,每次 20~40 分钟,每日早晚 2 次。

秘方2

【组方】苍耳子、地肤子、川芎、红花、白英等。

【用法】制成颗粒剂,每袋 9 克。每日 3 次,每次 1 袋。

秘方3

【组方】白鲜皮、夏枯草各 30 克,苦参、生

地黄各 15 克,威灵仙、漏芦、黄连、当归各 10 克,全蝎、甘草各 6 克。

【用法】每日 1 剂,水煎服。

秘方4

【组方】荆芥、防风、蒺藜、莪术、三棱、赤芍、生地黄、金银花、连翘、土茯苓各 10 克。

【用法】每日 1 剂,水煎服。

【用法】每日 1 剂,水煎 2 次,取汁约 300 毫升,分 2 次温服。

秘方5

【组方】白花蛇舌草、白鲜皮、白茅根各 30 克,紫草、黄芩各 15 克,黄连、黄柏、金银花、连翘、牡丹皮、地肤子、蒺藜、防风各 10 克。

【用法】每日 1 剂,水煎服。

秘方6

【组方】羌活、白芷、防风、荆芥、黄连、黄芩、金银花、桃仁、炒三棱、炒莪术各 9 克,红花 6 克,蝉蜕 3 克。

【用法】每日 1 剂,水煎,分 2 次服用。

第五章 皮脂腺、汗腺、毛发病

酒糟鼻

秘方1

【组方】焦三仙 30 克,生槐花、金银花各 15 克,白茅根、红花、鸡冠花、玫瑰花、栀子、黄芩各 10 克。

【用法】每日 1 剂,水煎服,早晚分两次服用。所余药渣再浓煎,取汁洗浴鼻部。

秘方2

【组方】当归、生地黄、川芎、赤芍、黄芩(酒炒)、赤茯苓、陈皮、红花(酒洗)、甘草(生)各 3 克。

【用法】上药用水 400 毫升,姜 3 片,煎 320 毫升,加酒 20 毫升,调五灵脂末 6 克,热服。

秘方3

【组方】芫花、黄连、白矾等药,烘干粉碎成粗粉,加入 75% 乙醇浸渍 1 周,取药液,再把药渣压榨取汁,两液混合,再加入 75% 乙醇适量,使药物含量为 10% ～ 15% 即可,装瓶备用。

【用法】用温水洗净面部后,用药液每日 1 ～ 3 次外涂于病变处。以增生期为主者,外涂药液后局部按摩 15 ～ 30 分钟,3 个月后观察疗效。

【备注】对乙醇过敏者禁用。

秘方4

【组方】防风、荆芥、薄荷、黄芩、甘草、赤芍、归尾、灯芯、蒺藜各适量。

【用法】上药以水煎服。

秘方5

【组方】茵陈 30 ～ 50 克,山楂 20 ～ 30 克,野菊花、丹参、乌梅各 15 ～ 30 克,凌霄花、牡丹皮各 10 ～ 15 克,黄芩、栀子各 10 克,大黄 5 ～ 10 克。

【用法】每日 1 剂,水煎服。10 日为 1 疗程。

秘方6

【组方】炒栀子、黄芩、牡丹皮、炒薏苡仁各 15 克,桑白皮、地骨皮、甘草各 6 克。

【用法】每日 1 剂,水煎,早晚分服。

秘方7

【组方】柴胡、薄荷、黄芩、栀子、当归、赤芍、红花、莪术、陈皮各 10 克,甘草 5 克。

【用法】每日 1 剂,将上述药品用冷水浸泡 30 分钟,武火煎 20 分钟,然后用文火煎 10 分钟,取浓缩液 100 毫升,纱布过滤后装入无菌瓶中。每日 2 次,每次 50 毫升,温热内服,15 日为 1 个疗程。休息 3 天,进行第 2 疗程治疗。

秘方 8

【组方】大青叶 30 克,蒲公英、生槐花、生薏苡仁各 15 克,甘草、陈皮各 6 克,丹参、鸡冠花各 12 克,板蓝根、赤芍、枇杷叶各 10 克,黄芩、红花各 8 克。

【用法】每日 1 剂,水煎服。10 日为 1 疗程。

斑秃

秘方 1

【组方】芝麻粉 20 克,粳米 50 克,白糖适量。

【用法】粳米加清水 500 毫升,白糖适量,煮为稀粥,取芝麻粉,慢慢调匀于粥内,烧至锅中微滚即停火,盖紧焖 3 分钟后即可食用。早晨空腹服用及晚餐温热服用。

秘方 2

【组方】桑葚 200 克,侧柏叶 50 克,蜂蜜 50 克。

【用法】水煎侧柏叶 20 分钟后去渣,再放入桑葚,文火煎煮半小时后去渣,加蜂蜜成膏。

秘方 3

【组方】黄精、熟地黄、补骨脂各 10 克。

【用法】研碎。用开水泡,代茶饮用。

秘方 4

【组方】甜瓜瓤 60 克,生姜 20 克。

【用法】共捣烂,敷患处。

秘方 5

【组方】大栀子、蛇床子各 30 克,石菖蒲、陈艾、苦参各 60 克,花椒 15 克。

【用法】水煎,洗头部。

秘方 6

【组方】黄芪、当归、独活、川芎、干地黄、白芷、芍药、莽草、防风、辛夷、藁本、蛇衔、薤白、乌麻油各 30 克,马鬃膏适量。

【用法】将上药切碎,加水适量,用文火煎汁去渣收贮待用。先将头发洗净,然后将药涂于头发上,1~2 小时后再洗去。

秘方 7

【组方】当归、川芎、赤芍、桃仁、丹参各 10 克,红花、升麻各 6 克,荷蒂 30 克。

【用法】水煎服。

秘方 8

【组方】花椒适量。

【用法】将其研碎,用麻油调匀。涂患处,每日 3 次。

秘方 9

【组方】藤黄、骨碎补各 15 克,桐油适量。

【用法】将前两味药研成细末,加桐油内浸泡 1 昼夜成药油。取鲜生姜 1 块,切成片,蘸药油用力搽患处,每日 3~4 次。

秘方 10

【组方】破故纸、白蒺藜各 100 克,白酒 100 毫升。

【用法】浸泡 5 天后,外搽患处,每日 3~4 次。

秘方 11

【组方】羌活、木瓜、天麻、当归、白芍、菟丝子、川芎各 50 克。

【用法】研末,加入熟地(捣膏)50 克,蜂蜜 300 克,炼蜜为丸 15 克重。每服 1 丸,每日 2 次。

秘方 12

【组方】生地黄、熟地黄、霜桑叶、白菊花、桑葚子、黑豆衣各 30 克,红枣肉、菟丝子、柏果、炙黄芪、当归各 60 克,白芍、白蒺藜各 45 克,女贞子 120 克。

【用法】共研为末,炼蜜为丸,每丸重 9 克,早晚各服 1 丸。

秘方 13

【组方】当归、赤芍、生地黄、侧柏叶各 100 克,干姜 90 克,红花 60 克。

【用法】将上药切碎浸泡于 75% 酒精 300

毫升中,密封 10 天后即成。每日搽患处 3~4 次。

秘方 14

【组方】党参、白术、茯苓、陈皮、黄芪各 10 克,甘草 6 克。

【用法】水煎服。同时用生姜涂患处。

脱发

秘方 1

【组方】好醋 50 毫升,墨 1 锭,砚台 1 具。

【用法】将醋倒砚台内,用墨研磨成稀糊状。用毛笔蘸液体涂搽患处,1 日 3 次。

秘方 2

【组方】丹参、党参、赤芍各 20 克,熟地黄、黄芪各 30 克,川芎、白芍、柴胡、郁金各 10 克,泽泻、山茱萸、黄精各 15 克,甘草 3 克。随症加减。

【用法】每日 1 剂,水煎服。

秘方 3

【组方】熟地黄 18 克,当归 15 克,羌活 9 克,天麻 9 克,川芎 9 克,菟丝子 9 克,木瓜 9 克,白芍 9 克。

【用法】每日 1 剂,水煎服。

秘方 4

【组方】余甘子、番红花、冬虫夏草、马先蒿等 10 余种藏药。

【用法】切碎,共捣粗末,加白酒,浸泡 1~

3 周,过滤备用。每日 2 ~ 3 次,每次 5 ~ 10 毫升,轻涂发根处。

秘方 5

【组方】生地黄、羌活、蒺藜、白鲜皮、地肤子、野菊花、黑芝麻各 15 克,牡丹皮、赤芍、白芍各 12 克。

【用法】每日 1 剂,水煎服。2 周为 1 个疗程。

秘方 6

【组方】生姜适量。

【用法】将生姜切片即可。将生姜片直接搓于脱发患处,每次 20 分钟,每日 1 ~ 2 次,1 周为 1 个疗程。

秘方 7

【组方】生地黄、熟地黄、当归、墨旱莲、丹参、黄芪各 60 克,川芎、五味子各 50 克,桑葚子 40 克,女贞子、山茱萸、羌活、木瓜、菟丝子、红花、黑芝麻、酸枣仁、侧柏叶、防风各 30 克,陈皮 20 克。

【用法】研末,制成丸,每日 3 次,每次 6 ~ 9 克,口服。3 个月为 1 疗程。

秘方 8

【组方】女贞子、桑葚、白术、白鲜皮各 15 克,赤石脂、熟地黄 20 克,川芎 10 克。

【用法】将以上材料用水煎煮,取汁备用。每日 1 剂,分早、晚 2 次服用。

【备注】在内服本方剂的同时,可以用生

姜的新鲜切面涂脱发患处,效果更佳。

秘方 9

【组方】赤芍 3 克,川芎 3 克,桃仁 10 克(研泥),红花 10 克,老葱根 3 根(切碎),生姜 15 克,红枣 7 个(去核)。

【用法】水煎服。

秘方 10

【组方】钨酸钠 5 克,水 500 毫升,乙醇 500 毫升,薄荷脑 5 克。

【用法】每日搽头皮 1 次,每次 5 毫升。

秘方 11

【组方】土大黄 30 克,艾叶 30 克,甘松 30 克。

【用法】放半面盆水,煎汤,浸头发,不要再用清水洗。每日 1 次,1 剂药洗 3 天。

白发症

秘方 1

【组方】生地黄、熟地黄各 2.5 千克。

【用法】将生、熟地黄研为细末,加蜜炼为丸剂,如绿豆般大小。每次服 10 克,每日 3 次,白酒送下。

秘方 2

【组方】菊花、茯苓、黑芝麻各 1 千克,蜂蜜适量。

【用法】将上药研为细末,加蜂蜜做成如绿豆大丸剂。吞服,每日 3 粒,3 个月为

1 个疗程。

【备注】本方可使白发转黑,用以治疗高血压所致白发,效果佳。

秘方 3

【组方】干熟地黄 2 千克,杏仁(汤浸,去皮尖,双仁,研成膏状)500 克,诃子皮 250 克,蜂蜜适量。

【用法】将干熟地黄和诃子皮研为细末,加入杏仁搅匀,炼蜜和调,做成梧桐子大小的丸药。用温水送下,每次 30 粒,饭前服用。

【备注】服药期间忌食生葱、萝卜、大蒜。

秘方 4

【组方】女贞子 520 克,旱莲草、桑葚各 300 克,白酒适量,蜂蜜适量。

【用法】先将女贞子阴干,再用酒浸 1 日,蒸透晒干;把旱莲草、桑葚阴干;将上 3 味药碾成细末,炼蜜成丸,每丸重 10 克。每日早、晚各服 1 丸,淡盐开水送服。

秘方 5

【组方】女贞子 500 克,黑芝麻 250 克。

【用法】将上药以水煎煮,取药汁。每次服用 20 毫升,每日2~3次,温开水送下。

痤疮

秘方 1

【组方】鲜菟丝子适量。

【用法】将菟丝子洗净捣烂取汁。清洗面部后,外涂患部,每周2~3次。

秘方 2

【组方】冬瓜籽仁 15 克,生山楂 15 克,马蹄粉 30 克,冰糖适量。

【用法】将山楂洗净切片,马蹄粉加水调成黏稠状。将山楂和冬瓜子仁放入锅中,加水用中火烧开,改用小火煮 10 分钟后,放入冰糖,然后将马蹄粉糊徐徐倒入锅中,边倒边搅,烧开后即成。当点心吃,每日 2 次。

秘方 3

【组方】冬瓜子 15 克,荷叶 1 张,地骨皮 15 克。

【用法】将冬瓜子洗净,荷叶洗净,切丝,同地骨皮共放入砂锅中,加水适量,大火烧开后,用中火煎 20 分钟,去渣取汁,加入冰糖调味,代茶饮用。

秘方 4

【组方】黑豆 200 克,白酒 500 克。

【用法】将黑豆炒至烟色,放入白酒中,待酒呈紫褐色便好。每日服 2 次,每次半盏,约 2.5 毫升。

秘方 5

【组方】鱼腥草 15 克,地骨皮 9 克,山楂 15 克,枇杷叶 9 克。

【用法】鱼腥草洗净沥干水,与山楂、地

骨皮、枇杷叶共放入锅,加水适量,中火煎 20 分钟,去渣饮汁。每日 2 次,连服数日。

秘方 6

【组方】麻黄、杏仁各 10 克,炙甘草 6 克。

【用法】上药加水 1500 毫升,煎煮 30 分钟,弃渣留汁。每天 1 剂,分 2 次服用。

秘方 7

【组方】金橘 500 克,洗净去核;槟榔 20 克,碾碎研细面;鲜橘皮 50 克,切细丝;夏枯草 20 克,连翘 20 克,蜂蜜 50 克。

【用法】先将连翘、夏枯草加水 1500 毫升煎煮 30 分钟,挤去药渣,用药液再煮金橘、橘皮丝和槟榔面,煎至金橘烂熟,药液不足可再加适量水。待水将耗干时,放入蜂蜜,再煎煮 20 分钟,收汁即停火,贮于瓶罐之中,每日食 3 次,每次 10 ~ 15 克即可见效。

秘方 8

【组方】生姜 9 克,陈醋 100 毫升,木瓜 60 克。

【用法】将 3 味药共放入砂锅中煎煮,待醋煮干时,取出生姜、木瓜食之。每天 1 次,早晚 2 次吃完。连用 7 天。

秘方 9

【组方】瘦猪肉 50 克,苦瓜 100 克,丝瓜 100 克,黄瓜 100 克,调料适量。

【用法】原料先切片。将猪肉煸炒至半熟,依次将苦瓜片、丝瓜片、黄瓜片下锅同炒,每味料下锅时间相隔 1 分钟,待下黄瓜片时,加入调料即可。

秘方 10

【组方】百合 50 克,绿豆 100 克,粳米或糯米适量,冰糖适量。

【用法】将绿豆洗净加水煮至开裂后,加入粳米或糯米煮成粥。加入百合煮片刻,放入冰糖调匀即可。当点心食,每日分 2 次服完。

秘方 11

【组方】薏苡仁、绿豆各 25 克,山楂 10 克。

【用法】加水 500 克,泡 30 分钟后煮开,沸几分钟后即停火,不要揭盖,焖 15 分钟即可,代茶饮。每日 3 ~ 5 次,适用于油性皮肤。

秘方 12

【组方】金银花 30 克,连翘、黄芩、川芎、当归各 12 克,桔梗、牛膝各 9 克,野菊花 15 克。

【用法】上药加水 1500 毫升,煎煮 30 分钟,弃渣留汁。每天 1 剂,分 2 次服用。

秘方 13

【组方】绿豆、海带各 15 克,甜杏仁 9 克,玫瑰花 6 克,红糖适量。

【用法】将玫瑰花用布包好,与各药同煮

后,去玫瑰花,加红糖服用。每天 1 次,连用 30 天。

秘方 14

【组方】金银花、枇杷叶、桑白皮各 9 克,黄柏 6 克,黄连、甘草各 3 克。

【用法】上药加水 1500 毫升,煎煮 30 分钟,弃渣留汁。每天 1 剂,分 2 次服用。

秘方 15

【组方】取小白菜、芹菜、柿椒、苦瓜、苹果、柠檬、绿豆各适量。

【用法】先将绿豆煮 30 分钟,滤其汁;将小白菜、芹菜、苦瓜、柿椒、苹果分别洗净切段或块,搅汁,加入绿豆汁,滴入柠檬汁,加蜂蜜调味服用。

秘方 16

【组方】取苦瓜、芹菜、黄瓜、梨、橙、菠萝各适量。

【用法】将苦瓜去籽,菠萝去皮,切块;将黄瓜、芹菜、梨、橙及菠萝、苦瓜同榨汁,调入蜂蜜饮服。服 1～2 天可见效。

秘方 17

【组方】甜杏仁、海藻、昆布各 9 克,薏苡仁 30 克。

【用法】将海藻、昆布、甜杏仁加水适量煎煮,弃渣取汁液,再与薏苡仁煮粥服用,每天 1 次,3 周为 1 个疗程。

秘方 18

【组方】芹菜 100 克,雪梨 150 克,西红柿 1 个,柠檬半个。

【用法】洗净后同放入榨汁机中榨汁服用,每天 1 次。

秘方 19

【组方】母鸡 1 只,生黄芪 40 克,干姜 10 克,皂角刺 10 克,肉桂 5 克,盐、味精、黄酒等调料适量。

【用法】将上述诸物(除调料)填入干净的鸡腹中,用小线绳捆扎好,放入锅中煮至将熟时放入调料。待烂熟后解开小线,拣出鸡腹中诸物,食肉喝汤。

秘方 20

【组方】火腿 50 克,鲜藕 100 克,鲜莴苣 100 克,鲜栗子 100 克,调料适量。

【用法】原料先切片。将火腿、栗子片一同煸炒,至半熟时加入藕片,炒至将熟时加入莴苣,再加入调料,炒熟便可。辅菜食。

秘方 21

【组方】黑大豆 150 克,桃仁 10 克,益母草 30 克,苏木 15 克,粳米 250 克,红糖适量。

【用法】先将益母草、桃仁、苏木用水煎煮 30 分钟,滤出药液,再将黑豆加药液和水煮至八成熟,下粳米煮熟,粥烂加糖即可食用,早晚各服 1 小碗。

秘方 22

【组方】枇杷叶 10 克,生槐花 10 克,淡竹叶 10 克,白茅根 30 克,菊花 5 克。

【用法】上述诸药放入茶杯中,用沸水冲泡,浸 15 分钟,趁温频饮,也可以置凉后作饮料大量饮用。

秘方 23

【组方】玉米 15 克,荸荠 15 克。

【用法】各研粉混匀,加冰糖少许,开水调饮,每日 1 次,连服 1 月。

秘方 24

【组方】芹菜 150 克,红萝卜(中等大小)1 个,洋葱 1 个。

【用法】洗净后放入榨汁机中榨汁饮用,每天 1 次。

秘方 25

【组方】香蕉 2 根,山楂 30 克,冰糖适量。

【用法】将山楂洗净切片,香蕉剥皮切块。将山楂放入锅中,加水适量,用中火煮 10 分钟后,加入香蕉和冰糖,开后稍煮片刻即可。日服 2 次,饮用数日。

秘方 26

【组方】桃仁、山楂各 9 克,荷叶半张,粳米 60 克。

【用法】先将前 3 味料煮汤,去渣加入粳米煮成粥。每天 1 次,连用 30 天。

脂溢性皮炎

秘方 1

【组方】甘油 1 份,醋 5 份。

【用法】将二者混匀。外敷患处,每天 2 次。

秘方 2

【组方】苦参、野菊花、白鲜皮各 30 克,硫黄 15 克。

【用法】上药用水 2500 毫升浸泡后煎煮 30 分钟,弃渣留汁。待药液温度适宜后外洗患处。

秘方 3

【组方】绿豆 15 克,滑石 30 克,白芷 30 克,白附子 4 克。

【用法】上药共研细末,每次取药末 20 克加温水搅匀。待药液温度适宜后外洗患处,每天 2 次。

秘方 4

【组方】白鲜皮 15 克,鲜生地黄 30 克,52 度白酒 150 毫升。

【用法】将上药在白酒中浸泡 5 天后去渣留汁。外敷患部,每天早、晚各 1 次。

秘方 5

【组方】生地黄 30 克,白芍皮 15 克,52 度白酒 120 毫升。

【用法】前 2 味药浸泡于酒中 7 天。外敷患处,每天 2 ~ 3 次。

秘方6

【组方】青黛、黄柏各20克,石膏、滑石各40克,麻油适量。

【用法】各研细末混合,麻油搅匀。外敷患处,每天2次。

秘方7

【组方】龙胆草、槐花、生地黄各10克,当归15克,刺蒺藜、黄柏各12克,薏苡仁30克。

【用法】上药用水2000毫升浸泡后煎煮30分钟,弃渣留汁。每天1剂,分2次服用。

秘方8

【组方】马齿苋、萝卜缨、薏苡仁各30克。

【用法】上药用水2000毫升浸泡后煎煮30分钟,弃渣留汁。每天1剂,分2次服用。

秘方9

【组方】山楂60~120克,荷叶1张,生甘草适量。

【用法】上药用水1500毫升浸泡后煎煮30分钟,弃渣留汁。每天1剂,分3次服用。

秘方10

【组方】绿茶2克,山楂片25克。

【用法】上药用水400毫升浸泡后煎煮30分钟,弃渣留汁。每天1剂,分2次服用。

秘方11

【组方】熟地黄15克,当归、荆芥、刺蒺藜、苍术、苦参、麻仁各9克,甘草6克。

【用法】上药用水1000毫升浸泡后煎煮30分钟,弃渣留汁。每天1剂,分2次服用。

秘方12

【组方】生地黄30克,当归、荆芥、苦参、刺蒺藜、知母各9克,蝉蜕、生甘草各6克。

【用法】上药用水1000毫升浸泡后煎煮30分钟,弃渣留汁。每天1剂,分2次服用。

第六章 其他疾病

脓疱、冻疮

秘方1

【组方】黄柏3克。

【用法】将黄柏研细末,用牛乳调和,涂患处。每日1~2次。

秘方2

【组方】生豆腐、煅石膏各适量。

【用法】以生豆腐切片,贴患处。豆腐干则更换。7 次之后,以煅石膏细末撒其上。3 日后,仅撒石膏末,与汁液凝结成片,剥去再易新者。4～5 日即愈。

秘方 3

【组方】山楂 90 克。

【用法】山楂炒热捣烂,敷患处。

秘方 4

【组方】大蒜适量。

【用法】暑伏时,将大蒜去皮后捣成泥状,敷在上年生过冻疮之处,过 1 日 1 夜后洗去,3～4 日后再敷 1 次。

秘方 5

【组方】茄子秧 3 棵。

【用法】茄子秧水煎。熏洗患处半小时,每日 2 次。

秘方 6

【组方】老丝瓜、猪油各适量。

【用法】老丝瓜烧焦黄,加猪油调一下,涂患处。

秘方 7

【组方】白术 25 克,茯苓 15 克,泽泻 10 克,猪苓黄柏各 5 克,肉桂 1 克。

【用法】水煎服,外用萝卜种 50 克火煅存性为末,敷于新瓦上,煨微热,坐于其上,数次自愈。

秘方 8

【组方】生姜 1 块(约 50 克)。

【用法】生姜切片。用生姜片轻擦冻疮处,待发热时止。

秘方 9

【组方】白萝卜适量。

【用法】白萝卜切成大块,放在火上烤热。轻擦易患冻疮部位,冷后再烤热擦至萝卜水分完为止。

秘方 10

【组方】当归 12 克,桂枝 9 克,赤芍 9 克,生姜 5 克,大枣 10 个,甘草 5 克。

【用法】水煎服。

秘方 11

【组方】南瓜 100 克。

【用法】将南瓜切片。敷患处,觉热即换,早、晚各 2 次。敷数日。

秘方 12

【组方】柿子、熟菜油各适量。

【用法】柿子取皮煅灰存性。用熟菜油调敷患处。口服,7 日为 1 个疗程。

秘方 13

【组方】三七 5 克,企边桂 10 克。

【用法】企边桂捣细备用。三七泡白酒 100 克。热水洗敷患处后,用企边桂末调三七酒,每日早晚搽患处,4～9 次可治愈。

秘方 14

【组方】鲜山药适量。

【用法】鲜山药捣烂,涂患处,每日2~3次。

秘方 15

【组方】鲜山药、红糖各适量。

【用法】鲜山药和红糖同捣均匀,搽于患处。

秘方 16

【组方】白及10克。

【用法】将白及研细末,敷于患处,每日2~3次。

秘方 17

【组方】蚌壳粉适量。

【用法】将蚌壳煅后研细末。已溃烂处撒干末,未溃烂处用猪油调敷。

秘方 18

【组方】茄根100克。

【用法】将茄根水煎,烫洗患处。

秘方 19

【组方】茯苓10克,天花粉5.5克,炙甘草、白术、苍术、蒲公英、泽泻、猪苓各5克,白芷、羌活各2.5克。

【用法】上药以水煎服。

秘方 20

【组方】猪后蹄、猪油各适量。

【用法】猪后蹄烧为灰,研面,以猪油调和敷于患处。

秘方 21

【组方】生姜片15克,白酒90毫升。

【用法】白酒加生姜片烧开,洗患处。

秘方 22

【组方】冬瓜皮250克。

【用法】冬瓜皮水煎,洗患处,每日1次。

秘方 23

【组方】黑胡椒6克。

【用法】黑胡椒研末后用水煎,趁热洗患处,每日2~3次。

秘方 24

【组方】黄柏15克,马尾黄连10克,大黄10克。

【用法】上药共研细末,取麻油适量调匀,涂患处,每日4~5次。

褥疮

秘方 1

【组方】生黄芪60克,金银花30克,当归15克,赤芍、地龙各10克,川芎、桃仁、红花、白芷各6克。

【用法】水煎服。

秘方 2

【组方】荆芥、防风、甘草各9克。

【用法】煎汤洗患部。

秘方3

【组方】云南白药、冰硼散各等量。

【用法】均匀混合,涂撒在经盐水清洗过的疮面上,每天1次。

秘方4

【组方】生黄芪、鸡血藤各15克,归尾、赤芍、桃仁、丹参各10克,忍冬藤30克,川芎、生甘草各6克。

【用法】水煎服。

秘方5

【组方】滑石、龙骨各60克,川贝母10克,白及20克,麝香、冰片各1克。

【用法】研末,疮面常规消毒后,外敷患处。

秘方6

【组方】榆树皮60克,小蓟、地丁、蒲公英、马齿苋各15克。

【用法】研细末,高压消毒。外敷患部,每日1次。

秘方7

【组方】党参、生黄芪各15克,白术、茯苓、当归、熟地黄、丹参、白蔹、陈皮各10克,白芍12克。

【用法】水煎服。

秘方8

【组方】茜草15克,黄芪、蒲公英各30克。

【用法】水煎服。

秘方9

【组方】马勃30克。

【用法】去其外皮,剪成大小不等的薄片,高压灭菌。取适量置于创面上,再用敷料覆盖,胶布固定,每日换药1次。

秘方10

【组方】红花500克。

【用法】加水1000毫升,水煎2小时后,红花颜色变成白色,滤渣,将滤过的药液再用文火煎3~4小时,使浸膏呈胶状物为止,冷却后即可使用。用时将浸膏涂于纱布上,敷于患处,再用纱布覆盖、胶布固定,每日换药1次。

皮肤瘙痒

秘方1

【组方】生地20克,熟地黄20克,僵蚕20克,粳米100克。

【用法】将熟地黄、生地黄、僵蚕水煎取汁。粳米淘洗干净,加药汁,加清水适量,中火煮粥。每日1次,早起空腹食用,7~10日为1疗程。

【备注】气滞痰盛、脘腹胀痛、食少便溏者不宜食用地黄。

秘方2

【组方】甘草6克,野菊花15克,赤芍药12克,土茯苓30~50克。

【用法】将以上各味药共研为粗末,放入热水瓶中,冲入沸水大半瓶,盖焖20分钟,代茶饮用。其渣榨取汁涂患处,每日1次。

【备注】血燥、血虚所致者不宜服用。

秘方 3

【组方】冬瓜150克,大米50克,羊肉末50克,山药100克,盐、味精各适量。

【用法】将大米加水煮粥至八成熟,再放入羊肉末同煮,同时把山药和冬瓜去皮后切成小丁放入粥中同煮,待冬瓜、山药熟烂,加入盐、味精调味即可服用。每天早晚各服1碗,每日2次。

秘方 4

【组方】竹叶5克,银耳10克,白茅根30克,金银花3克,冰糖适量。

【用法】将竹叶、白茅根洗净加水适量煎熬,煮沸后15分钟取药液1次,反复3次,把药液合并待用。另将银耳用温水泡开,择洗干净。用药液泡银耳上火烧沸后,改文火熬至银耳熟烂,加入冰糖。最后把洗净的金银花撒入银耳汤中,略煮沸即可服用。可随时饮之。

秘方 5

【组方】苍耳草20克,粳米100克。

【用法】粳米淘净,苍耳草洗净切碎,放入锅内加清水适量。用武火烧沸后,转用文火煮10～15分钟,去渣留汁,将粳米、苍耳草汁放入锅内,置武火上烧沸后,转用文火煮至米烂成粥即可。每日1次,作早餐用。

秘方 6

【组方】熟地黄24克,蒺藜15克,山茱萸、山药、防风、荆芥各12克,茯苓、泽泻、牡丹皮各9克,蝉蜕6克。

【用法】每日1剂,水煎服。停用其他药,禁烟酒及浓茶,禁鱼腥及辛辣之品。10日为1疗程,用1～5个疗程。

秘方 7

【组方】赤芍15克,桃仁15克,蝉蜕15克,粳米100克。

【用法】将桃仁、赤芍、蝉蜕水煎取药汁。粳米淘洗干净,加药汁,加清水适量,共煮为粥。每日1次,早晚服用,每7～15日为一疗程。

秘方 8

【组方】苦参、花椒、大黄各15克,当归20克,黄柏、地肤子各10克,蛇床子、白鲜皮、防风各12克,蝉蜕9克。

【用法】每日1剂,水煎,洗患处,每日2次。

秘方 9

【组方】冬瓜100克,丝瓜150克,肉丝50克。

【用法】丝瓜切小段,冬瓜连皮切块。肉

丝先加水煮熟,加入丝瓜、冬瓜再煮15~20分钟,加精盐调味。辅餐食用。

秘方 10

【组方】生姜15克,防风15克,威灵仙10克,粳米100克。

【用法】将生姜、防风、威灵仙水煎取药汁。粳米淘洗干净,加药汁,加清水适量,共煮为粥。每日1次,早晚服用。

秘方 11

【组方】红枣15克,泥鳅30克,食盐少许。

【用法】把泥鳅洗净与红枣同煎,加盐调味服食。每日一剂,连服10~15次。

秘方 12

【组方】猪大肠250克,绿豆50克,败酱草15克,盐适量。

【用法】将绿豆洗净煮20分钟,放入洗干净的猪大肠内,两端扎紧,和败酱草炖熟,加盐调味。食大肠、绿豆,隔日1次。

秘方 13

【组方】羊肉250克,生姜15克,桂皮3克。

【用法】桂皮研成细粉,生姜切成小片,羊肉与姜片按常法煮熟。羊肉可沾桂皮粉食用,若无桂皮,也可用胡椒末代之。

秘方 14

【组方】白花蛇舌草15克,当归、荆芥、僵蚕各10克,五味子、柴胡、红花各6克。

制成免煎中药颗粒剂。

【用法】每日1剂,开水冲服。

秘方 15

【组方】绿豆60克,金银花藤30克。

【用法】将金银花藤拣杂,洗净,晾干,切成碎小段,放入砂锅,加水浸泡片刻,煎煮30分钟,用洁净纱布过滤取汁,放入砂锅,加入淘洗干净的绿豆,用小火煮至绿豆熟烂如泥,汤汁稠浓即成。早晚2次分服。

秘方 16

【组方】防风10克,红枣10枚,生姜10克。

【用法】将防风、生姜、红枣分别洗净,晾干。防风、生姜切成片,与红枣同放入砂锅,加水适量浸泡片刻,煎煮20分钟,用洁净纱布过滤取汁,放入容器即成。早晚2次分服。

秘方 17

【组方】地肤子10克,苍耳子10克,蜂蜜30克。

【用法】先将苍耳子、地肤子分别拣杂、洗净后,同放入砂锅,加水适量,煎煮30分钟,用洁净纱布过滤取汁,放入容器,趁温热加入蜂蜜,拌匀即成。早晚2次分服。

秘方 18

【组方】赤小豆30克,马齿苋30克(鲜品

60 克),粳米 100 克。

【用法】将马齿苋拣洗干净,入沸水锅中烫后晒干,备用。使用时,切成碎小段,放入碗中。将赤小豆拣杂,淘洗干净,放入砂锅,加水适量,大火煮沸后,改用小火煮 30 分钟,待赤小豆熟烂,加入淘净的粳米,视需要可加温开水适量,继续用小火煮至赤小豆、粳米熟烂如酥,加入马齿苋小段,拌匀,再煮至沸即成。早晚 2 次饮服。

秘方 19

【组方】红枣 20 枚,泥鳅 250 克,植物油、精盐各适量。

【用法】先将红枣洗净,放入温水中浸泡,去核后备用。将泥鳅养在清水盆中,滴数滴植物油,每天换水 1 次,待排除肠内污物,约 3 天后用温水洗净,剖杀,去除内脏,与红枣同放入砂锅,加水适量,用小火炖至泥鳅熟烂,加精盐少许,拌匀即成。佐餐或当菜,随意服食。

秘方 20

【组方】川芎 3～9 克,白芷 3～9 克,鳙鱼头 500 克,葱、胡椒、姜、盐适量。

【用法】将鱼头去腮、洗净;川芎、白芷洗净;将鱼头、白芷、川芎放入砂锅内,加水适量,再放入葱、胡椒、姜,武火烧沸,再以文火炖半小时,加入盐调味,分 2 次于

早、晚食鱼喝汤。

秘方 21

【组方】薏苡仁 30 克,赤小豆 30 克,绿豆 30 克。

【用法】先将薏苡仁、绿豆、赤小豆分别拣杂,淘洗干净,同放入砂锅,加水适量浸泡片刻,大火煮沸后,改用小火煮至薏苡仁、绿豆、赤小豆熟烂如酥,汤汁浓稠,以湿淀粉勾芡成羹。早晚 2 次分服。

秘方 22

【组方】大米 60 克,黄豆 50 克,核桃仁、白芝麻各 30 克,牛奶 300 毫升,白糖适量。

【用法】将黄豆浸水泡 1 日,大米用水浸 1 小时,与核桃仁、白芝麻、泡好的黄豆拌匀,加入牛奶、清水,倒入小磨里磨出浆,过滤入锅煮沸,加白糖少许即可服用。不拘时,时时饮之。

神经性皮炎

秘方 1

【组方】玄参 30 克,麦冬 20 克,当归 15 克,炒荆芥 10 克。

【用法】每日 1 剂,水煎服。

秘方 2

【组方】丹参 25 克,牡丹皮、桑白皮、白鲜皮、荆芥、蒺藜、金银花、连翘、白前各 15

克,防风、蝉蜕、生地黄、僵蚕各 10 克,全蝎 5 克。

【用法】每日 1 剂,水煎服,7 剂为 1 疗程,每疗程间隔 3 日。

秘方 3

【组方】蒺藜、合欢皮各 30 克,白芍 20 克,当归、羌活、茯苓、蝉蜕、柴胡各 10 克。

【用法】每日 1 剂,水煎服,1 周为 1 疗程。

秘方 4

【组方】鸽子 1 只,红枣 15 枚,发菜 10 克,食盐少许,粳米 100 克。

【用法】将鸽子宰杀,洗净切块,与淘洗干净的粳米、红枣、发菜一同煮粥至熟,调入食盐少许。分数次食用,每天 1 剂。

秘方 5

【组方】鲜蒜瓣、米醋各适量。

【用法】将蒜瓣捣烂,用纱布包扎浸于醋内 2 ~ 3 小时。外敷患处,每次 10 ~ 20 分钟,每天 2 ~ 3 次。

【备注】大蒜对皮肤有刺激性,外敷时以皮肤潮红、不起疱为佳,禁食辛辣、豆制品等。本方只可外用,不可内服。

秘方 6

【组方】陈醋 500 毫升。

【用法】将陈醋煎煮浓缩至 50 毫升。先将患处用温水洗净,外涂陈醋,每天早、晚各 1 次。

秘方 7

【组方】当归粉 20 克,蜂蜜 200 克。

【用法】当归研成极细末,用蜂蜜调匀密封保存。每次 2 ~ 4 匙,温开水送服,每天 2 次。

秘方 8

【组方】陈醋 500 毫升,苦参 200 克。

【用法】将苦参在醋中浸泡 5 天。将患处用温水洗净,外涂药液,每天早、晚各 1 次。

秘方 9

【组方】黄柏、生地黄 30 克,麦冬、赤芍、蛇床子、地肤子、土茯苓各 15 克,金银花、苦参、菊花各 10 克,甘草 3 克。

【用法】每日 1 剂,水煎服,1 个月为 1 疗程。

【备注】禁烟酒,禁辛辣之品,少穿化纤衣物。

秘方 10

【组方】鲜猪蹄甲、黄酒各适量。

【用法】将鲜猪蹄甲洗净、烘干,研末备用。取药末 15 ~ 30 克,用 60 ~ 90 毫升黄酒冲服,每周 1 ~ 2 次。

秘方 11

【组方】党参 12 克,茯苓、白术、玄参、怀山药、鸡内金各 9 克,薏苡仁 15 克,黄芩、白芷、甘草各 6 克。

【用法】上药用水 2000 毫升浸泡后煎煮 30 分钟,弃渣留汁。每天 1 剂,分 2 次服用。

【备注】禁食辛辣之品、豆制品等。

银屑病

秘方 1

【组方】生地黄、丹参、蒺藜、土茯苓、白花蛇舌草各 30 克,三棱、莪术、茯苓各 10 克,重楼 15 克,甘草 6 克。

【用法】每日 1 剂,水煎,分 3 次服用。

秘方 2

【组方】板蓝根 30 克,紫草、茜草、玄参、赤芍、丹参、鸡血藤各 15 克,桃仁、红花、莪术各 10 克。

【用法】每日 1 剂,水煎服。

秘方 3

【组方】土茯苓、白花蛇舌草各 30 克,黄柏、当归、牡丹皮、生槐花、肿节风、红花、生地黄、赤芍各 10 克,黄芩、茵陈、白鲜皮各 15 克,苦参 20 克。随症加减。

【用法】每日 1 剂,水煎服。

秘方 4

【组方】熟地黄、生地黄、白茅根、板蓝根各 20 克,玄参、茜草根、苦参各 15 克,紫草 30 克,土茯苓 25 克。

【用法】每日 1 剂,水煎,分 3 次服用。

秘方 5

【组方】生地黄、牡丹皮、紫草、甘草各 10 克,金银花、白茅根、白花蛇舌草、土茯苓、丹参、防风、白鲜皮、赤芍各 20 克,连翘、黄芩、鱼腥草各 15 克。

【用法】每日 1 剂,水煎,分 3 次服用。

秘方 6

【组方】土茯苓 30~60 克,忍冬藤、白花蛇舌草各 30 克,重楼、槐花各 20 克,青风藤、络石藤、白茅根、大青叶各 15 克,蛇莓、紫草各 10 克,水牛角粉 6 克,制成颗粒。

【用法】每日 1 剂,分 2 次冲服。

秘方 7

【组方】生槐花、白茅根、生地黄、鸡血藤、板蓝根各 30 克,紫草、牡丹皮、茜草、丹参、白鲜皮各 15 克。

【用法】每日 1 剂,水煎服。

秘方 8

【组方】生地黄、紫草、板蓝根、土茯苓、白花蛇舌草各 30 克,茜草、地骨皮、大青叶各 15 克,牡丹皮、赤芍各 10 克。

【用法】每日 1 剂,水煎服。

秘方 9

【组方】黄芩、生地黄、牡丹皮、知母、当归、赤芍、鸡血藤、金银花、茯苓各 15 克,板蓝根、大青叶各 20 克,丹参、连翘、重楼、防风、甘草各 10 克。

【用法】每日 1 剂,水煎服。

秘方 10

【组方】大黄、姜黄、硫黄、黄芩、甘草、冰片、薄荷脑各 6 克。

【用法】共研末,加凡士林制成软膏。每天 2 次,外敷患处。

秘方 11

【组方】水牛角 40 克,生地黄、丹参、土茯苓、白花蛇舌草各 30 克,蒺藜、重楼各 20 克,牡丹皮、赤芍各 12 克,当归 10 克,莪术 6 克,青黛 3 克。

【用法】每日 1 剂,水煎服,用 2 个月。

秘方 12

【组方】黄芪、茶树根、黑芝麻各 15 克,生龙骨、白鲜皮、紫草、紫河车各 10 克,甘草 6 克。随症加减。

【用法】每日 1 剂,水煎服。

秘方 13

【组方】丹参、大青叶、金银花、生槐花、黄芪各 30 克,当归 25 克,白鲜皮、白花蛇舌草各 20 克,紫草 15 克,沙参、防风、露蜂房各 12 克。

【用法】每日 1 剂,水煎服,30 日为 1 疗程,用2~3 个疗程。

秘方 14

【组方】生地黄、白花蛇舌草、紫草各 20

克,白茅根 30 克,知母 10 克,牡丹皮、金银花各 15 克。

【用法】每日 1 剂,水煎服。

秘方 15

【组方】金银花、板蓝根、赤芍、白鲜皮、土茯苓各 20 克,黄芩、桃仁、红花、当归、生地黄、甘草各 10 克,乌梅 25 克。

【用法】每日 1 剂,水煎服。

秘方 16

【组方】青蒿、茵陈、白花蛇舌草、忍冬藤、猪苓、茯苓、合欢皮各 15~30 克,路路通、地肤子、桑白皮各 9~30 克,大血藤、丹参、赤芍各 9~25 克,苦杏仁、石菖蒲各 6~9 克。

【用法】每日 1 剂,水煎,餐后服用。

秘方 17

【组方】追地风、秦艽、黄柏各 15 克,乳香、当归、红花、石菖蒲、香附、郁金各 12 克,天麻、僵蚕各 10 克,桂枝、千年健、防风各 9 克。

【用法】水煎,取滤液,加红、白糖各 200 克,蜂蜜 100 克,大于 55 度白酒 1.5 升,每次 20 毫升,每日 2 次;或每日 40~60 毫升,分数次口服,2 周为 1 疗程。禁辛辣之品。

秘方 18

【组方】板蓝根、白茅根各 30 克,蒲公英、连翘、大青叶、金银花、夏枯草、牡丹皮、赤芍、白芍、生地黄、玄参各 15 克,羚羊角粉 0.6 克(分冲)。

【用法】每日 1 剂,水煎服。

手足皲裂

秘方 1

【组方】冬青叶适量。

【用法】研细末,分别同麻油、桐油调成糊状。涂于患处,每日 2 次,一般 1 周即可愈合。

秘方 2

【组方】当归、紫草各 60 克,忍冬藤 10 克,麻油 500 毫升。

【用法】用以上前 3 味药共研粗末,放入麻油中浸泡 24 小时,然后用小火煎熬至药枯焦,去渣备用。涂敷于患处,每日数次,至愈合为止。

秘方 3

【组方】白芷 12 克,白及、全当归、生地黄各 15 克,紫草 9 克,白蜡 250 克,麻油 120 毫升。

【用法】将以上前 5 味药放入锅内,用麻油浸泡半天,然后熬枯去渣,离火后加入白蜡熔化拌匀,备用。睡前洗净患处,再将药膏用小火熔化,涂敷于患处,每晚 1 次。

秘方 4

【组方】甘草 50 克,75% 酒精 200 毫升,甘油 200 毫克。

【用法】甘草浸泡于酒精内 24 小时后,取浸液去甘草加甘油即成。用时应先将患处洗净后再涂药液。

秘方 5

【组方】蛇蜕适量。

【用法】烧灰为末,加适量凡士林调为软膏。将患处洗净后,用上药涂于患处,用胶布包扎。若无炎症,不必每天换药,一般 7 天左右可治愈。

秘方 6

【组方】轻粉 8 克,樟丹、辰砂各 5 克。

【用法】共研末。先将麻油 200 克煎至微滚,加入黄蜡 50 克,再煎,以无黄沫为度,离火后再将药末投入,调匀成膏,外涂患处。

秘方 7

【组方】当归、甘草各 30 克,白芷 9 克,轻粉、冰片各 6 克,姜黄、蜂蜡各 90 克。

【用法】将当归、甘草、白芷、姜黄浸泡在麻油内 3 天,然后在炉火上熬至枯黄,离火去渣,加入轻粉、冰片粉,最后加蜂蜡溶化,调搅成膏,涂敷患处。

秘方 8

【组方】白及粉适量,植物油少许。

【用法】将二味料放在一起搅匀。涂患处，每日2次。

秘方9
【组方】红花、松香、黄蜡各5克，白及4克，凡士林100克。
【用法】制成软膏。每日搽3次，1个月为1疗程。

秘方10
【组方】麦冬适量。
【用法】捣烂，除去纤维，涂敷患处。

秘方11
【组方】松香、柏树胶各等份。
【用法】共研细末。用时将药末均匀撒在胶布上，用文火烊化，紧贴患处。

秘方12
【组方】苍术、白及、地骨皮各30克，红花10克。
【用法】水煎取液1500毫升。放盆中趁温热将患处浸泡于药液中，每次15～20分钟，每日1剂。

秘方13
【组方】核桃仁30克，芝麻15克，蜂蜜20毫升。
【用法】研成膏状。涂患处，每日1～2次。

秘方14
【组方】红信250克，棉籽油2500毫升，黄蜡250～500克。

【用法】将红信、黄蜡研末，与棉籽油混合均匀备用。在患处涂抹薄薄的一层，每日3次。

秘方15
【组方】鸡蛋黄4个。
【用法】熬煎成油。取油涂裂口处。

鸡眼

秘方1
【组方】葱白、独头蒜各适量。
【用法】去皮洗净，共捣烂如泥，敷在鸡眼上。一般5天后鸡眼处变黑，再隔2天可脱落。

秘方2
【组方】红尖辣椒(干品)5克，食醋。
【用法】将干辣椒剪成与鸡眼大小相当的圆片，酒盅中盛醋15毫升，投入干辣椒5克，浸泡12小时取出。立即将辣椒片对准鸡眼贴好，外用氧化锌胶布固定，3日1次，1～3次即可治愈。
【备注】如鸡眼多者，可多浸泡辣椒，浸泡不可超过12小时，浸泡时间过长辣椒作用会失效。

秘方3
【组方】乌梅肉，蓖麻子。
【用法】将上药一起捣烂敷患处。

秘方 4

【组方】大葱。

【用法】将生葱管剖开,取有液汁的一面,剪成与鸡眼同等大小的 1 块。贴于鸡眼,每日 1 次,数日可消。

秘方 5

【组方】生姜适量,生石灰、碱面各等份。

【用法】先用2%的碘酒和75%的酒精消毒,然后用生姜捣烂取汁与其他 2 药共捣。取适量涂在鸡眼上,再用胶布覆盖固定,每 3 日换 1 次药,一般 1 ~ 3 次鸡眼脱落。

【备注】本方治疗鸡眼效果极佳。

秘方 6

【组方】黄豆芽 150 克。

【用法】每餐吃黄豆芽 250 克,一连吃 5 天不间断,鸡眼自然脱落。

秘方 7

【组方】凤仙花适量。

【用法】先将鸡眼剪破,用凤仙花搽数次即可。

秘方 8

【组方】蓖麻子 1 个。

【用法】火灼其外壳,待油出后直接按在鸡眼上,外用胶布固定,5 天后鸡眼软化脱落。

秘方 9

【组方】补骨脂 40 克,95% 酒精 60 毫升。

【用法】混合摇匀,涂患处。

秘方 10

【组方】生姜适量,生石灰、碱面各等份。

【用法】先用 2% 的碘酒和 75% 的酒精消毒,把患处洗净,然后用生姜捣烂取汁,与其他 2 味料共捣如泥,取适量涂在鸡眼上,再用胶布将其覆盖,每 3 日换 1 次药,一般 1 ~ 3 次鸡眼随之脱落。

秘方 11

【组方】银杏叶 10 片。

【用法】捣烂后包贴于患处。2 日后患处呈白腐状,用小刀将硬疔剔出即可治愈。

秘方 12

【组方】乌梅 50 克,食盐 9 克,醋 15 毫升,温开水 50 毫升。

【用法】先将食盐在温开水中溶解,再放入乌梅浸 24 小时(新鲜乌梅可浸 12 小时),将乌梅核去掉,把乌梅肉捣烂,加醋 15 毫升捣成泥状即可涂用。涂药前,应先将患处用温开水浸泡 20 分钟,并用刀剔去老皮,涂药后,以纱布包扎,每 24 小时更换 1 次,连续3 ~ 4 次。

秘方 13

【组方】桑柴皮、风化石灰各 500 克,鲜威灵仙 300 克。

【用法】将鲜威灵仙煎浓汁,用此汁淋桑柴皮灰和石灰,取汁再熬成膏,瓷瓶收贮,用时点患处。

【备注】用于治疗鸡眼、黑痣、癥肉。

秘方14

【组方】鲜沙姜、水杨酸等量。

【用法】鲜沙姜捣碎后,加水杨酸拌匀备用,将患处洗净,并用胶布剪一小洞,贴在鸡眼上。使之只露鸡眼,防止药物与周围皮肤接触,取上药少许敷患处,外贴胶布固定。3天换1次药,数天后鸡眼便自动脱落,且无痛苦。

秘方15

【组方】玉簪花根适量。

【用法】捣烂后敷于患处。

【备注】不宜常敷,否则有损肌肉,又方:用白玉簪花捣烂敷。

秘方16

【组方】鸡蛋3个。

【用法】煮熟剥皮,浸在醋中泡1夜,食用。每次吃3个,连吃3~5次,鸡眼可脱落。

秘方17

【组方】碱石灰。

【用法】加冷水稀释,调匀成糊状,消毒患处后,将鸡眼处硬组织剔去,再取大小适宜之胶布1块,按鸡眼大小在胶布中间剪1小孔,贴于患处,然后将石灰碱糊涂于患处,上面再贴上1层胶布。经5~7天,鸡眼坏死脱落,生出新肉芽。

秘方18

【组方】荞麦面3克,鲜荸荠1个。

【用法】共捣烂,贴敷在鸡眼上,一昼夜可连根拔。

多形性日光疹

秘方1

【组方】石灰15克,麻油适量。

【用法】将石灰加水适量松化搅混,澄清后去表面薄垢,取澄清石灰水1份,麻油1份,调匀备用。外用患处,每天2~3次。

秘方2

【组方】青蒿60克。

【用法】将青蒿洗净捣碎,用冷开水浸泡,过滤留汁。每次饮用半茶杯,每天3~5次。连续服用10天为1个疗程,服用2~3个疗程。

【备注】平时应避免强烈日光或长时间照晒。

秘方3

【组方】绿豆20克。

【用法】将绿豆加水1500毫升煎煮至熟烂。食豆饮汤,每次1~2茶杯,每天2~3次。

秘方4

【组方】青蒿50克。

【用法】将青蒿洗净捣碎,用冷开水浸泡,过滤留渣,将药渣外敷患处,连续外敷7天为1个疗程,服用2~3个疗程。

秘方5

【组方】大黄、黄芩、黄柏、苍术各等量。

【用法】上药共研细末轧片,每片0.3克。每次口服。

秘方6

【组方】酸梅20克。

【用法】将酸梅洗净后加水1000毫升,小火煎煮10分钟。每次饮1茶杯,每天2~3次,用至皮疹消退。

秘方7

【组方】青蒿90克,蜂蜜适量。

【用法】青蒿研末,炼蜜为丸,每丸10克。每次服用2丸,每天2~3次。

【备注】平时应避免强烈日光或长时间照晒。

黄褐斑

秘方1

【组方】黄豆、绿豆、赤小豆各100克,白糖适量。

【用法】将上述3豆洗净浸泡至涨后混合磨浆,加水适量煮沸,加白糖适量,每天饮用3次。

秘方2

【组方】52度白酒500毫升,鸡蛋7枚。

【用法】将鸡蛋浸入白酒中,封闭7天。取出1枚,去壳捣烂,外涂患处,每天2次。

秘方3

【组方】成熟橡实(橡子),不拘多少。

【用法】晒干去壳取仁,研末与黑大豆粉调匀,储瓶备用。每日以粉涂面。

秘方4

【组方】鲜胡萝卜适量。

【用法】将鲜胡萝卜研碎挤汁,取10~30毫升,每日早晚洗完脸后,用鲜汁拍脸,等干后用涂有植物油的手轻拍面部。

【备注】每日喝1杯胡萝卜汁也有化斑作用。因胡萝卜中含有丰富的胡萝卜素,胡萝卜素在体内可转化为维生素A。维生素A具有滑润、健肤的作用,并可防治皮肤粗糙及雀斑。

秘方5

【组方】黄芪、生地黄各15克,刺蒺藜、白术各9克,浮萍、赤芍各6克,蝉蜕3克。

【用法】将上药用水1000毫升浸泡后煎煮30分钟,弃渣留汁。每天1剂,分2次服用。

秘方6

【组方】云茯苓适量。

【用法】研成极细末,用水调匀。外敷面部,每天 3 次。

秘方 7

【组方】西红柿适量。

【用法】将西红柿洗净放入榨汁机内榨汁即可。每日喝 1 杯西红柿汁或经常吃西红柿也可。

秘方 8

【组方】熟地黄 18 克,山药 20 克,枸杞子、山萸肉、陈皮、牡丹皮各 9 克,泽泻、茯苓各 15 克,菊花 12 克。

【用法】将上药用水 1000 毫升浸泡后煎煮 30 分钟,弃渣留汁。每天 1 剂,分 2 次服用。

秘方 9

【组方】芹菜、红萝卜各 50 克,苹果半个,雪梨 1 个,柠檬 1/4 个。

【用法】共放入榨汁机中榨汁,1 次饮完,每周2~3 次。

秘方 10

【组方】杏仁、皂荚子各等份。

【用法】共研为末,储瓶待用。每晚睡前用温水调和药末,涂面部,半小时后洗去。

秘方 11

【组方】茯苓、益母草各 30 克,葛根、黄芩、香附、郁金、三七粉(分吞)、白术、当归、党参、菟丝子各 15 克,白芷、藁本、山茱萸、红花各 10 克。

【用法】每 2 日 1 剂,水煎服。

秘方 12

【组方】江米粉 40 克,蜂蜜、老陈醋各 20 克。

【用法】将二者混合制成净面剂;先将患处洗净后,再涂上净面剂,每天睡前涂,20 分钟后洗去,日久见效。

秘方 13

【组方】墨旱莲、丹参各 30 克,生地黄、当归、女贞子、枸杞子各 15 克,淫羊藿 12 克,川芎、山茱萸、桃仁、红花、柴胡、白芷各 9 克,青皮 6 克。

【用法】每日 1 剂,水煎服。

秘方 14

【组方】丹参、女贞子各 30 克,墨旱莲、白芍各 15 克,熟地黄、山茱萸、白术、茯苓、当归、柴胡、香附、白附子各 10 克。

【用法】每日 1 剂,水煎服。

秘方 15

【组方】薏苡仁 20 克,女贞子、山茱萸、熟地黄、山药各 15 克,牡丹皮、赤芍、泽泻、当归各 12 克,附子、桃仁各 10 克。

【用法】每日 1 剂,水煎服。

秘方 16

【组方】香附 20 克,白芍、生地黄、郁金各

15 克,当归 12 克,桃仁、白附子、牡丹皮各 10 克,川芎、桔梗各 8 克,红花 6 克,甘草 5 克。

【用法】每 2 日 1 剂,水煎,分 4~6 次服用。

秘方 17

【组方】生地黄、益母草、茯苓各 15 克,凌霄花、红花、柴胡、桃仁、当归、白芍、白术、香附各 10 克,川芎 6 克。

【用法】每日 1 剂,水煎服。

秘方 18

【组方】香菜。

【用法】用香菜煎汤,每天洗面,日久见效。

秘方 19

【组方】蔓菁子(又名台菜、芜菁、鸡毛菜,此处所用为种子)120 克炒熟。

【用法】将其研末,调入面脂中,每晚涂面部。久用则有效。

秘方 20

【组方】用冬瓜子研末,桃花阴干研末。

【用法】二者等份,调蜂蜜适量,每晚临睡前敷面部。黑痣则点涂之。

秘方 21

【组方】丝瓜络、白僵蚕、白茯苓各 10 克,白菊花 20 克,珍珠母 30 克,玫瑰花 3 朵,红枣 10 枚。

【用法】将上药用水 1000 毫升浸泡后煎

煮 30 分钟,弃渣留汁。每天 1 剂,分 2 次服用。

秘方 22

【组方】竹茹 20 克,鲜芦根 150 克,粳米 60 克。

【用法】前 2 味料布包同米加水煮粥。每天 2 次,连吃 15 天。

秘方 23

【组方】猪胰、羊胆、细辛各等份。

【用法】用竹签将猪胰的血丝、筋膜除去,再将羊胆划破,倒入锅内,加适量水,放细辛、猪胰,煎三沸后弃渣取液,储瓶备用。每晚涂于面部,半小时后用温水洗净。

雀斑

秘方 1

【组方】蓖麻子、密陀僧、硫黄各 1 克,羊髓和匀。

【用法】临卧敷之,次早洗去,常洗自愈。

秘方 2

【组方】西瓜子、杏仁各半。

【用法】研细,晚间拌蛋清擦面,早晨用淘米水洗脸,1 月即可治愈。

秘方 3

【组方】桃花、杏花各 10 克。

【用法】用水浸泡后洗脸,或用桃花、冬

瓜子各等份捣烂,以蜂蜜调后敷面。

秘方 4

【组方】猪牙皂角、紫背浮萍、白梅肉、甜樱桃枝叶各50克。

【用法】共研为细末,每天早晚用少许,用水调浓搽面上。良久,用温水洗面,1周后即可除去雀斑。

秘方 5

【组方】白附子、蛤蜊粉、茯苓、密陀僧各等份。

【用法】共研细末,蜜调搽面,翌晨洗净。

秘方 6

【组方】白僵蚕、白附子、白芷、山柰、硼砂、滑石粉、白丁香、冰片各1克。

【用法】研成细末,每晚临睡时用药粉揉搓面部。

秘方 7

【组方】冬瓜1个。

【用法】切成方块,连种子同放入砂锅,加酒水各半,熬煮后滤过,再将滤汁煎浓,用药汁涂于患处。

秘方 8

【组方】冬瓜子、桃花等份。

【用法】焙熟,和糖调匀,每日擦面部,几次即可治愈。

秘方 9

【组方】当归、赤芍、柴胡、茯苓、香附、花粉各9克,甘草、蝉衣各3克,薄荷1克。

【用法】水煎服。

秘方 10

【组方】犀角75克,升麻50克,羌活50克,防风50克,白附子15克,白芷15克,生地黄50克,甘草(生)8克。

【用法】以上药共研末,和匀后蒸饼为丸,每服6克,饭后、睡前用茶送下。

秘方 11

【组方】丹参30克,鸡血藤30克,浮萍30克,生地20克,红花10克,川芎10克,荆芥穗10克,连翘15克,甘草10克。

【用法】水煎服。

秘方 12

【组方】老陈醋20克,蜂蜜20克,江米面20克。

【用法】调成净面剂,每晚睡前先涂30%双氧水,再涂净面剂,几天后见效。

胼胝

秘方 1

【组方】食盐少许,枯矾1~3克。

【用法】食盐加水适量调成淡盐水,枯矾研成极细粉末。先用淡盐水洗净患处后,用小刀沿胼胝周围约1毫米处,划一环形刀痕,以不见血为度,将极细枯矾末1~3克撒于划痕部,用绷带固定。每天换药 1 次,2~3 天后,胼胝干枯翘起,用带齿钳夹将其撕脱,若有渗血用云南白药止血。

秘方 2

【组方】金毛狗脊、地肤子各 30 克。

【用法】上药用水 1000 毫升浸泡后煎煮 30 分钟,弃渣留汁。浸泡患部,每次 15~20 分钟,每天1~2 次,每剂可连用3~4 天。

秘方 3

【组方】石灰、苛性钠(俗称烧碱,具有强吸湿性)各 90 克,肥皂 45 克,樟脑粉 15 克。

【用法】上药加水适量调成糊状。外敷患处,每 3 天 1 次。

秘方 4

【组方】鲜独活、食盐各适量。

【用法】上药捣烂如泥,外敷患处,每天 1 次。

秘方 5

【组方】鲜骨碎补去毛,52 度白酒适量。

【用法】鲜骨碎补加酒捣烂,外贴患处,每天 1 次。

秘方 6

【组方】明矾 10 克。

【用法】上药加水 500 毫升浸泡后煎煮 30 分钟。浸泡患处,每天 2 次。

秘方 7

【组方】米泔水适量。

【用法】加温,浸泡患处,每天 2 次。

秘方 8

【组方】水牛角尖烧灰、龙骨、松香、轻粉各等份,麻油适量。

【用法】上药研成细末,用麻油调匀。外敷患处,每 3 天 1 次。

秘方 9

【组方】木贼 60 克,王不留行 30 克,乌梅 10 克。

【用法】上药加水 2000 毫升浸泡后煎煮 30 分钟,弃渣留汁。浸泡患部,每次 15~20 分钟,每天1~2 次,每剂连用3~4 天。

狐臭

秘方 1

【组方】樟脑(结晶)2 克,明矾 2 克。

【用法】研末,石炭酸 4 克,甘油 10 毫升,置于瓶内,充分搅匀,使之溶解,用时患者先将腋毛剃尽,洗干净,涂上药水,每日3~4 次,一般 2 周可治愈。

秘方 2

【组方】轻粉 5 克,升药底(炼升丹的渣)3 克,刘寄奴 2 克。

【用法】上药分别研为细末,混匀。用时先剃净腋毛,洗净,然后将上述药粉撒于

腋窝部,并用手指轻揉数分钟,紧夹腋下
10 分钟,每日 1 次。

秘方 3
【组方】凤仙花适量。

【用法】将凤仙花捣烂搓成圆丸,将凤仙
花丸夹腋下,每日换 3~4 次。

秘方 4
【组方】紫丁香 1 克,三仙丹 1 克,冰片 1
克,石膏 2 克,滑石粉 1 克,明矾 1.5 克。

【用法】研细末混合拌匀即成。早晚用
肥皂水洗患部,敷上药末,如汁液过多,
可制一纱袋装药粉,挟腋下,每日 2 次。

秘方 5
【组方】生姜汁。

【用法】涂腋下。

秘方 6
【组方】桂圆核 12 枚,胡椒 54 枚。

【用法】2 味料同研末,腋下有汗时用棉
花蘸药末撒扑。

秘方 7
【组方】大田螺(生者)1 个,巴豆(去
壳)、胆矾各 6 克,麝香少许。

【用法】把田螺养 3 日,去泥土,揭起螺唇,
将矾、豆、麝放入其内。以线栓定于瓷器
内,次日化为水备用。在五更时,把药水
抹在腋下。如不尽可照上法重复再做。

秘方 8
【组方】大黄茎叶。

【用法】取大黄茎叶捣汁,用汁涂腋部。

秘方 9
【组方】龙眼核、胡椒各 18 粒。

【用法】研成细末,涂于患处。

秘方 10
【组方】樟脑、白矾各 10 克,蛤蜊油 10 克。

【用法】共搅糊状,早晚洗净腋下,涂之,
几次即可治愈。

秘方 11
【组方】生姜 30 克,二甲基亚矾 100 克。

【用法】浸泡一周后,提取滤液,与等量
10% 梅冰酒精混匀,贮瓶备用,涂搽患处。

玫瑰糠疹

秘方 1
【组方】红花、鸡冠花、凌霄花、玫瑰花、
野菊花各 9 克。

【用法】上药加水 1000 毫升浸泡后煎煮
30 分钟,弃渣留汁。每天 1 剂,分 2 次
服用。

秘方 2
【组方】生地黄 20 克,牡丹皮、赤芍、板蓝
根、紫草、蚤休、荆芥、防风各 10 克,金银
花 15 克,薄荷 5 克(后下)。

【用法】上药加水 1500 毫升浸泡后煎煮

30 分钟,弃渣留汁。每天 1 剂,分 2 次服用。

秘方 3

【组方】生地黄 15 克,牡丹皮、菊花各 8 克,苦参 12 克,山栀子、赤芍、白鲜皮、稀莶草各 9 克,蝉蜕 5 克,甘草 3 克。

【用法】上药加水 1500 毫升浸泡后煎煮 30 分钟,弃渣留汁。每天 1 剂,分 2 次服用。

秘方 4

【组方】生地黄 20 克,牡丹皮、牛蒡子、赤芍各 12 克,丹参 15 克,蝉蜕 10 克,大青叶、板蓝根、紫草、白鲜皮、薏苡仁各 30 克,甘草 3 克。

【用法】上药加水 1500 毫升浸泡后煎煮 30 分钟,弃渣留汁。每天 1 剂,分 2 次服用。

秘方 5

【组方】蝉蜕、荆芥、苍耳子、炙麻黄、当归、紫河车、车前子、苍术各 9 克,地肤子 30 克。

【用法】上药加水 1000 毫升浸泡后煎煮 30 分钟,弃渣留汁。每天 1 剂,分 3 次服用。

秘方 6

【组方】生地黄 30 克,当归、荆芥、刺蒺藜、知母各 9 克,蝉蜕、生甘草各 6 克。

【用法】上药加水 1000 毫升浸泡后煎煮

30 分钟,弃渣留汁。每天 1 剂,分 2 次服用。

秘方 7

【组方】紫草 15 克,板蓝根 30 克。

【用法】上药加水 800 毫升浸泡后煎煮 30 分钟,弃渣留汁。每天 1 剂,分 2 次服用。

红斑狼疮

秘方 1

【组方】生地黄 15 克,胡黄连、银柴胡、熟地黄、地骨皮、紫花地丁各 10 克。

【用法】每日 1 剂,水煎 2 遍,分早晚 2 次服用。

秘方 2

【组方】苦参、忍冬藤、生地黄、玄参、虎杖、羊蹄根、苦参、黄芩、车前子各 30 克,麦冬 12 克,知母 9 克。

【用法】病重者每日 2 剂,水煎服。

秘方 3

【组方】雷公藤、大血藤、鸡血藤等,制成合剂。

【用法】每次 10～15 毫克,每日 3 次,2 个月 1 个疗程。

过敏性紫癜

秘方 1

【组方】丹参、山药、黄芪、防风、白术各

15 克,薏苡仁、益母草各 20 克,紫草、赤芍、蝉蜕、泽泻、车前子(包煎)各 10 克。

【用法】上药加水 1000 毫升浸泡后煎煮 30 分钟,弃渣留汁。每天 1 剂,分 2 次服用。

秘方 2

【组方】青黛 3 克,紫草、牡丹皮、丹参、金银花、连翘、薄荷、赤芍、乌梅炭各 9 克。

【用法】上药加水 1000 毫升浸泡后煎煮 30 分钟,弃渣留汁。每天 1 剂,分 2 次服用。

秘方 3

【组方】大枣 10 枚,绿豆 50 克。

【用法】上药加水 2000 毫升浸泡后煎煮 30 分钟。每天分 3 次喝汤吃枣、豆。

秘方 4

【组方】槐花 30 克,栀子、牡丹皮、赤芍各 15 克,侧柏叶、生地黄各 20 克,小蓟 25 克。

【用法】上药加水 1000 毫升浸泡后煎煮 30 分钟,弃渣留汁。每天 1 剂,分 2 次服用。

秘方 5

【组方】青黛、三七粉各 3 克,紫草、牡丹皮、黄柏、茯苓、泽泻各 9 克,滑石 15 克,鲜茅根 20 克,赤小豆 30 克。

【用法】上药加水 1000 毫升浸泡后煎煮 30 分钟,弃渣留汁。每天 1 剂,分 3 次服用。

秘方 6

【组方】黄芩、防风、白术、丹参各 15 克,紫草、赤芍、蝉蜕各 10 克,威灵仙 15 克,姜黄、黄柏各 10 克。

【用法】上药加水 1000 毫升浸泡后煎煮 30 分钟,弃渣留汁 600 毫升。每天 1 剂,分 2 次服用。

秘方 7

【组方】生地黄 24 克,茜草 10 克,玄参、紫草、赤芍各 15 克,白茅根 30 克。

【用法】上药加水 1000 毫升浸泡后煎煮 30 分钟,弃渣留汁。每天 1 剂,分 2 次服用。

秘方 8

【组方】生牡蛎 90 克。

【用法】上药加水 800 毫升浸泡后煎煮 30 分钟,弃渣留汁 600 毫升。每天 1 剂,分 2 次服用。

秘方 9

【组方】桂枝、生白芍、炙甘草、生姜、红枣各 6 克,丹参 15 克。

【用法】上药加水 2000 毫升浸泡后煎煮 30 分钟,弃渣留汁。每天 1 剂,分 2 次服用。

干燥综合征

秘方1

【组方】生地黄、熟地黄、白芍、百合、玄参各12克,浙贝母、当归各10克,麦冬、桔梗各9克,生甘草6克。

【用法】每日1剂,水煎服。30日为1个疗程。

秘方2

【组方】炙黄芪30～100克,黄精30克,生地黄、熟地黄、当归、玄参各15～30克,天冬、麦冬各15克,黄连、黄柏3～6克。

【用法】每日1剂,水煎后分2次温服。

秘方3

【组方】熟地黄、枸杞子、当归、枇杷叶、木贼草各100克。制成水丸。

【用法】每日2～3次,每次4粒(相当于生药20克),口服。

秘方4

【组方】山药15克,生地黄、熟地黄、枸杞子、山茱萸各12克,炒黄柏、当归、白芍、肉苁蓉、玄参、天花粉、天冬、麦冬各10

克,炒知母6克。

【用法】每日1剂,水煎服。

秘方5

【组方】熟地黄、枸杞子各15克,黄精、麦冬、山药、茯苓、车前子、石斛、当归、生地黄、太子参、白术各10克。

【用法】每日1剂,水煎服。

秘方6

【组方】鬼针草100克,枸杞子、菊花各60克。

【用法】每次1袋,每日1次,冲服。

秘方7

【组方】薏苡仁30克,山药、茯苓、枸杞子各20克,黄精、牛膝各15克,淫羊藿、雷公藤各12克。

【用法】每日1剂,水煎服,3个月为1个疗程。

秘方8

【组方】鸭跖草30克,板蓝根、半枝莲各15～30克,大青叶12～30克,玄参15克,土茯苓、连翘各12～15克。

【用法】每日1剂,水煎服。

第四篇

五官科祖传秘方

第一章　眼病

麦粒肿

秘方1

【组方】菊花6克,蒲公英14克,芙蓉花12克,薄荷6克。

【用法】将上药水煎后,熏洗患处。

秘方2

【组方】地肤子3克。

【用法】将新鲜地肤子捣汁,滴入眼中。

秘方3

【组方】蒲公英60克,野菊花15克。

【用法】水煎服。头煎分2次内服,二煎熏洗患眼,每日数次,每日1剂。

秘方4

【组方】白菊花9克。

【用法】将白菊花煎水内服,也可外用洗眼。

秘方5

【组方】生地黄50克。

【用法】将新鲜生地黄捣烂,取汁与醋调敷患处。

秘方6

【组方】赤小豆6克,鲜生地黄15克,米醋6克,鸡蛋清1个。

【用法】将前两味药捣烂,以米醋、蛋清调和涂抹患处。

秘方7

【组方】荆芥3克,桑叶、菊花、忍冬藤、败酱草、蒲公英、赤芍、决明子、白蒺藜、女贞子各9克,蝉蜕6克。

【用法】水煎服。

秘方8

【组方】蓖麻仁10个,生姜5片。

【用法】将上药共捣为泥,抹手心,左眼病抹右手心,右眼病抹左手心,每日3次。

秘方9

【组方】黄连3克,乳汁适量。

【用法】将黄连捣烂置于瓶内,加入乳汁浸没药物,浸泡1日,滤出其汁,涂患处,每日3次。

秘方10

【组方】金银花15克,连翘10克,薄荷6克,赤芍15克,防风10克,蒲公英25

克,黄芩 10 克,白芷 6 克。

【用法】水煎服,每日 1 剂。

秘方 11

【组方】石榴叶 10 克,绿豆 30 克。

【用法】将上 2 味料洗净,放入砂锅内,加水炖至烂熟。吃豆饮汤,每日 2 剂。

秘方 12

【组方】鲜生地黄 50 克。

【用法】捣烂取汁,与食用醋调和外敷患处。

秘方 13

【组方】鲜鸭跖草茎 1 段(去节)。

【用法】用手架持成 45°角,置于火上燃烧上端即可见下段有水珠泡沫液体沸出,接小杯中,稍停片刻,待汁温凉。将沸出的液体滴于眼结膜及睑缘(麦粒肿之局部肿胀处及周围),睑皮表面也可趁热涂之。每日一次。

秘方 14

【组方】鲜蒲公英 60 克。

【用法】上药煎水,头煎内服,第二煎用作敷洗患眼,每日 2 次。

秘方 15

【组方】党参 15 克,黄芪 15 克,金银花 15 克,连翘 10 克,防风 10 克,赤芍 15 克,白芷 6 克,川芎 6 克,皂刺 10 克,蒲公英 25 克。

【用法】水煎服。

结膜炎

秘方 1

【组方】熟地黄、当归、山药、白芍、山萸肉、玄参、泽泻、寸冬、茯苓、西杞果、丹皮、菊花各 12 克。

【用法】上药以水煎 2 次,分 2 次服用,每日 1 剂。

秘方 2

【组方】板蓝根、白茅根各 60 克(小儿药量减半)。

【用法】每日 1 剂,用水煎,早、晚饭后服用。小儿则少量频服。禁食辛辣食物。

秘方 3

【组方】黄丹 60 克,黄连 15 克,薄荷花 120 克,黄芩 24 克,大黄 60 克,黄柏 30 克,龙脑少许。

【用法】共研细粉,用葱汁浓茶调敷眼两侧及眼眶。

秘方 4

【组方】蒲公英、菊花各 30 克,黄连 9 克。

【用法】用水煎服。每日 1 剂,日服 2 次。

秘方 5

【组方】知母、黄芩、石膏、桑皮、山栀子、连翘、生地黄、木通、防风、白芷、赤芍、丹皮、枳壳、车前子、川芎各 12 克。

【用法】上药以水煎汁,分 2 次服用,每日

1 剂。

秘方 6

【组方】蜂蜜 25 克,谷精草、绿茶各 12 克。

【用法】将后 2 味料加水 250 毫升,煮沸 5 分钟,然后去渣,加蜂蜜,分 3 次饭后服用,每日 1~2 剂。

秘方 7

【组方】槐花 10 克,菊花 6 克。

【用法】上药煎汤,熏洗双眼。

秘方 8

【组方】胖大海 3~4 枚。

【用法】用温开水将其泡散。用 0.9% 生理盐水冲洗患眼后,将泡散的胖大海覆盖患侧上下眼睑(每只眼 1~2 枚),用纱布固定。每晚 1 次,每次 20 分钟,3~4 日即可治愈。

秘方 9

【组方】黄柏 30 克,菊花 15 克。

【用法】将以上药材加入开水 500 毫升浸泡 2 小时,再用纱布过滤备用。用时以此药液外敷或洗涤患眼,每日 2 次,每次 10 分钟。一般用药 1~2 天即可治愈。

秘方 10

【组方】青黛、川芎、夏枯草各 30 克,鹅不食草、薄荷各 15 克。

【用法】将以上药材共研为极细末,储存于瓶中备用,勿泄气。用时先口含温开水,再取药末适量吹鼻,左眼痛吹右鼻孔,右眼痛吹左鼻孔,双眼均痛则双鼻均吹。吹药时以泪出为度,流泪后吐出所含之水。每日吹 2~3 次。3 天为 1 个疗程。

秘方 11

【组方】蒲公英、菊花各 30 克,黄连 9 克。

【用法】水煎药汁 100 毫升,趁热熏眼洗目 15~20 分钟,每日 2 次。

秘方 12

【组方】新茶叶 20 克。

【用法】茶叶用开水泡后备用。取药液趁热先熏后洗患眼,每日 2 次。

秘方 13

【组方】鲜千里光适量。

【用法】上药加水适量,煎煮并过滤取汁,配成 1:1(干品煎汁后按 1:4)的眼药水。每 2 小时滴眼 1 次,一般用药 5~10 天即可治愈。

角膜炎

秘方 1

【组方】生地黄、胆草、大黄各 15 克,赤芍、当归、黄芩、枳壳、羌活、桑皮、前仁、柴胡各 10 克,鱼腥草、金银花各 30 克,连翘 20 克。

【用法】水煎服,每日 1 剂。

秘方2

【组方】生锦纹 12 克(后下)，枳实 6 克，玄明粉 9 克(冲服)，瓜蒌仁 9 克，金银花 10 克，黄芩 6 克，夏枯草 6 克，天花粉 6 克，淡竹叶 6 克，甘草 3 克。

【用法】水煎服，每日 1 剂。

秘方3

【组方】生地黄 15 克，赤芍 10 克，蒙花 10 克，白芷 6 克，石决明(先煎)25 克，赤石脂 10 克，焦冬术 6 克，夏枯草 10 克，细辛 3 克，川芎 6 克，黄芩 10 克，甘草 5 克。

【用法】水煎服，每日 1 剂。

秘方4

【组方】金银花、蒲公英各 15 克，桑白皮、天花粉、黄芩、荆芥、防风、龙胆草各 9 克，甘草 3 克，枳壳 6 克。

【用法】水煎服，每日 1 剂。

秘方5

【组方】防风、菊花、薄荷、木贼、白蒺藜、山栀子、黄芩、金银花、连翘、当归、赤芍、丹皮、桑皮、地骨皮各 12 克。

【用法】上药以水煎汁，每日 1 剂，早晚分服。

秘方6

【组方】密蒙花、当归、刺蒺藜、地骨皮、瓜蒌仁各 9 克，蝉衣、薄荷、川芎各 3 克，木贼草、川楝子各 6 克，石决明 25 克，生地 15 克，白菊花、羌活各 4.5 克。

【用法】水煎服，每日 1 剂。

沙眼

秘方1

【组方】黄芩、连翘、山栀子、元参、知母、荆芥、防风、当归、赤芍、红花、川军、生地黄各适量。

【用法】上药以水煎汁，2 次分服，每日 1 剂。

秘方2

【组方】猪胆 1 个。

【用法】将猪胆加少许生理盐水煎后，澄清，洗眼。

秘方3

【组方】蒲公英 3 克。

【用法】将新鲜蒲公英洗净捣汁，点眼内 1 滴。

流泪症

秘方1

【组方】茶叶 6 克，生地黄 30 克。

【用法】水煎服。

秘方2

【组方】菊花、杞果、巴戟、肉苁蓉各 100 克。

【用法】研末，炼蜜为丸，每丸 15 克。每服 1 丸，每日 2 次。

秘方3

【组方】珍珠末、丹砂(研)各22克,贝齿5枚(灰火中烧,研为末),干姜末22克。

【用法】上4味药,合研匀细,用熟绢帛罗3遍。仰卧点少许于眼中,合眼少时。

秘方4

【组方】木耳、木贼各30克。

【用法】木耳毁烧存性,木贼研为末。每服6克,以米泔水煎服。

秘方5

【组方】夏枯草、香附、麦冬各100克。

【用法】研末。每服10克,每日2~3次。

秘方6

【组方】木贼、苍术、蒺藜、防风、羌活、川芎、甘草各等份。

【用法】上药以水煎服。

秘方7

【组方】木贼、苍术、蒺藜、防风、羌活、川芎、甘草各等份。

【用法】上药以水煎服。

泪囊炎

秘方1

【组方】熟地黄60克,生山药60克,枸杞子60克,山萸肉90克,甘菊花30克,菟丝子60克,龟板胶30克,石决明60克,密蒙花30克,谷精草30克,蜂蜜适量。

【用法】将诸药共研粉末,炼蜜为丸,每丸重9克,每日服3克,淡盐水送下。

秘方2

【组方】炉甘石3克(煅飞细),海螵蛸1.5克,冰片少许。

【用法】上药共研极细末,取少许点泪窍处。

【备注】消炎、固涩、止泪,主治流泪眼。

秘方3

【组方】熟地黄、生山药、枸杞子、菟丝子、石决明各60克,龟板胶、谷精草、甘菊花、密蒙花各30克,山萸肉、当归各90克,蜂蜜适量。

【用法】研细末,炼蜜为丸,每丸重9克。每日服3丸,淡盐水送服。

秘方4

【组方】板蓝根20克。

【用法】将上药洗净,加清水500毫升,用文火煎40分钟,去渣后用纱布过滤,装入无菌瓶内备用,可用3天。将配好的药液抽入注射器内,冲洗泪道。每日冲洗1次,7天为1个疗程。一般用药1个疗程,最多2或3个疗程即见效。

秘方5

【组方】炙全蝎适量。

【用法】焙干研末。每次1克,日服2次。

秘方6

【组方】生地黄、熟地黄、花椒(需去子,闭口者不用)各等份。

【用法】焙干研细面,炼蜜为丸,如桐子大,每日服30~50丸,分3次服用,连服2个月。

【备注】忌辛辣刺激食物。

秘方7

【组方】柴胡、青皮、龙胆草各10克,山栀、赤芍、菊花各15克,连翘、生地黄各20克。

【用法】水煎服。

秘方8

【组方】龙胆草、当归各15克,金银花20克。

【用法】水煎服。

秘方9

【组方】柴胡、升麻、甘草、黄连、大黄、竹叶各10克,栀子、羌活、黄芩、茯苓、赤芍、泽泻、草决明、车前子各15克。

【用法】水煎服,每日1剂,连服10天。

秘方10

【组方】炙全蝎3克,陈皮1.5克。

【用法】共研细末,每日服1.5克。

秘方11

【组方】板蓝根、夏枯草、金银花各20克。

【用法】水煎服。每日1剂,日服3次,5剂为1个疗程,一般服药1~2个疗程即可治愈。

秘方12

【组方】当归、金银花、龙胆草各9克。

【用法】水煎服。

秘方13

【组方】炙全蝎3克,陈皮1.5克。

【用法】将上药共研为细末,储瓶备用。每日服1.5克,1次顿服,用温开水送服。一般服药3~7天即可治愈。

【备注】理气止痛,主治急性泪囊炎。

秘方14

【组方】板蓝根20克。

【用法】上药洗净,除去杂质,加500毫升冷水,用文火煎40分钟,冷却至30℃沉淀,用纱布过滤(以防阻塞泪道),盛入无菌瓶内,使用期为3天。过期重新配制,以防变质。使用时,将药汁吸入注射器内,然后将针头置于注射器上即可按一般常规操作方法冲洗泪道。冲洗完毕,再在结膜囊内滴入2~3滴板蓝根液。

【备注】清热凉血、解毒消肿,主治急、慢性泪囊炎。

秘方15

【组方】龙胆草12克,野菊花30克,金银花30克,当归12克。

【用法】水煎,每日1剂,分早、晚饭前用

黄酒送下。

秘方16

【组方】生地黄、熟地黄、花椒(去子,闭口者不用)各等份。

【用法】上药共研细末,炼蜜为丸,如桐子大。每日服 30 ~ 50 丸,分 3 次服用,连服 2 个月。

【备注】滋肾、凉血、止泪,主治泪囊炎。

聚星障

秘方1

【组方】制苍术、神曲、胡黄连各 6 克,云茯苓、麦芽各 10 克,炒山栀 8 克,焙鸡内金、荆芥、防风各 4 克,甘草 3 克。

【用法】水煎服,每日 1 剂。

秘方2

【组方】生地黄、赤芍、当归、川芎、柴胡、黄芩、羌活、防风、栀子、连翘、青葙子、木贼草、菊花各适量。

【用法】水煎服。

秘方3

【组方】党参 12 克,黄芪、金银花、大青叶、茯苓各 15 克,当归、白芷、连翘、赤芍各 10 克,川芎 8 克。

【用法】水煎服。

秘方4

【组方】羌活、防风、荆芥、薄荷、蝉蜕、赤芍、黄芩各 10 克。

【用法】水煎服,每日 1 剂。服 3 剂,症状基本缓解,继上方去羌活,加生地黄 20 克,知母 10 克,焦山栀 6 克,水煎服用。

秘方5

【组方】熟地黄、当归、川芎、赤芍、青葙子、草决明、密蒙花、谷精草、蝉蜕、石决明、青皮各适量。

【用法】水煎服。

秘方6

【组方】柴胡、陈皮、蝉蜕各 6 克,白术、白芍、法半夏、钩藤、木贼各 10 克,西党参 12 克,土茯苓 20 克,甘草 3 克,白蒺藜 15 克,防风 5 克。

【用法】第一、二煎混合分服,第三煎熏洗患眼,每日 2 次。

秘方7

【组方】决明子、蔓荆子、蛇蜕、蝉蜕、白蒺藜、嫩钩藤、黑山栀、连翘、荆芥、防风、谷精草各适量。

【用法】水煎服。

睑缘炎

秘方1

【组方】金银花 10 克,赤芍 10 克,防风 5 克,蝉衣 6 克,地肤子 10 克。

【用法】取上药加水 500 毫升,煎沸后取药汁分2次服用,每日1剂。药渣同法续煎,取药汁先熏后洗患眼,每日3次。

秘方2

【组方】羌活、当归尾、防风、薏苡仁、泽泻、赤芍各12克。

【用法】上药以水煎汁,2次分服,每日服1剂。

秘方3

【组方】金银花30克,蒲公英30克,酒黄芩15克,赤芍15克,天花粉10克,薄荷5克(后下),秦皮2克。

【用法】取上药加水500毫升,煎沸后取药汁分2次服用,每日1剂。药渣加水续煎,同上法,取药汁先熏后洗患眼,每日3次。

秘方4

【组方】龙胆草10克,炒栀子10克,柴胡12克,黄芩12克,生地20克,丹皮12克,赤芍15克,白茅根15克,归尾12克。

【用法】取上药加水500毫升,煎沸,取药汁分2次服用,每日1剂。

秘方5

【组方】丹参10克,川芎10克,茺蔚子10克,牛膝10克,花蕊石15克。

【用法】取上药加水500毫升,煎沸,取药汁分2次服用,每日1剂。

秘方6

【组方】桃仁10克,红花8克,枳壳10克,赤芍10克,柴胡10克。

【用法】取上药加水500毫升,煎沸,取药汁分2次服用,每日1剂。

秘方7

【组方】炒杏仁10克,滑石15克,白通草2克,竹叶6克,蝉蜕6克,防风6克,黄6克,蒲公英25克,桔梗6克。

【用法】取上药加水500毫升,煎沸后取药汁分2次服用,每日1剂。

秘方8

【组方】荆芥15克,防风15克,菊花15克,蒲公英15克,苦参15克,黄连15克,蛇床子15克,蝉蜕15克。

【用法】取上药加水800毫升,煎沸后先将脓痂去除,拔取脓痂下睫毛,用生理盐水冲洗睑缘,用温热不烫的药液轻洗患处,亦可用无菌纱布醮药液湿敷眼部,尽量不溅入眼内,每次治疗5~10分钟。

秘方9

【组方】胆南星10克,全瓜蒌15克,石菖蒲10克,地龙10克,陈皮8克。

【用法】取上药加水500毫升,煎沸,取药汁分2次服用,每日1剂。

秘方10

【组方】黄连15克,黄柏15克,黄芩15

克,栀子 15 克,车前子 15 克,蝉蜕 20 克,薄荷 15 克,防风 20 克。

【用法】取上药加水 500 毫升,煎沸后先熏后洗,然后热敷,每日 2 次,每次 20 分钟。

睑板腺囊肿

秘方1

【组方】樱桃核一个,醋适量。

【用法】将樱桃核与醋磨浓汁,将浓汁涂患处。

秘方2

【组方】急性子、生南星各等份。

【用法】共研为极细末,混合,用麻油适量调成糊状,敷贴患处,每日 1 次,并用热毛巾或热水袋敷患处,每日 3 次,每次 15~20 分钟。

秘方3

【组方】生南星 10 克,醋或茶适量。

【用法】将生南星与醋或茶泡水磨浓汁,将汁时时抹患处,数日自消。

视网膜静脉阻塞

秘方1

【组方】生黄芪 12 克,党参 12 克,炙升麻 3 克,麦门冬 12 克,大生地 12 克,炒当归 15 克,生白芍 9 克,枸杞子 12 克,女真子 12 克,谷精草 12 克,潼蒺藜 12 克,木贼

9 克,川石斛 30 克。

【用法】川石斛煎汤代茶,余药先用清水浸泡 30 分钟,再煎 30 分钟,每剂煎 2 次,将 2 次药液混和,每日 1 剂,分 3 次温服。

秘方2

【组方】丹参 12 克,赤芍 9 克,白芍 10 克,蝉衣 6 克,木贼 12 克,三七粉 3 克,羌活 9 克。

【用法】先将诸药用清水浸泡 30 分钟,加水浸过药物 0.5 厘米许,再煎 30 分钟,每剂药煎 2 次,将 2 次药液混和,每日 1 剂,分 2 次温服。本病多反复出血,可加用三七粉。

青光眼

秘方1

【组方】生地黄 15 克,枸杞 6 克,巴戟天 0.6 克,夜明砂 6 克,冬虫草 3 克,谷精草 6 克,泽泻 15 克。

【用法】上药以水煎汤炖鸭肝服用,饭后服。服 3 剂后以补肾丸调养。小儿半量或 1/4 量。

秘方2

【组方】生地黄、熟地黄各 18 克,丹皮、泽泻、茯苓、淮山药各 15 克,山萸肉、茺蔚子、菊花、当归、赤芍各 12 克,荆芥穗

9克。

【用法】水煎服。重者每日 2 剂,缓解症状后每日 1 剂。

秘方 3

【组方】木贼草 12 克,牡蛎 15 克,菊花 30 克,石决明 15 克,夜明砂 10 克,天麻 15 克。

【用法】先把上药浸泡 30 分钟,再放火上煎 30 分钟,每剂煎 2 次,将 2 次药液混合,得 400 毫升,每日 1 剂,早晚服用。

【备注】急性青光眼用本方应限制饮水,保持大便通畅。服药期间忌食辛辣、肥腻之品。

秘方 4

【组方】黑豆 100 粒,黄菊花 5 朵,皮硝 18 克。

【用法】加水 1 大杯,煎至七成,趁热熏洗,5 日一换。常洗可复明。

秘方 5

【组方】当归 3 克,川芎 6 克,熟地黄 3 克,白芍 6 克。

【用法】水煎服。每日服 2 次。

秘方 6

【组方】槟榔 20～30 克。

【用法】上药用清水浸泡 30 分钟,然后煎 30 分钟左右,取药液 200 毫升,加水,再煎取药液 150 毫升,将 2 次药液混合,早晚服用。

【备注】槟榔用到 50 克以上会致泻,另有酸痛、呕吐、恶心等副作用,故使用时注意适量。

秘方 7

【组方】地龙 12 克,红花 10 克,赤芍 15 克,茯苓 30 克,益母草、车前子各 20 克。

【用法】每日 1 剂,分 2 次温服。服用时药味不予增减,但剂量可根据患者体质、年龄、病情等情况适当增减,均服药 2 个月。

秘方 8

【组方】北沙参、麦冬、当归各 12 克,生地黄、枸杞子各 20 克,夏枯草、茯苓、五味子、茺蔚子各 15 克,白茅根、钩藤各 30 克,川楝子、柴胡各 9 克。

【用法】水煎服,每日 1 剂,早晚分服。

秘方 9

【组方】当归 10 克,白芍 30 克,夏枯草 30 克,香附 10 克,川芎 5 克,熟地黄 15 克,双钩 15 克,车前草 25 克,乌梅 15 克,珍珠母 25 克,泽泻 15 克,槟榔 6 克,荷叶 20 克,菊花 20 克,甘草 3 克,琥珀(冲服)3 克。

【用法】水煎服,每日 1 剂。

近视

秘方 1

【组方】枸杞 50 克,猪肝 250 克,猪油、食盐、料酒、味精少许。

【用法】枸杞用温开水浸泡 2 小时后捞出,猪肝切成片,同食盐、料酒拌匀,用猪油炒至将熟时加入枸杞同炒至熟,放入味精后即出锅。分顿佐餐食用。

秘方 2

【组方】熟地黄 120 克,山药 60 克,泽泻 45 克,茯苓 45 克,丹皮 45 克,黄肉 60 克,枸杞子 60 克,菊花 60 克,蒙花 45 克。

【用法】取各药 1/3 量,每日 1 剂,水煎服,早晚服用。或共研细末,炼蜜为丸,如梧桐子大,每服 30 丸,早晚温水送服。

秘方 3

【组方】黑米、黑豆、羊肝各 50 克,精盐、酱油、植物油、姜丝适量。

【用法】黑米、黑豆淘净,加清水 800 毫升,用文火煮成粥,再将羊肝洗净切碎,放入植物油、酱油、姜丝、精盐等佐料,爆炒至熟。分 1~2 次佐粥食用。

秘方 4

【组方】熟地黄 24 克,山萸肉 12 克,山药 12 克,丹皮 10 克,茯苓 6 克,泽泻 6 克,附子 10 克,密蒙花 10 克,枸杞 15 克,红花 10 克。

【用法】上药以水煎,每日 1 剂,2 次分服,连服 2~4 周。将药量加大 10 倍,另加黑芝麻 300 克,共研为末,每次 15 克,

每日 3 次,米汤送服。

秘方 5

【组方】磁石 30 克,龙眼肉 20 克。

【用法】将磁石煎水取汁,加入龙眼肉煮烂。分两次饮服。

秘方 6

【组方】人参 10 克,远志 30 克。

【用法】将人参、远志共研为末,每日 8 克,每次一包,沸水冲包代茶饮,连服 7~10 日。

秘方 7

【组方】猪肝 200 克,鸡蛋 2 个,葱白 5 段(约 1 寸长),盐、味精适量。

【用法】将猪肝切成片,加水煮汤,沸后打入鸡蛋,加入葱白,再煮片刻,加盐、味精等调味。佐餐食用。

秘方 8

【组方】鸡蛋 1 只,菟丝子 10 克。

【用法】将菟丝子研末,打入鸡蛋搅匀,加水适量煮至蛋熟。食蛋饮汤。

秘方 9

【组方】党参 30 克,龙眼肉 15 克,粳米 150 克。

【用法】党参煎水取汁,加入龙眼肉、粳米煮粥,分两次食用。

秘方 10

【组方】鸡蛋 2 只,枸杞子 30 克。

【用法】将鸡蛋、枸杞子加入适量水共煎煮蛋熟后去壳再煮片刻。食蛋饮汤，连服3~5日。

秘方 11

【组方】楮实子、菟丝子各 25 克，鲜黄花菜 50 克，猪肉 100 克。盐、醋、白糖各适量。

【用法】将楮实子、菟丝子煎水取浓汁；猪肉切成片，用植物油炒至发白，淋入药汁及盐、醋、白糖，炒至肉熟时再放入洗净的黄花菜炒熟。一次食用。

秘方 12

【组方】黑芝麻、胡桃仁各 25 克，牛奶 250 毫升。

【用法】将芝麻、胡桃仁炒香，捣细，放入牛奶中煮沸。一次服完，每日一次。

秘方 13

【组方】田鸡 500 克，鱼胶 60 克，猪腰 2 个，枸杞子 30 克。

【用法】将田鸡宰杀洗净，取出田鸡腿，起肉去骨；鱼胶用开水浸软，剪丝；猪腰洗净，剖开，去脂膜，切成片；枸杞子洗净。把全料放入炖盅内，加适量开水，炖盅加盖，文火炖 2 小时，调味即可。

【备注】感冒未愈、脾虚湿盛者不宜服用。

秘方 14

【组方】酸枣仁 30 克，粳米 50 克。

【用法】将酸枣仁捣碎，用纱布袋包扎好，与粳米同放入砂锅内，加水 500 毫升，煮至米烂汤稠停火，然后去掉纱布袋，加适量红糖，盖紧，焖 5 分钟即可食用。每晚临睡前 1 小时温热食用。

秘方 15

【组方】当归 30 克，黄芪 100 克，牛肉 1 千克，调料适量。

【用法】将当归、黄芪同装入纱布袋内扎定，与牛肉及调料同炖至烂熟为止。每次食用一小碗肉汤，连服3~4 周。

秘方 16

【组方】枸杞子 250 克，生地黄 300 克，白酒 1500 毫升。

【用法】将上药共浸泡在酒内，密封贮存，每日摇荡 1 次，15 日后去渣即可。每次服 20 毫升，每日 2 次，空腹温服。

【备注】忌食香草、蒜、葱等。

秘方 17

【组方】破故纸 120 克，五味子 90 克，肉豆蔻 60 克，吴茱萸 60 克，大枣 100 枚（去核），生姜 240 克（切片）。

【用法】一同煮烂，去姜片，制丸，每次 10 克，早晚各服 1 次。

秘方 18

【组方】茯苓 15 克，粗麦粉 50 克，柏子仁 15 克。

【用法】将茯苓烘干,柏子仁炒至香黄,共研为细末,与麦粉加水和匀,烙饼食用。分次食用。

秘方19

【组方】枸杞子 15～30 克,红枣 6～8 枚,鸡蛋 2 个。

【用法】将枸杞子、红枣、鸡蛋加清水同煮。蛋熟后去壳,小火煮半小时。吃蛋饮汤,每日或隔日食用 1 次。

夜盲症

秘方1

【组方】草决明 12 克,鸡肝 3 个。

【用法】先将草决明用水浸泡 4～5 小时,再放入鸡肝,加香油、食盐,蒸熟。食鸡肝,每日 1 次。

秘方2

【组方】黄芩 10 克,猪肝 150 克。

【用法】共入砂锅,加水煮熟,取出猪肝食用。

秘方3

【组方】羊肝 63～94 克,谷精草、白菊花各 13～16 克。

【用法】一同煮服,1 日 1 次。

秘方4

【组方】黑枣 500 克,蜂蜜 500 毫升,青葙子 100 克。

【用法】将青葙子加水煎煮 3 次,每次煎煮 20 分钟,将 3 煎药液合并,放入黑枣煮至极烂,待药汁将干时,加入蜂蜜调匀,待凉,装瓶备用。每次食用 15 克,每日 2 次。

秘方5

【组方】新鲜牛肝 125 克,丝瓜花(须在日出前没有见过阳光时摘下)15 朵。

【用法】共同炒熟,如嫌过干,可放少许水,但不可放盐,连服 3 次即可复明。

秘方6

【组方】猪肝 188 克,百草霜 13 克。

【用法】猪肝用刀微切开,将百草霜放入肝缝处,猪肝外最好也沾点百草霜,置饭锅内,随饭一并蒸熟,任意服食,轻者只需 1～2 服即可见效,病重者,约 5～6 服也可收到效果。

秘方7

【组方】鲜兔肝 1～2 具。

【用法】开水中烫至半熟,以酱油蘸食,每天 1 次,有奇效。

秘方8

【组方】青葙子、谷精草、枸杞各 9 克,杭菊 3 克。

【用法】将其以 5 碗水浸泡半小时,再以大火煮开即可。滤去药渣,药液当茶时时饮用,1 天 1 剂,每周最少服用 3～4

剂,连续半个月。

秘方9

【组方】鲜嫩红薯叶 100 克,羊肝 60 克。

【用法】共同煮熟食用。每日 1 次,连食

1 周。

秘方10

【组方】鱼肝 1 个,鸡蛋 2 个,豆豉 15 克。

【用法】加适量水放入蒸锅中,熟后食用。

第二章　耳病

中耳炎

秘方1

【组方】轻粉 6 克,大黄 6 克,冰片 1 克,香油 60 克。

【用法】将大黄用香油炸黄,去大黄,下轻粉、冰片即成。用此油滴耳,每日 3 次,3～5 天可见效。

秘方2

【组方】韭菜适量。

【用法】将韭菜洗净,捣烂取汁,吸入滴管内。每日滴耳 3 次。

【备注】杀菌、排脓。用于治疗慢性耳底流脓。

秘方3

【组方】炉甘石、冰片各等份。

【用法】上述药共研细末,每次取少许搽患处。

秘方4

【组方】蒲公英或紫花地丁 30 克。

【用法】水煎服,每日服 2 次。

【备注】若同时配用鲜地锦草或虎耳草适量,洗净,捣烂取汁,滴耳,则效果尤佳。单用此方滴耳,亦有效。

秘方5

【组方】鲤鱼胆。

【用法】将鱼腹内的苦胆轻轻取出,把胆汁挤入小碗内。用双氧水将耳内脓水擦洗干净,滴入鲜鱼胆汁,然后以棉花球堵塞耳孔。每日滴 1 次,3 次可治愈。

秘方6

【组方】苦参、黄柏各 3 克,冰片 1 克,枯矾 2 克。

【用法】先将前 2 味药烧炭,再与后 2 味药共研为细末,一并放入烧开并冷却的麻油中调匀备用。用时每次取 2～3 滴

滴入患耳内,每日 2 次。

秘方 7

【组方】橘子树嫩叶 50 克,香油适量。

【用法】将橘子树嫩叶捣烂,用布包好浸入麻油内,取少许油滴耳。

秘方 8

【组方】海螵蛸、香油(麻油)各适量,冰片少许。

【用法】把海螵蛸用淡水漂洗干净,然后日晒夜露至无腥味且干时入药,研成细末。取 2~3 克,加入香油(麻油),或再加冰片少许,调成黏稠液体备用。先用生理盐水棉球洗涤耳内脓液,擦干,然后滴入本药液 2~3 滴,每天 1~2 次,连续 1 个星期,最多不超过半月即可见效。

秘方 9

【组方】丝瓜络(烧炭存性)3 克,银珠 1克,硼砂 1.5 克,石菖蒲 1.5 克,冰片 1 克。

【用法】共研细末。吹少许入耳,每日 3 次。

秘方 10

【组方】蛇蜕 30 克,冰片 0.5 克。

【用法】将蛇蜕放在瓦片上焙黄,研细面,加冰片吹患耳。

秘方 11

【组方】核桃油适量。

【用法】将核桃打绒取油,用消毒棉签蘸核桃油搽耳内患部,每日 2~3 次。

秘方 12

【组方】硼砂 1 克,川黄连 1 克,冰片 1 克。

【用法】共研细末,开水调和滴耳。

秘方 13

【组方】党参 10 克,黄芩 10 克,茯苓 12克,川芎 6 克,皂刺 6 克,泽泻 12 克,薏苡仁 12 克,白芷 6 克,炙甘草 6 克。

【用法】水煎服。每日 1 剂,2 次分服。

耳鸣

秘方 1

【组方】芹菜 10 克,槐花 20 克,车前子20 克。

【用法】水煎服,每日 2 次。

秘方 2

【组方】葵花子壳 15 克。

【用法】将葵花子壳放入锅中,加水 1 杯煎服。每日服 2 次。

秘方 3

【组方】核桃仁 30 克,猪肾 2 只(切片),猪油少许。

【用法】将上药炒熟。每日 1 剂,于每晚睡前趁热服用,连服 3 天。

秘方 4

【组方】鲜桑葚 1 千克,糯米 500 克。

【用法】将桑葚洗净捣汁,与糯米(先淘洗干净)同烧煮,做成糯米干饭,待冷加酒曲适量,拌匀,发酵成酒酿,备用。每次服 15～30 毫升,日饮 3 次。

秘方 5

【组方】黄芪、党参各 20 克,炙甘草、当归、白术各 10 克,升麻、通草各 8 克,橘皮、柴胡各 6 克,石菖蒲 5 克。

【用法】每日 1 剂,水煎,分 2 次服用(以饭后约半小时服药为宜)。5 天 1 个疗程,连续服药 3 个疗程。

秘方 6

【组方】柿干 3 枚,豆豉 10 克,粳米 100 克。

【用法】将柿干切细,豆豉洗净,同粳米相和,加水适量煮粥,粥成即可。每日 1 剂,一次食用。

秘方 7

【组方】三七花 10 克,酒酿 50 克。

【用法】同装于碗中,隔水蒸熟,分 1～2 次连渣服,连服 7 天。

秘方 8

【组方】金银花、菊花、薄荷(后入)、黄连、大黄各 9 克。

【用法】水煎服。每日 1 剂,日服 2 次。

秘方 9

【组方】生地黄、玄参、磁石、牡蛎各 30 克。

【用法】每日 1 剂,水煎服。

秘方 10

【组方】白果 10 克,枸杞子 30 克。

【用法】水煎服。每日 2～3 次。

秘方 11

【组方】鸡蛋 2 个,青仁豆 60 克,红糖 60 克。

【用法】加水煮熟,空腹服用,每日 1 剂。

耳聋

秘方 1

【组方】大蒜 1 瓣,巴豆 1 粒。

【用法】以大蒜一头开一坑子,巴豆去皮,慢火炮之报热,放入蒜内。以新绵裹定,塞耳中,3～4 次显效。

秘方 2

【组方】石菖蒲 60 克,猪腰 1 对,大米 10 克,葱白适量。

【用法】先水煎石菖蒲,过滤去渣,取药液,将洗净去筋膜的猪腰和大米、葱白放入药液中一同煮熟,空腹食用,每日 1 剂。

秘方 3

【组方】天雄 0.3 克,附子 1 枚,鸡蛋 1 枚。

【用法】上药研为细末,将鸡蛋开一孔,取去黄,药放入鸡蛋,封合,还令母鸡抱窝,待小鸡卵出的日子,其药乃成。取出以绵塞耳内。

秘方 4

【组方】磁石 30 克,猪腰 1 个,葱、姜、豆豉各适量。

【用法】将磁石打碎,用水淘去赤汁,纱布包裹,水煮1小时,去磁石,投入猪腰再煮熟,最后把调料放入即可,吃肉饮汤。

秘方5

【组方】松脂15克,杏仁(去皮尖)0.3克,巴豆(去皮膜)0.15克,椒目末15克,葱汁4毫升。

【用法】上药全部捣烂为膏。捻如枣核大,绵裹塞耳中。

秘方6

【组方】葛根15克,太子参20克,绿茶10克。

【用法】将葛根、太子参和绿茶放入茶杯内,用沸水泡茶,每日2次,每日1剂。

秘方7

【组方】核桃仁5个。

【用法】晨起细嚼核桃仁,徐徐咽下,经常食用。

秘方8

【组方】杜仲、续断各25克,鲜猪腰250克,料酒10克,盐3克、姜片15克、猪油50克,胡椒粉1克,肉汤适量。

【用法】将杜仲洗净,刮去杂物及老皮备用。将猪腰洗净,剖开,切去白色臊腺,放入沸水锅中焯一下,捞出洗净,切片备用。锅烧热,加入猪油、姜片煸香,猪腰煸炒至水干。烹入料酒,加入盐、胡椒

粉、肉汤、续断及杜仲,小火炖至猪腰片熟透。捞出姜片、杜仲、续断,盛入汤碗食用即可。

秘方9

【组方】雄乌鸡1只,黄酒1000毫升。

【用法】将乌鸡去毛,洗净,加入黄酒,先用大火烧沸,然后改用小火炖熟。食肉饮汤,每日1次。

耳肿、耳痛、耳疳

秘方1

【组方】核桃仁(研烂,拧油去渣,得油3克)适量。

【用法】兑冰片0.6克。每次用少许,滴于耳内。

秘方2

【组方】当归、白芍、黄芪、人参各6克,升麻1.5克。

【用法】上药切细。水煎,温服。未见效再服。

秘方3

【组方】商陆(生者,洗)适量。

【用法】用刀子削如枣核,塞入耳中,一日2次。

秘方4

【组方】附子尖(生)、石菖蒲、蝉蜕(生,去土)各等份。

【用法】上药共研为末。耳痛者用麻油调入;耳痒者,用生姜汁调成锭子,用纱布裹好,塞入耳中。药干便换。

秘方 5

【组方】蔓荆子、赤芍药、生地黄、桑白皮、甘菊花、赤茯苓、川升麻、麦门冬(去心)、木通、前胡、炙甘草各等份。

【用法】上药共锉为散。每服 9 克,用水 300 毫升,加生姜 3 片,红枣 2 枚,煎至 150 毫升,饭后服用。

脓耳

秘方 1

【组方】胭脂、白矾(火上熬干)。

【用法】上药研为细末,用水少许浸泡,以棉签蘸药液,涂在所患耳中。

秘方 2

【组方】已出蛾蚕茧 10 个,冰片 0.15 克。

【用法】将蚕茧剪碎,置瓦上煅存性,加入冰片,共研为极细末,贮瓶备用。用药前先以棉签蘸浓度 20% 黄柏水或浓度 3% 双氧水清洗耳道,然后取药末少许,均匀吹于耳中,1 日 2 次。

秘方 3

【组方】柴胡、黄芩、半夏、甘草、生姜、龙胆草、山栀子、夏枯草、大青叶各适量。

【用法】水煎服,每日 1 剂。

秘方 4

【组方】陈橘皮(灯上烧黑为末)3 克,麝香(另研)适量。

【用法】上 2 味药和匀,每次用少许,先用棉球蘸耳内,脓净上药。

秘方 5

【组方】柴胡、半夏、黄芪、人参、甘草、生姜、茯苓、前仁、木通、泽泻、白术各适量。

【用法】水煎服。

美尼尔氏病

秘方 1

【组方】党参30 克,黄芪30 克,红枣 10 个。

【用法】煎水当茶饮。

秘方 2

【组方】五味子15 克,酸枣仁 10 克,山药 30 克,当归 10 克,龙眼肉 15 克。

【用法】水煎服,每日 1 剂。

秘方 3

【组方】枸杞 12 克,白芍 12 克,首乌 12 克,石决明 12 克,牡蛎 12 克,龟板胶 9 克,地黄 9 克。

【用法】上药以水煎服,每日 1 剂,2 次分服。

秘方 4

【组方】泽泻20 克,生白术 9 克,钩藤 15 克,龙胆草 9 克。

【用法】上药以水煎服,每日 1 剂,2 次分服。

秘方 5

【组方】大枣、生姜各 15 克,吴萸、半夏各 10 克,□石 30 克,夏枯草、车前草各 20 克。

【用法】水煎服,每日 1 剂。

秘方 6

【组方】天麻 9 克,钩藤 12 克,栀子 9 克,黄芩 12 克,石决明 12 克,牛膝 9 克,杜仲 9 克,益母草 9 克,夜交藤 9 克,茯神 9 克。

【用法】上药以水煎服,每日 1 剂,2 次分服。

秘方 7

【组方】独活 30 克,鸡蛋 6 只。

【用法】加水适量,一起烧煮。待蛋熟后,敲碎蛋壳,再煮 15 分钟,使药液渗入蛋内,去汤和药渣,单吃鸡蛋。每日 1 次,每次吃 2 只,3 天为 1 疗程,连续服用 2~3 个疗程。

百虫入耳

秘方 1

【组方】胡麻。

【用法】捣之成末,盛葛裹中枕之,虫闻香则自出。

【备注】治蚰蜒入耳。

秘方 2

【组方】杏仁。

【用法】将杏仁捣如烂泥,取油,滴入耳中,非出即死。

【备注】治蛆虫入耳。

秘方 3

【组方】芝麻及芝麻油。

【用法】以芝麻及其油作饼,枕卧。

【备注】治蚰蜒入耳。

秘方 4

【组方】菖蒲末。

【用法】菖蒲末炒热,盛以葛囊,枕之,虫自出。

【备注】治蚤虱入耳。

秘方 5

【组方】木叶。

【用法】以木叶裹盐,炙,令热,以掩耳上,即出。冷复易之,或炙猪肉掩耳自出。

【备注】治蜈蚣入耳。

秘方 6

【组方】鸡冠血。

【用法】以鸡冠血滴入耳中,即出。或捣韭菜汁灌耳中,亦有效。

秘方 7

【组方】油菜子油。

【用法】将油菜子油点入耳 1~2 滴,虫自爬出。

【备注】治各种小虫爬入耳内。

秘方 8

【组方】秦椒末一钱。

【用法】秦椒末,用醋半盏浸良久,取少许灌耳中,虫自出。

秘方 9

【组方】新鲜鸡肉。

【用法】鸡肉炒熟,置于有盖的器皿中,盖上留一孔,放在耳眼上。

【备注】治百虫入耳。

秘方 10

【组方】床虱入耳秘方。

【用法】紧闭口目,以一手掩鼻孔,一手掩其余一耳,力屏其气,虫自出。或用麻油滴耳,亦有效。

秘方 11

【组方】芥菜籽油半匙。

【用法】将芥菜籽油过滤。徐徐滴入耳内,少顷倾出,虫即随油出,无恙。

【备注】治蜈蚣等小虫入耳。

第三章 鼻病

鼻炎

秘方 1

【组方】黄芪 15 克,橘皮 15 克,荷叶 1 张。

【用法】先将黄芪、橘皮煎汤去渣,加入荷叶浸 20 分钟,取汁。代茶饮用,每日 1 次,连用 15 日。

秘方 2

【组方】桃树嫩尖叶 2 片。

【用法】将桃树嫩尖叶用手揉成棉球状,塞入患鼻内,10 ~ 20 分钟后,等到鼻内分泌大量鼻涕,不能忍受时再拿出桃树叶。每天 4 次,连用 1 周。

秘方 3

【组方】猪鼻肉 60 克,生柏叶 30 克,金钗石斛 6 克,柴胡 10 克,蜂蜜 60 克,30 度米酒 30 毫升。

【用法】将猪鼻肉刮洗干净,与生柏叶、石斛、柴胡同放入锅内,加清水 4 碗,煎取 1 碗。取汁后冲入米酒、蜂蜜,和匀饮服。日服 1 次,2 ~ 4 次为 1 疗程。

秘方 4

【组方】斑蝥 100 克,水、醋、蜂蜜各适量。

【用法】斑蝥生用,去足、翅,研为极细

末,贮瓶备用。每次取斑蝥粉适量,以水、醋和蜂蜜调为稠糊状。患者取仰坐位或仰卧位,擦洗干净印堂穴,取一小块胶布,中间剪一黄豆大小的孔,先贴于印堂穴,后将药膏直接涂于小孔内,外以胶布贴盖,24小时后去掉。1次未愈者,1周后重复使用。一般用药1～3次后即可治愈或显效。

秘方5

【组方】龟板15克,熟地黄10克,陈皮6克,蜂蜜适量。

【用法】先煎龟板20分钟,后加入熟地黄、陈皮再煎10分钟,去渣取汁,调入蜂蜜服用。每日1次,连用数日。

秘方6

【组方】桑叶、杏仁、枇杷叶、南沙参、麦冬、玉竹、石斛、天花粉各10克,柿霜(冲服)3克。

【用法】水煎服。每日1剂,每日服3次。

秘方7

【组方】泽泻、白术、薏苡仁各30克,杏仁、辛夷各15克。

【用法】水煎服。每日1剂,日服2次。

【备注】主治肥厚性鼻炎。

秘方8

【组方】丝瓜藤(近根部者佳)1～1.5米,猪瘦肉60克,盐、味精各适量。

【用法】将丝瓜藤洗净,剪成小段;猪肉洗净切块,同放入砂锅内煮汤,至肉熟,加盐、味精调味即成。日服1次,5次为1疗程,连服1～3个疗程。

秘方9

【组方】苍耳子、荆芥穗各5克,辛夷、白芷、山柰、鱼脑石各3克。

【用法】将上药共研为极细末,贮瓶备用。每次取本药末少许吹入鼻孔内(患鼻),每日吹2～3次。

秘方10

【组方】大蒜30克,甘油、蜂蜜适量。

【用法】大蒜汁、甘油、蜂蜜3味料等量调匀。搽鼻腔,每日3次,连用2周。

秘方11

【组方】桑叶10克,菊花10克,黄芩10克,生栀子10克,苍耳子10克,白芷10克,金银花10克,蔓荆子6克,芦根12克。

【用法】水煎服。

秘方12

【组方】苍耳子6克,蝉衣6克,防风10克,白蒺藜10克,肥玉竹10克,炙甘草4.5克,薏苡仁12克,百合12克。

【用法】水煎服,每日1剂。

秘方13

【组方】白酒500毫升,橘红30克。

【用法】橘红浸泡在白酒中,封闭1个月。

每晚睡前服 20 毫升。

秘方 14

【组方】广藿香 180 克,细辛 9 克,白芷 30 克,猪胆 6 个,辛夷 4.5 克,茶叶 30 克。

【用法】将藿香、细辛、白芷 3 味药研为细末,搅匀;将猪胆煎汁,混合上药粉制成丸,每丸 6 克;辛夷煎汤。每日 3 次,每次 1 丸,用茶叶水或辛夷汤送服。

秘方 15

【组方】苍耳子、赤茯苓、白芷、菖蒲、辛夷、甘草、黄芩、黄连、薏苡仁、通草、藿香、丝瓜藤各适量。

【用法】水煎服,每日 1 剂。

秘方 16

【组方】桔梗 10 克,桂枝 7 克,苍耳子 10 克,红茶 20 克。

【用法】4 味料共放入锅内,加清水 500 毫升,改用文火煎 30 分钟,过滤去渣,留取药汁 300 毫升。1 日分 2~3 次服完,加温为宜。

秘方 17

【组方】生黄芪、炒党参各 12 克,炒白术、当归、焦神曲、赤芍、藿香、郁金、丹参各 10 克,丝瓜络、青皮、陈皮各 6 克。

【用法】水煎服,每日 1 剂。

秘方 18

【组方】胖头鱼头 100 克,大枣、白术各 15 克,黄花菜 30 克,苍耳子、白芷各 10 克,生姜 3 片。

【用法】将鱼头洗净,与大枣、白术、黄花菜、苍耳子、白芷、生姜加水同煮。吃肉饮汤,佐餐食用。

秘方 19

【组方】柴胡 10 克,防风 6 克,白芷 10 克,细辛 3 克,苍耳子 10 克,羌活 6 克。

【用法】水煎服,每日 1 剂。

秘方 20

【组方】辛夷适量,百合 20 克,粳米 50 克。

【用法】将辛夷研为细末,百合和粳米同锅煮粥,食粥时加入辛夷末 1~2 匙。每日服 1 次,连服 1~2 周。

秘方 21

【组方】绿萼梅 6 克,菊花 9 克,干地黄 12 克,经霜桑叶 9 克,天门冬 9 克。

【用法】每日 1 剂,水煎服。7 日为 1 个疗程,需连服 2 个疗程。

鼻出血

秘方 1

【组方】大黄、芒硝(冲服)各 20 克,厚朴、枳实各 10 克,栀子炭 30 克,玄参、白茅根各 15 克。

【用法】水煎服,每日 1 剂。

秘方 2

【组方】苦葫芦子（捣碎）30 克，白酒 150 毫升。

【用法】将葫芦子置于干净瓶中，用白酒浸之，经 7 日后开口，去渣备用。用时，取少量滴鼻中，每日 3～4 次。

秘方 3

【组方】肥知母、黄芩、菊花、侧柏叶、藕节炭、当归、仙鹤草、焦山楂各 10 克，白芍 6 克，生甘草 3 克。

【用法】水煎服，每日 1 剂。

秘方 4

【组方】鲜荷叶 1 张，冰糖 30～50 克。

【用法】荷叶加冰糖，以水 3 碗煎至 2 碗。每次服 1 碗，早、晚各服 1 次，连服 3 日为 1 疗程。以后每年夏秋季节各服 1 个疗程，以巩固疗效。

秘方 5

【组方】银柴胡 5 克，炙鳖甲 24 克（先煎），阿胶珠 9 克，青蒿 9 克，白芍 9 克，大生地 15 克，侧柏炭 9 克，女贞子 9 克，旱莲草 9 克，仙鹤草 12 克，白茅根 30 克。

【用法】水煎服，每日 1 剂。

秘方 6

【组方】白茅花 15 克。

【用法】将上药用水煎代茶饮用。

秘方 7

【组方】鲜丝瓜 200 克，绿茶 1 克。

【用法】丝瓜去皮切片，加水 450 毫升，煮沸 3 分钟，加入绿茶，分 3 次服用，每日 1 剂。

秘方 8

【组方】生姜汁 1 份，萱草根汁 2 份。

【用法】上药混合，每次 15 毫升，每日 2 次，温开水送服。

秘方 9

【组方】大红参 6 克，黄芪 15 克，白术 9 克，白芍 12 克，当归 9 克，生地炭 12 克，荆芥炭 9 克，茯神 9 克，远志肉 6 克，阿胶 9 克（另烊），龙眼肉 9 克，广木香 6 克，黑姜 6 克，大枣 3 克，甘草 3 克。

【用法】水煎服，每日 1 剂。

秘方 10

【组方】白萝卜 30 克，酒 100 毫升。

【用法】将白萝卜切细，酒煮沸后加白萝卜，再煎沸，稍温，去渣顿服。

秘方 11

【组方】大蒜 5 个，生地黄 15 克，韭菜根适量。

【用法】前 2 味料捣如泥。捣韭菜根取汁半小杯，加开水适量。将药泥摊在青布上，做 1 个约铜钱大的蒜泥饼，左鼻孔出血贴右足心，右鼻孔出血贴左足心，两鼻孔都出血,两足心均贴之,同时服用已稀释好的韭菜根汁。

秘方12

【组方】白萝卜、荸荠、莲藕各500克。

【用法】上3味料分别洗净切片,水煎服,每日1剂,连服3~4剂。

秘方13

【组方】旱莲草60克,猪肝250克。

【用法】水煎服。每日1剂,连服数剂。

秘方14

【组方】猪蹄1只,黑枣500克,白糖250克。

【用法】猪蹄洗净,加入黑枣同煮,加糖。分数天食完,连服2~3剂。

秘方15

【组方】葱白、京墨各适量。

【用法】葱白捣烂取汁,京墨磨之,混匀点鼻中。

秘方16

【组方】韭菜500克。

【用法】韭菜洗净,绞汁。夏天冷服,冬天温服。

秘方17

【组方】荠菜(带花)60克,藕100克。

【用法】荠菜、藕洗净同煮。喝汤吃藕,每日2次。

秘方18

【组方】黄花菜60克。

【用法】黄花菜洗净,加水煎服。每日2次。

秘方19

【组方】鲜荠菜90克,蜜枣5~6枚。

【用法】鲜荠菜洗净,加入蜜枣,加水1500毫升,文火煎至500毫升,去渣饮汤。

秘方20

【组方】干姜1块。

【用法】将干姜削尖,用湿纸包裹后放火边煨,然后塞入鼻孔。适用于鼻出血不止。

秘方21

【组方】鲜藕500克。

【用法】鲜藕洗净,绞汁200毫升,顿服。

秘方22

【组方】白萝卜数个,白糖少许。

【用法】将萝卜洗净、切碎、绞汁,白糖调服。每次50毫升,每日3次,连服数剂。

秘方23

【组方】干姜1块。

【用法】将干姜削尖,用湿纸包裹后放火边煨,然后塞入鼻孔。

秘方24

【组方】带须大葱4根。

【用法】大葱捣如泥,敷于出血鼻孔之对侧足心,如双侧鼻出血则敷双侧足心,一般10分钟即可止血。

秘方25

【组方】桑叶9克,菊花6克,白茅根15克,白糖适量。

【用法】水煎服,每日1剂,连服数剂。

鼻窦炎

秘方1

【组方】辛荑花15克,白芷、苍耳子各10克,桂枝5克。

【用法】将上药烘干研末过筛,装瓶备用。每天晚饭后取药末1克、一寸见方双层纱布2块,将药末分包成2个药球,以棉纱扎紧,并留线头一寸左右,先塞1个药球于一侧鼻孔,用另一鼻孔呼吸。1小时后将药球拉出,将另1药球塞入对侧鼻孔。一般5天左右即见好转。10天为1个疗程,轻者2个疗程可治愈,重者亦可减轻诸症。

秘方2

【组方】茯苓12克,党参、白术、陈皮、淮山、苍耳子、辛夷、白芷各10克。

【用法】将上药以水煎煮,取药汁。每日1剂,分2次服用。

秘方3

【组方】大蒜适量(独头蒜尤佳)。

【用法】将蒜剥皮、切片、备用。取蒜片,贴敷两足心涌泉穴,并包扎固定,或捣泥贴敷足心。

秘方4

【组方】桔梗、黄芩、苍耳子散(苍耳子、辛夷、白芷、薄荷)、花粉各10克,甘草3克。

【用法】将上药以水煎煮,取药汁。每日1剂,可分为2次服用。3周为1个疗程。

秘方5

【组方】北黄芪20克,淮山15克,乳鸽1只,红枣8枚(去核),生姜3片。

【用法】将乳鸽去毛与内脏,与上列药物同放入炖盅内,加开水适量,文火炖3小时即可。吃肉饮汤。

秘方6

【组方】干丝瓜蒂5个。

【用法】干丝瓜蒂烧炭研为细末。用酒冲服,每日3次,10天为1个疗程。

秘方7

【组方】辛夷(取心去壳)、蔻仁各3克,川黄连6克。

【用法】上药共研为极细末,贮瓶备用。以棉裹药,塞纳鼻中。

秘方 8

【组方】白术 30 克,苏叶 10 克,猪肚 100 克(切片),生姜 2 片,粳米 100 克。

【用法】先将白术、苏叶煎熬取汁,再同猪肚、粳米煮粥,最后加入生姜煮片刻即可。佐餐食用。

秘方 9

【组方】辛夷花 15 克,苍耳子 15 克,白芷 9 克。

【用法】上药研成粉末,卷入纸捻中,用火点燃,发出浓烟,患者拿药捻徐徐吸入鼻中,反复吸 5～10 分钟,早晚各 1 次。

秘方 10

【组方】柴胡、苍耳子、辛夷、川芎各 10～15 克,黄芩、白芷、花粉各 15 克,鱼腥草、芦根各 20 克。

【用法】水煎 2 次取药汁。每日 1 剂,分 3 次温服。

秘方 11

【组方】丝瓜藤 200 克。

【用法】焙干,开水冲服,每次 6 克,每日 3 次。

秘方 12

【组方】辛夷花(布包)、白芷、连翘各 50 克,鱼腥草 120 克,桔梗 100 克,川芎、薄荷(后下)各 25 克,菊花 30 克,苍耳子、防风、甘草各 40 克。

【用法】将药水煎 3 次,合并煎液后浓缩成 450 毫升,装瓶备用。每日饭后 1 小时口服,每次 30 克,每日 3 次,20 日为 1 个疗程。

秘方 13

【组方】扁豆 30 克,淮山 30 克,芡实 30 克,粳米 60 克。

【用法】将淮山、芡实煎煮取汁,再与洗净的扁豆、粳米共同煮成粥。每日 1 次。

【备注】扁豆也可以用绿豆代替,效果基本相同。

秘方 14

【组方】黄柏 10 克。

【用法】取水 100 毫升,将黄柏浸泡 24 小时后过滤去渣,煮沸消毒即成。以浸液滴鼻。

鼻息肉

秘方 1

【组方】桃仁、红花、当归、白芷、生地黄、辛夷各 9 克,川芎 18 克,夏枯草 15 克,牡蛎 30 克(先煎),生甘草 5 克。

【用法】将上药以水煎煮,取药汁。每日 1 剂,分 2 次服用。4 剂为 1 个疗程,服 1～3 个疗程。

秘方 2

【组方】黄芪 30 克,白术、党参、当归各

10 克,升麻、柴胡、陈皮、炙甘草各 6 克,苍耳子、白芷、辛夷各 10 克,薄荷 6 克。

【用法】水煎服,每日 1 剂。

秘方 3

【组方】胆南星、制半夏各 9 克,陈皮、石菖蒲、泽泻、浙贝母、枳壳、昆布各 15 克,茯苓、白术各 20 克,生牡蛎 24 克(先煎),砂仁(后下)10 克。

【用法】将上药以水煎煮,取药汁。每日 1 剂,分 2 次服用。

秘方 4

【组方】鲜藕节(带藕节须)。

【用法】将藕节洗净,焙干,研成细末。用细管将药吹入鼻内,每日 2~3 次。

秘方 5

【组方】党参 10~15 克,黄芪 20 克,白术、生甘草各 7 克,白芷、皂角刺、僵蚕各 9 克,薏苡仁 10~12 克,桔梗、木通各 5 克。

【用法】将上药以水煎煮,取药汁。每日 1 剂,分 2 次服用。

秘方 6

【组方】辛夷、黄芩、山栀、麦门冬、枇杷叶、石膏、升麻(鼻内干燥出血加茅根)各适量。

【用法】水煎服,每日 1 剂。

秘方 7

【组方】鲜鱼腥草 60 克,猪肺 200 克,盐少许。

【用法】以上材料加清水适量煲汤,用盐调味。饮汤食猪肺。

【备注】若用干鱼腥草,则应减量。

秘方 8

【组方】生黄芪 12 克,茯苓 10 克,细辛 3 克,丁香 6 克,苍术 12 克,三棱 10 克,红花 10 克,生牡蛎 15 克,昆布 12 克,辛夷 10 克。

【用法】水煎服,每日 1 剂。

鼻干、鼻痒

秘方 1

【组方】苍耳子、菊花、连翘各 10 克,桑叶 12 克,杏仁、薄荷(后下)各 9 克,桔梗、甘草各 6 克,芦根 15 克。

【用法】将上药以水煎煮,取药汁。每日 1 剂,分 2 次服用。

【备注】本方中的杏仁,既可以用苦杏仁,也可以用甜杏仁。

秘方 2

【组方】黄花 15 克,人参(另煎)、当归、生姜各 9 克,白术、柴胡各 10 克,炙甘草、升麻各 6 克,红枣 3 枚。

【用法】将上药以水煎煮,取药汁。每日 1 剂,分 2 次服用。

秘方 3

【组方】大腹皮、茯苓、桔梗各 10 克,白芷、半夏曲、厚朴各9克,紫苏、白术、陈皮、藿香各6克,甘草3克。

【用法】将上药以水煎煮,取药汁。每日1剂,分2次服用。

【备注】本方中的茯苓,既可以用赤茯苓,也可以用白茯苓。

秘方4

【组方】大黄10克,黄连、当归各9克,生地黄12克,牡丹皮、升麻各6克。

【用法】将上药以水煎煮,取药汁。每日1剂,分2次服用。

秘方5

【组方】大黄、芒硝(后下)、当归、升麻各9克,甘草6克,黄连、牡丹皮各10克。

【用法】将上药以水煎煮,取药汁。每日1剂,分2次服用。

秘方6

【组方】连翘15克,大黄、芒硝(后下)、黄芩、薄荷(后下)、蜂蜜各9克,甘草6克,栀子12克,竹叶10克。

【用法】将上药以水煎煮,取药汁。每日1剂,分2次服用。

第四章 喉病

咽炎

秘方1

【组方】绿豆15克,鲜青果20克,竹叶3克,橙子1个。

【用法】将鲜青果去核,橙子带皮切碎,与竹叶、绿豆同放入锅内,加水750毫升,煎煮1小时,静置片刻,取清汁随意饮用。

秘方2

【组方】鲜枇杷150克,冰糖适量。

【用法】鲜枇杷去皮、核,放入大瓷碗中,加入冰糖和清水,隔水蒸熟。食果、喝汤。

秘方3

【组方】鲜(或盐腌)橄榄20克,鲜萝卜100克,水适量。

【用法】将萝卜洗净,切成片,橄榄洗净,然后将两者共放入锅,加水适量,旺火煮沸后再改用文火煨至萝卜熟软即成。1日数次或代茶频频饮用。

秘方4

【组方】橄榄100克,酸梅10克,白糖

适量。

【用法】橄榄、酸梅分别洗净去核，加清水600毫升，小火煮半小时，去渣取汁，下白糖溶化。代茶饮用。

【备注】适用于扁桃体炎、急性咽炎、咳嗽痰多、酒醉烦渴。

秘方5

【组方】蝉蜕5克，胖大海10克，粳米50克，冰糖适量。

【用法】将蝉蜕与胖大海煎煮，取汁去渣，粳米淘洗干净煮粥，粥将熟时，放入上述药汁及冰糖，稍煮即成。每日2~3次，温服。

秘方6

【组方】绿茶、菊花、刀豆各6克，蜂蜜1匙。

【用法】先将刀豆加适量水煎沸片刻，然后冲泡绿茶、菊茶，加盖焖片刻后，调入蜂蜜，徐徐饮汁。每日2次。

秘方7

【组方】胖大海9克，桔梗、生甘草各5克。

【用法】将胖大海、桔梗洗干净，与甘草同放入大茶缸中，用沸水焖泡10分钟后可代茶饮用。

秘方8

【组方】金银花、玄参、青果各9克。

【用法】上述诸药共加水，煎汤，取汁。

代茶频服，每日1次。

【备注】清热养阴、解毒利咽，适用于慢性咽炎。

秘方9

【组方】鱼腥草100克。

【用法】将鱼腥草洗净，切成小段，放入沸水中稍烫后迅速捞出、调味即可。佐餐食用。

秘方10

【组方】茶叶、苏叶各3~6克，蒲公英、金银花各30克，粳米50~100克。

【用法】先煎蒲公英、金银花、茶叶、苏叶，去渣取汁，再加入粳米熬煮成粥。每日2次服食。

【备注】清热解毒、宣肺利咽，适用于扁桃体炎、上呼吸道感染所致的咽喉肿痛、急性咽喉炎、声音沙哑。

秘方11

【组方】鲜草莓500克。

【用法】鲜草莓绞汁。每日早晚各服用1次，每次服30毫升。

秘方12

【组方】咸鸭蛋2个，蚝豉60~100克，大米适量。

【用法】将咸鸭蛋去壳与蚝豉、大米同加入清水煮成粥。每日1~2次，温服食。

秘方 13

【组方】绿茶、橄榄各 6 克,胖大海 3 枚,蜂蜜 1 匙。

【用法】先将橄榄放入适量清水中煎煮片刻,然后冲泡绿茶、胖大海,盖焖片刻,加入蜂蜜调和,徐徐饮汁。

秘方 14

【组方】野菊花、麦冬、金银花各 12 克。

【用法】将上述诸药洗净,同放入茶壶中,用沸水冲泡。代茶饮用,每剂可冲泡 3～4 次。

秘方 15

【组方】胖大海 3 枚,蜂蜜 15 克。

【用法】将胖大海洗净,放入茶杯内,加入蜂蜜,以开水冲泡,加盖,3～4 分钟后,揭盖,用勺拌匀即成。代茶饮用。

秘方 16

【组方】咸橄榄 5 个,竹叶、绿茶各 5 克,乌梅 2 个,白糖 10 克。

【用法】上 5 味料加水适量,共煎,去渣取汁饮。每日 2 次,每剂煎汁 1 杯,温服之。

秘方 17

【组方】新鲜竹叶 10～15 片,麦冬 6 克,绿茶 1 克。

【用法】将竹叶、麦冬洗净切片,与茶同放入杯中,用沸水冲泡,加盖温浸 10 分钟。随意饮用。

秘方 18

【组方】生白萝卜 500 克,白糖 20 克,生姜片 10 克。

【用法】将生白萝卜、生姜片绞汁,加入白糖,混合调匀即可。饮服,每日 2 次。

秘方 19

【组方】生丝瓜汁、甘蔗汁各 100 毫升,粳米 50～100 克。

【用法】用生丝瓜、新鲜甘蔗榨取汁,兑水适量。同粳米煮粥。每日 2 次,或随意随食。

【备注】丝瓜、甘蔗汁粥煮时不宜稠厚,以稀薄为宜。

秘方 20

【组方】鲜生鱼 1 条(重约 100～150 克),葛菜约 60 克,盐、味精各适量。

【用法】将生鱼去除鳞及内脏,洗净,加适量水,与葛菜同煮 1～2 小时,加盐、味精调味。食鱼、葛菜,饮汤。

秘方 21

【组方】金银花、蜂蜜各 50 克,粳米 100 克。

【用法】将金银花洗净,加水约两碗,放在文火上煎煮,剩一碗水时去渣取汁。粳米淘净煮粥,煮至半熟时倒入金银花汁,同煮成稀粥,待粥晾至温热时倒入蜂蜜搅匀。早晚餐时温热服用。

秘方 22

【组方】生地黄 50 克,鲜蟹 1 只。

【用法】将螃蟹洗净后,同生地黄放锅中,加适量清水,置火上煎熬成汤,去渣、蟹壳即可。饮汤,食蟹。1 次顿服,连服 3 次。

秘方 23

【组方】木蝴蝶 30 克,薄荷 6 克,糯米 50 克,冰糖适量。

【用法】先煎木蝴蝶,后下薄荷,煎煮,去渣取汁。糯米煮成稀粥,将熟时加入上述药汁及冰糖,再煮 1~2 沸即可。随意食用。

秘方 24

【组方】北沙参 20 克,麦冬 10 克,鲜萝卜汁适量。

【用法】前两味药煎水取汁,加入鲜萝卜汁,以白糖调味,1 次饮用,每日 2 次。

秘方 25

【组方】绿茶 3 克,苏叶、糖、盐各 6 克。

【用法】先将绿茶在锅内炒至微焦,再将盐炒至呈红色,和苏叶 3 者共加水适量煎汤即成。每日 2 次,分 2 次温服。

喉炎

秘方 1

【组方】蒲黄(炒)、黄柏(炒)、人中白(煅)、青黛各 30 克,冰片 1.5 克,硼砂 15 克。

【用法】共研为细末,吹喉。

秘方 2

【组方】桑叶 15 克,菊花 9 克,金银花 10 克,炒僵蚕 15 克,连翘 15 克,黄芩 15 克,蝉衣 6 克,胖大海 15 克。

【用法】上药以水煎服,每日 1 剂,分日 2 次服用。

秘方 3

【组方】青胆矾。

【用法】研细,水调和。含咽,吐痰为妙。

秘方 4

【组方】白僵蚕 15 克,生甘草 3 克。

【用法】上 2 味药各研为末,和匀。每服 1.8 克,以生姜汁调药,令稠,灌下,以温茶冲服。

秘方 5

【组方】硼砂 7.5 克,雄黄 9 克,儿茶 3 克,冰片 0.9 克,苏薄荷(另研)90 克。

【用法】和匀密研,不可泄气,用芦管吹入少量,或用茶匙挑入舌,噙一刻咽下,每日 8~9 次。

【备注】若脾泄胃弱者,不宜多用,余无禁忌。

秘方 6

【组方】紫荆皮 10 克,浙贝母 10 克,郁金

10 克,蚤休 10 克,防风 9 克,甘草 4 克,木鳖蓉叶 10 克。

【用法】取水 400 毫升,先将紫荆皮、郁金、蚤休 3 味药浸泡 2 小时,然后加入诸药,煎成 200 毫升,顿服。2 煎则加水300 毫升,煎成 200 毫升,相距 6 小时再服。

秘方 7

【组方】党参 10 克,生黄芪 10 克,生山药12 克,天花粉 10 克,金银花 10 克,石斛12 克,生甘草 10 克。

【用法】水煎服,每日 1 剂。

秘方 8

【组方】穿心莲 15 克,野菊花 15 克,五指柑 15 克,小金锁匙 15 克,苦地胆 15 克,土牛膝 30 克,羊蹄草 30 克。

【用法】上药以水煎服,每日 1 剂。

扁桃体炎

秘方 1

【组方】百合 15 克,去皮香蕉 2 个,冰糖适量。

【用法】以上 3 味料加水同炖,服食之。

秘方 2

【组方】枸杞 30 克,猪肉 500 克。

【用法】以上 2 味料加入调料炖汤,佐餐食用。

秘方 3

【组方】板蓝根 2 克。

【用法】将板蓝根放入砂锅中,加适量水煎煮,滤渣取汁。每日 2 剂,3 日为一个疗程。

秘方 4

【组方】蒲公英 30 克(鲜品 60 克),土牛膝 30 克,蜂蜜 20 克。

【用法】先将蒲公英、土牛膝分别拣杂,洗净,晾干,切碎,一同放入砂锅,加水浸泡片刻,再煎煮 20 分钟,用洁净纱布过滤取汁,放入容器,趁温热加入蜂蜜,调匀即可。早晚 2 次分服。

秘方 5

【组方】玄参 15 克,麦冬 15 克,生甘草 3克,桔梗 10 克。

【用法】先将玄参、麦冬、生甘草、桔梗分别拣杂,洗净,晾干后切成片,一同放入砂锅,加水适量,煎煮约 30 分钟,用洁净纱布过滤取汁,倒入容器。早晚 2 次分服。

秘方 6

【组方】板蓝根、龙胆草、瓜蒌皮、升麻各3 克,马勃、马兜铃各 9 克,水牛角(先煎)24 克,腊梅花、生地黄、赤芍、黄芩、红条紫草各 12 克,金银花 15 克,岗稔根18 克。

【用法】水煎服,每日 1 剂。

秘方7

【组方】沙参 30 克,玉竹 30 克,老鸭 1 只,料酒、精盐、味精、麻油各适量。

【用法】先将沙参、玉竹分别洗净,烘干或晒干,切成片,同放入纱布袋,扎紧袋口,待用。将老鸭宰杀、洗净,放入沸水锅中焯透,捞出,用温水冲洗一下,放入砂锅,加沙参、玉竹药袋及清水足量(以浸没老鸭为度),大火煮沸,烹入料酒,换用小火煲 1 小时,取出药袋,加少许葱花末,继续用小火煮至老鸭肉熟烂如酥,加精盐、味精,搅和均匀,淋入麻油即成。佐餐或当茶,随意食用,当日吃完。

秘方8

【组方】桑叶3～5 克,菊花3～5 克,薄荷叶2～3 克。

【用法】把干桑叶晒后搓揉碎。把桑叶碎片同菊花、新鲜薄荷叶一同放入茶杯内,用沸水浸泡 5～10 分钟即成。或把桑叶、菊花及薄荷叶适量一同放入搪瓷杯中,加水适量,煮沸后饮用。每日2～3 次,当作清凉饮料每天饮用1～2 杯。连用3～5 日。

秘方9

【组方】软白薇 10 克,地骨皮 10 克,粉丹皮 6 克,肥知母 6 克,甘草 5 克,金莲花 9 克,紫草 6 克。

【用法】加水 400 毫升,煎汤煎至 200 毫升,并服 2 煎,频服。

秘方 10

【组方】金银花 30 克,野菊花 30 克,鲜豆腐 200 克。

【用法】豆腐加清水适量煲汤,再加入金银花、野菊花同煲 10 分钟,用食盐少许调味,饮汤(豆腐可吃可不吃)。

秘方 11

【组方】篱栏(又名过天芒)、岗梅根、生地黄各 30 克,玄参 15 克,倒扣草 9 克。

【用法】水煎,日进 2 剂,早、晚分服。

秘方 12

【组方】百合 15 克,去皮香蕉 2 个,冰糖适量。

【用法】上 3 味料加水,同炖,食之。

秘方 13

【组方】罗汉果 20 克,绿茶 2 克。

【用法】先将罗汉果洗净,烘干或晒干,切碎,与绿茶一同放入大杯中,用刚煮沸的水冲泡,加盖焖 10 分钟后即可饮用。代茶频饮,一般可冲泡3～5 次,直至冲泡茶汁淡时为止。

秘方 14

【组方】玄参 30 克,青果 6 枚,生甘草 3

克,桔梗 6 克。

【用法】先将青果洗净,晾干。将玄参、生甘草、桔梗分别拣杂,洗净,烘干或晒干,切成片,一同放入大杯中,加入青果后,用刚煮沸的水冲泡,加盖焖 15 分钟即可饮用。代茶频频饮服,一般可冲泡 3～5 次,直至冲泡茶汁淡时为止,青果可一并嚼食咽下。

秘方 15

【组方】白萝卜 300 克,青果 10 枚,精盐、味精各适量。

【用法】先将白萝卜、青果分别洗干净,白萝卜刨去外皮,切成片或切成条状,与青果一同放入砂锅,加水适量,大火煮沸,后改用小火煮 30 分钟,加少许精盐、味精,调匀即可。代茶饮用,早晚 2 次分服。

秘方 16

【组方】土牛膝 30 克,板蓝根 30 克。

【用法】先将土牛膝、板蓝根分别拣杂,洗净,晒干后切成片,同放入砂锅,加水浸泡片刻,中火煎煮 20 分钟,用洁净纱布过滤取汁,倒入容器。代茶饮用,早晚 2 次分服。

秘方 17

【组方】鲜威灵仙(全草)100 克,新鲜嫩丝瓜 3 条(约 250 克)。

【用法】先将鲜威灵仙全草拣杂,留其根,洗净后放入温水中浸泡 30 分钟,取出,切成小段,放入碗中。将新鲜嫩丝瓜洗净,去蒂柄,切碎,与切成小段的鲜威灵仙一同放入榨汁机中,搅打取汁,用洁净纱布过滤,取得滤汁倒入大杯中即成。早晚 2 次分服。

秘方 18

【组方】蒲公英 20 克(鲜品 30 克),粳米 100 克。

【用法】蒲公英洗净,切碎,煎汁去渣。粳米淘洗干净,加入药汁,加清水适量,同煮成粥。每日分 3 次,稍温食用。3 日为 1 疗程。

秘方 19

【组方】胖大海 3 枚,柿饼霜 3 克。

【用法】先将胖大海洗净,晒干或晾干,与柿饼霜一同放入大杯中,用刚煮沸的水冲泡,加盖焖 15 分钟即可饮用。代茶频饮,一般可冲泡 3～5 次,直至冲泡茶汁淡时为止,胖大海的膨胀海绵体可一并嚼食咽下。

声音嘶哑

秘方 1

【组方】罗汉果 1 个。

【用法】罗汉果切片,加水煎约 20 分钟,待凉频服。

秘方 2

【组方】鸡蛋 2 个,冰糖适量。

【用法】冰糖溶成糖汁,煮沸后冲泡鸡蛋,每日傍晚服用 1 次。

秘方 3

【组方】鲜荷花、黄酒各适量。

【用法】鲜荷花捣汁,和入黄酒,频频含漱,每日数次。

秘方 4

【组方】川贝母、葶苈子、山豆根各 10 克。

【用法】煎水约 200 毫升,早晚分服。

秘方 5

【组方】生鸡蛋 1 个,白糖 10 克。

【用法】将鸡蛋破入碗中,加白糖调匀,用适量开水冲沏,每晚睡前服用。可滋阴润燥,治声音嘶哑。

秘方 6

【组方】葡萄 350 克,甘蔗 500 克。

【用法】将葡萄洗净,与甘蔗绞汁,混匀,用温开水送服。1 日量,分 3 次服用。

秘方 7

【组方】胖大海 3 枚,白糖适量。

【用法】开水冲泡胖大海,饮时加入白糖适量。频饮。

【备注】清宣肺气,利咽疗哑,用于肺热郁闭、声音嘶哑、咽喉肿痛、痰热咳嗽等。多单用代茶饮用,亦常和牛蒡子、桔梗、蝉蜕、甘草配伍使用。

秘方 8

【组方】青蒿干品 60 克(鲜者 120 克)。

【用法】以上药材加清水 1000 毫升,大火急煎,或用开水冲泡代茶饮用,每日 1 剂,分 2 ~ 3 次服用。

秘方 9

【组方】白萝卜 500 克,生姜 80 克,白糖 50 克。

【用法】将白萝卜、生姜分别捣烂取汁,两汁混合,加白糖和适量水,煮沸后频服。每日 1 剂。

秘方 10

【组方】咸橄榄 4 枚,干芦根 30 克(鲜品 60 克)。

【用法】芦根切碎,咸橄榄去核,加清水 2 碗半,煎至 1 碗。每日 1 次,代茶饮用。

秘方 11

【组方】党参 250 克,沙参 150 克,龙眼肉 120 克,蜂蜜适量。

【用法】前 3 味料加水适量浸泡后,加热煎煮,每 20 分钟取煎汁 1 次,共取 3 次。合并煎液,以小火煎熬浓缩至黏稠如膏时,加蜂蜜,熬至沸,待冷,装瓶备用。开水调服2匙,每日2~3次。

秘方 12

【组方】金针叶 30 克,蜂蜜 15 克。

【用法】金针叶加水 1 杯,煮好后在汁液中加蜂蜜 15 克服用,1 日内分3 ~ 4次喝完。

秘方 13

【组方】白萝卜 1 个,白糖适量。

【用法】白萝卜去皮,切成约一食指的长度,蘸白糖食用。

秘方 14

【组方】麦门冬、胖大海、青果各 10 克。

【用法】以沸开水浸泡10 ~ 15 分钟,待温后不拘次数频频润喉。

秘方 15

【组方】皮蛋 2 个,冰糖 30 克。

【用法】将皮蛋、冰糖同煎 1 大碗汤,早、晚各服 1 次。

秘方 16

【组方】白萝卜 1 个,皂角 3 克。

【用法】将白萝卜切片,与皂角共同用水煎,吃萝卜喝汤,每日 2 次。

秘方 17

【组方】雪梨 1 个,山豆根粉 1 克,白糖适量。

【用法】先将雪梨洗净去皮,切成片,放入锅中。加 10 毫升水,煎至 50 克时,加入适量白糖搅匀调味,然后在雪梨水中调入山豆根粉即可。每日送服 3 次。

失声

秘方 1

【组方】猪皮 500 克,盐少许。

【用法】将猪皮洗净,加水炖至极烂。分 3 次食用,连用 20 天。

秘方 2

【组方】金针菜（黄花菜）50 克,蜂蜜适量。

【用法】将金针菜加水一碗煮熟,调入蜂蜜。含在口里浸漱咽喉片刻,然后徐徐咽下,每日分 3 次服用。

秘方 3

【组方】胖大海 5 枚,冰糖适量。

【用法】胖大海洗净,同冰糖放入碗内,冲入开水,浸泡半小时。当茶饮用,隔半日再冲水泡一次,每日 2 次。2 ~ 3 天见效。

秘方 4

【组方】花生米(连内皮)60 克。

【用法】用一碗水煮花生米,开锅后改用文火煨熟。可吃可饮,一次用完,每日 1 次。

秘方5

【组方】生鸡蛋1个,砂糖10克。

【用法】将蛋打破置于碗中,放入砂糖,调匀,用少量开水冲沏,每晚睡前服用。

秘方6

【组方】咸橄榄5个,竹叶5克,乌梅2个,绿茶5克,白糖10克。

【用法】用水共煮。饮汤,日服2次,每次1杯。

秘方7

【组方】冰糖50克,梨(鸭梨、秋梨或雪梨)2个。

【用法】将梨洗净切块,同冰糖共放入锅中加水煮烂。每日分2次服用。

第五章　口腔疾病

牙痛

秘方1

【组方】干沙虫50克,精盐、味精、麻油各适量。

【用法】干沙虫洗净,纵切两半,再切为小段,放于砂锅中,注入清水150毫升,用小火煮至熟透,加盐、味精、淋麻油。分1~2次趁热食虫、喝汤。

秘方2

【组方】苹果250克,胡萝卜200克。

【用法】苹果、胡萝卜洗净,榨汁搅和均匀。分2~3次服用。

秘方3

【组方】防风、荆芥、连翘、白芷、薄荷、赤芍各等份。

【用法】上药共锉为粗末。水煎,温服。

秘方4

【组方】熟地黄9~15克(或30克),麦冬6克,知母、牛膝各4.5克。

【用法】上药用水300毫升,煎至200毫升,温服或冷服。

秘方5

【组方】芫花、细辛、川椒、蕲艾、小麦、细茶等份。

【用法】上述诸药加水250~500毫升,煎至150~300毫升。每日3~4次,温漱,至吐涎为止即可治愈。

秘方6

【组方】鲜草莓60克。

【用法】鲜草莓捣烂,冷开水冲泡调匀。每日2～3次。

秘方7

【组方】柳枝1把,地骨皮、细辛、防风(去芦头)、杏仁(汤浸,去皮、尖、双仁)、蔓荆子各30克,盐15克,生地黄200克(切)。

【用法】上药细锉和匀。每次用30克,以水300毫升、酒150毫升,同煎至150毫升,去渣,热含良久,倦即吐之,含尽为度,每日2次。

秘方8

【组方】鲜地稔根30克,鸡蛋3～5个。

【用法】将鲜地稔根洗净去粗皮,与鸡蛋同放入砂锅内,加水500毫升煮20分钟,将蛋壳敲裂,再煮,除去药渣。食蛋喝汤,每日2次,连服3日。

秘方9

【组方】骨碎补20克,粳米50克。

【用法】骨碎补水煎,取汁加粳米煮粥调味。

秘方10

【组方】金银花4.5克,双钩藤6克,粉丹皮1.5克,丝瓜络9克,连翘壳6克,生柏叶4.5克,生甘草1.5克。

【用法】水煎服,每日1剂。

秘方11

【组方】升麻3克,葛根3克,生甘草1.5克,赤芍3克。

【用法】用清水煎汤约300毫升,日服2次。

秘方12

【组方】黑豆60克,黄酒200毫升。

【用法】将黑豆洗净晾干,浸入黄酒内,12小时后一同放入砂锅,文火煮至豆烂,取汁频频漱口。

秘方13

【组方】金银花30克,菊花30克,白糖适量。

【用法】以上诸花加水煎沸5分钟,或用沸水冲泡。代茶频饮,每日1次。

秘方14

【组方】升麻10克,薄荷6克。

【用法】水煎煮,取汁。代茶饮,每日1次。

秘方15

【组方】茵陈蒿30克。

【用法】茵陈蒿用滚开水冲泡,封盖,温浸约15分钟。代茶频饮,轻者每日含漱数次,重者口服3～4次。

秘方16

【组方】绿豆50克,羊肉150克,红枣10枚,生姜5片,味精、麻油各适量。

【用法】绿豆加清水,用小火煮至豆瓣开

裂时,再将羊肉洗净切块,入锅,加入红枣与生姜,同煮至羊肉酥烂,加入味精,淋麻油。分1~2次服用。

秘方 17

【组方】生地黄 50 克,鸭蛋 2 个,冰糖 5 克。

【用法】砂锅加清水两碗,蛋熟后剥去皮,再加入生地黄汤内煮片刻,服时加冰糖调味。吃蛋饮汤。

秘方 18

【组方】花椒 5 克,粳米 50 克。

【用法】花椒水煎,留汁加入粳米煮粥。空腹趁热服用,每日 1 次。

秘方 19

【组方】生姜 10 克,粳米 50 克。

【用法】先用粳米煮粥,煮熟后加入生姜片,再略煮片刻即可。空腹,趁热吃,每日 1 次。

秘方 20

【组方】玉竹 15 克,旱莲草 9 克,食醋适量。

【用法】将玉竹、旱莲草水煎,加醋。每日 1 次,连服3~5剂。

牙周炎

秘方 1

【组方】山羊胆。

【用法】将山羊胆煮熟,切块,蘸赤石脂末口服,每天 3 次,每次若干块,饭后服,疗效颇佳。

秘方 2

【组方】骨碎补 30 克,黑桑葚子 15 克,食盐 15 克,胡桃 24 克,去皮,煨去油。

【用法】上药共研细末。搽敷牙龈,每日早、晚各 1 次。

秘方 3

【组方】知母、石斛、麦冬各 10 克,甘草 6 克,淮山 20 克,生地黄、枣仁各 12 克,旱莲草 30 克。

【用法】将上药以水煎煮,取药汁。每日 1 剂,分 2 次服用,连服 10 日。

秘方 4

【组方】滑石粉 18 克,甘草粉 3 克,朱砂面 0.9 克,雄黄、冰片各 1.5 克。

【用法】将上药共研为细末。早晚刷牙后蘸药刷患处,或以 25 克药面兑 60 克生蜜调和涂患处,每日早、晚各 1 次。

秘方 5

【组方】鲜仙鹤草根 30 克。

【用法】将鲜仙鹤草根洗净,放在砧板上用刀背将其充分捶烂后倒入碗内,用第 2 次米泔水浸泡 30 分钟以上。用浸泡液 100 毫升反复含服,每日 4 次。

秘方6

【组方】乌贼骨粉50克,槐花炭、地榆炭、儿茶各5克,薄荷脑0.6克。

【用法】以上5味药兑匀,装瓷瓶备用,用时取少许刷牙,每日3次。

秘方7

【组方】生地黄、天花粉各20克,牡丹皮、连翘、当归各15克,升麻、黄连、竹叶、大黄、虎杖各5~10克。

【用法】将上药以水煎煮,取药汁。每日1剂,分2~3次服用。

秘方8

【组方】黄连、竹叶各6克,生地黄、连翘各12克,丹皮、升麻、当归、大黄各10克,天花粉15克。

【用法】每日1剂,水煎服。

秘方9

【组方】干芦根10~30克(鲜品30~90克),咸橄榄4个。

【用法】芦根切碎,橄榄去核,水煎取汁。代茶频饮,每日1剂。

牙龈炎

秘方1

【组方】大黄、紫荆皮各1.5克,苦参、甘草各0.9克。

【用法】共研为细末,用蜜糖或开水调涂肿处。

秘方2

【组方】香橼叶、红糖适量。

【用法】共捣,敷患处外侧。

秘方3

【组方】小青草10克,白芷10克。

【用法】煎水内服,并用药水含嗽,每日3~4次。

秘方4

【组方】鲜菊花叶1把。

【用法】捣细,绞汁服用,连服2~3次。亦可用菊花叶1把、糖30克,捣碎,抹肿处。

秘方5

【组方】大黄21克。

【用法】将上药浸醋含口中,每天含3~4次。

秘方6

【组方】马齿苋1把。

【用法】水煎服。

秘方7

【组方】曲莲1.5克。

【用法】0.5克含于痛处,1.0克用开水送服。1日3次,6日为1个疗程。

【备注】忌酸、冷食品及豆类,勿空腹服

药。心衰、低热、虚寒患者禁用。

秘方 8

【组方】白扎冷(干品)30 克,盐巴 15 克。

【用法】将盐巴放入火中烧片刻,取出和白扎冷混匀,冲成粉即可。每日 2 次,每次 1~2 克,饭后将药粉放入冷开水中,再含漱 15~30 分钟后吐出。

秘方 9

【组方】骨碎补、玄参、蜂房各 9 克。

【用法】水煎服。

秘方 10

【组方】牛膝 30 克。

【用法】水煎,冲蜜,适量内服。

秘方 11

【组方】橄榄核适量。

【用法】烧炭存性,敷于齿龈。

秘方 12

【组方】山慈菇根茎适量。

【用法】水煎漱之。

秘方 13

【组方】苎麻根 30 克。

【用法】煎浓汁服用。

秘方 14

【组方】大红枣 1 个,正梅片 0.6 克。

【用法】将红枣放入火内烧过存性,以不见烟为度,取起入盐内埋之候冷,取出后加入正梅片捣成细粉。先用薄荷叶煎水,洗患处,然后用棉蘸药搽患处,每日搽数次。

【备注】忌辛辣、鱼腥等物。

秘方 15

【组方】升麻 15 克,知母、黄柏各 6 克。

【用法】水煎服。

秘方 16

【组方】白芷、知母各 9 克。

【用法】水煎,1 日分 3 次服用。

秘方 17

【组方】西瓜霜 6 克,冰片 0.6 克。

【用法】研末,搽患处。

秘方 18

【组方】橄榄 3 枚(连核),硼砂 1.5 克,人中白 3 克,冰片 0.3 克。

【用法】橄榄先煅存性,和上药共研极细末,搽患处。

龋齿

秘方 1

【组方】荜拔、细辛、高良姜、白胡椒、薄荷各 12 克,冰片少许,雄黄适量。

【用法】上药研粉置龋洞内;也可放于患侧鼻孔,而获止痛效果。

【备注】孕妇忌用。

秘方 2

【组方】川花椒 3 克,辽细辛 3 克,公丁香 3 克。

【用法】将上列各药共碾成极细粉,瓶贮备用。使用时先以牙签挑净龋齿中牙秽,用温开水漱净口,再取上列药粉适量,用米饭 1 粒搋成小团,塞入龋齿洞中以指按紧,稍停一会儿牙痛即止。

秘方 3

【组方】生薏苡仁、桔梗等份。

【用法】上药共研末,点龋齿洞,并可服用。

秘方 4

【组方】两面针根 50 克,酒精 100 毫升。

【用法】将两面针根放入酒精中浸泡 24 小时后备用。使用时用小棉球蘸两面针根酒精放入龋洞内。

【备注】孕妇慎用。

秘方 5

【组方】徐长卿根(干)15 克。

【用法】洗净,加水 1500 毫升,煎至 500 毫升;也可将其制成粉剂。痛时服水剂 90 毫升,服时先用药液漱口1 ~ 2 分钟再咽下;如服粉剂,每次 1.5 克 ~ 3 克,每天 2 次。

秘方 6

【组方】花椒(末)、巴豆各 1 粒。

【用法】将上两味药研制成膏,用棉花包裹,放龋洞内。

【备注】孕妇忌用。

秘方 7

【组方】郁李仁根白皮适量。

【用法】将郁李仁根白皮洗净切碎,水煮浓汁,趁热含于患齿处,待冷后吐出,换汁再含。

秘方 8

【组方】露蜂房、辽细辛、川花椒、香白芷、北防风各 6 克。

【用法】将药放入搪瓷杯中加清水 300 毫升,用文火煎至剩药汁约 200 毫升时过滤,瓶贮备用。使用时每次取微温药汁适量含漱,通常频频含漱牙痛即止。

秘方 9

【组方】花椒 10 粒,白酒 50 克。

【用法】将花椒浸在酒内,10 分钟后将酒含于口中,几分钟即见效,1 日 2 次,每次 10 分钟,3 ~ 4 天痊愈。

口腔溃疡

秘方 1

【组方】银耳、黑木耳、山楂各 10 克。

【用法】所有材料用水煎,喝汤吃银耳、黑木耳,每日1 ~ 2 次。

秘方 2

【组方】新鲜蒲公英 100 克(干品 50 克)。

【用法】新鲜蒲公英洗净水煎。饮药液并含漱,每日数次至治愈。

秘方 3

【组方】西瓜适量。

【用法】取西瓜瓤榨汁,瓜汁含于口中,徐徐咽下,一天数次。

秘方 4

【组方】大黄 6 克,黄连 6 克,附子 3 克,肉桂 3 克。

【用法】水煎服。每日 1 剂。

秘方 5

【组方】鲜女贞叶适量。

【用法】鲜女贞叶用水煎煮。1 次饮完。每日 3 次,3 日为 1 个疗程。

秘方 6

【组方】白萝卜子 30 克,芥菜子 25 克,葱白 15 克。

【用法】放一起捣烂,贴于足心,每日 1 次。

秘方 7

【组方】槟榔、轻粉各适量。

【用法】把槟榔用火煅烧成末,加入轻粉。将混合粉末敷在口疮上,每日 2 ~ 3 次。

秘方 8

【组方】丁香 9 ~ 15 克。

【用法】将丁香片打碎,放入杯子或小瓶中,用冷开水浸过药面,经 4 个小时后便成棕色药液。用此药液涂在口腔溃疡表面,每日 6 ~ 9 次,一般多个如绿豆或花生米样大小的溃疡,2 ~ 3 天便可治愈。

秘方 9

【组方】云南白药适量。

【用法】用消毒棉签蘸云南白药粉末涂敷溃疡面,绝大多数人用药 3 天后即可痊愈。

秘方 10

【组方】芦荟胶。

【用法】用芦荟胶外搽,每日 3 ~ 4 次。

秘方 11

【组方】维生素 C 含片。

【用法】口含一片维生素 C,此法对慢性咽炎也有效。亦可将其碾碎成面,涂在患处。

秘方 12

【组方】维生素 E。

【用法】维生素 E 糖衣片数片研成细末,涂敷溃疡面上,每日 4 次,3 ~ 4 天即可痊愈。此后可每晚睡前含服 1 ~ 2 片,持续含服 1 个月以防止复发。

秘方 13

【组方】柿霜适量。

【用法】从柿饼上取柿霜。用温水冲服或将柿霜加入粥中服用。

秘方 14

【组方】口香糖。

【用法】口香糖嚼到没有甜味,再用舌头卷贴在创面,可治口腔溃疡。

秘方 15

【组方】蜂蜜适量。

【用法】将口腔洗漱干净,再用消毒棉签将蜂蜜涂于溃疡面上,15 分钟后连口水一起咽下,一天可重复涂数遍。

秘方 16

【组方】西红柿适量。

【用法】西红柿取汁,汁含口中,每次数分钟,每日多次。

秘方 17

【组方】黑木耳、山楂各 10 克。

【用法】将黑木耳和山楂以水煎煮。取药汁,每日 1 剂,1～2 次服完。

秘方 18

【组方】新柏子仁 30 克。

【用法】新柏子仁温水冲泡,代茶饮用。每日 1 次,一般2～4 次见效。

秘方 19

【组方】马鞭草 30 克。

【用法】马鞭草用水煎,温服。每日 1 剂,3 日为 1 个疗程。

口疮

秘方 1

【组方】川升麻 15 克,芎劳 15 克,防风(去芦头)15 克,鸡肠草 0.9 克,大青叶 0.3 克,甘草(炙微赤,锉)15 克。

【用法】上药捣碎。每次用 1.5 克于疮上贴之,每日可3～5 次。先于疮肿处针恶血,用盐汤炸,后贴药,效果更好。

秘方 2

【组方】煅炉甘石 2 克,人中白(煅)1 克,青黛 2 克,冰片 0.3 克,枯矾 0.5 克。

【用法】上药共研为极细末,放瓶中收贮,盖严勿受潮湿。治疗时将药末搽于患处,每日 1 次。

秘方 3

【组方】金银花 10 克,山豆根 10 克,生甘草 10 克,当归 10 克,沙参 15 克,麦门冬 30 克,元参 30 克。

【用法】水煎服,每日 1 剂。

秘方 4

【组方】龙胆(去芦头)30 克,黄连(去须)30 克,川升麻 30 克,槐白皮 30 克,大青叶 30 克,苦竹叶 1 把,白蜜 90 克。

【用法】细锉上药,以水 140 毫升煎至 70 毫升,去渣,加入蜜,搅匀,煎成膏。涂口疮处,每日 3~4 次。

秘方 5

【组方】生黄芪 30 克,党参 20 克,白术 15 克,茯苓 12 克,炙甘草 6 克,肉桂 3 克,土茯苓 20 克。

【用法】水煎服,每日 1 剂。

秘方 6

【组方】绿豆 7 粒,白矾 3 克,硼砂 2 克,青黛、冰片各 0.5 克。

【用法】先将绿豆、白矾、硼砂装入一个蚕茧内,用镊子夹住,置麻油灯上燃烧,以蚕茧焦黑、白矾开花为度,掺入青黛、冰片。共研细末,贮于瓶内备用。用时将药末吹于溃处,每日 3~4 次,1~2 日后可见效。

秘方 7

【组方】西瓜 1 个,赤芍 10 克,炒栀子 6 克,黄连、甘草各 1.5 克。

【用法】将西瓜切开去瓤,取其皮切碎与上药共煎,分 2 次服完,每日 1 剂。

秘方 8

【组方】橘叶 30 克,薄荷 30 克。

【用法】将 2 药洗净切碎,开水冲泡代茶饮。宜凉后饮用,避免热饮刺激口疮疼痛。

秘方 9

【组方】硫黄(细研)0.3 克,麝香(细研)0.3 克,雄黄(细研)0.3 克,朱砂(细研)0.3 克,干姜(炮裂,捣为末)0.3 克,蜜 30 克。

【用法】上药均研匀,加水 70 毫升,调以蜜,用绢滤过,放于汤碗内,与诸药调和,慢火煎如稀蜜,用瓷器盛之。每至卧时,药含在口中,微微咽津。

秘方 10

【组方】绿茶 1 克,五倍子 10 克,蜂蜜 25 克。

【用法】五倍子加水 400 毫升,煮沸 10 分钟,加入绿茶、蜂蜜,再煮 5 分钟,分 2 次徐徐饮之。

秘方 11

【组方】金橘若干,糖适量。

【用法】金橘用糖腌制后,口含咽津,每日数次。

秘方 12

【组方】红枣 500 克,红糖 150 克,面粉适量。

【用法】红枣煮熟去皮、核,加入红糖调

匀。用放好碱的发面包好,蒸熟后食用。

秘方 13

【组方】吴茱萸粉 5 克,或附子末 5 克。

【用法】以蜡适量,调成糊状,敷双侧涌泉穴,以胶纸覆其上,为防干燥,可以胶布绷带固定,每日换药 1 次。

秘方 14

【组方】炙甘草 10 克,糯米 50 克。

【用法】将炙甘草用水煎沸 10 分钟,取汁加糯米煮粥。

秘方 15

【组方】葛粉 30～50 克,白糖 50 克。

【用法】用适量水调匀葛粉,煮成粥,加入白糖即成。供早晚餐服食,20 日为 1疗程。

秘方 16

【组方】核桃仁 50 克,雪梨 2 只,蜂蜜50 克。

【用法】将雪梨去皮,切片,和核桃仁共煮数沸。至梨熟,调入蜂蜜即成。趁热服,每日服 1 次,3 日为 1 疗程。

秘方 17

【组方】绿豆 100 克,橄榄 5 只,白糖 50 克。

【用法】将绿豆、橄榄同煮为粥,加入白糖拌匀即可。吃绿豆喝汤,每日服 1 次,5 次为 1 疗程。

秘方 18

【组方】豆浆 1 千克,荸荠 150 克,白糖60 克。

【用法】先将荸荠去皮,压取汁与豆浆混合,加入白糖,煮数沸即成,趁温热服用,分 2 次服,7 日为 1 疗程。

秘方 19

【组方】石胆(细研)0.3 克,密陀僧(细研)15 克,蜜 90 克。

【用法】上药搅和于银器中,慢火熬成膏。每次用少许涂疮上,咽津,立见效。

秘方 20

【组方】川椒 5 克,挂面 100 克,植物油、酱油各适量。

【用法】将川椒用温火煸干,研成细末。将油烧热,加入川椒末和少许酱油,拌面食用。

秘方 21

【组方】萝卜适量。

【用法】将萝卜洗净切碎,捣烂取汁,以汁漱口,每日 4～5 次。

秘方 22

【组方】新鲜生姜若干。

【用法】生姜捣汁,频频漱口。

秘方 23

【组方】生大黄、川黄柏、小麦粉、石榴皮

各 6 克, 龙脑冰片 3 克。

【用法】先将前 4 种药碾成粗末, 共炒成炭, 待冷后碾成极细粉, 再同龙脑冰片碾匀, 瓶贮勿泄气。使用时, 每日早、中、晚饭后漱净口, 取上列药粉适量涂搽患处。通常连续涂搽 3 ~ 5 日即可治愈。

口臭

秘方 1

【组方】黄连 6 克, 白糖 20 克。

【用法】每日取黄连用开水浸泡 (约 100 毫升), 取其汁液加白糖搅匀即可。分 2 次饮服, 早晚各服 1 次。

秘方 2

【组方】青皮、黄连、黄芩、甘草各 15 克, 檀香 30 克。

【用法】上药共研为末, 制蜜丸如弹子大。每服 1 丸, 细嚼, 开水送下。

秘方 3

【组方】母丁香 1 粒。

【用法】将母丁香洗净, 含于口中, 每日 2 ~ 3 次。

秘方 4

【组方】鲜老丝瓜 1 根, 盐少量。

【用法】老丝瓜洗净, 连皮切段, 加水煎煮。半小时后放少许盐, 再煮半小时即

成。每日服 2 次。

秘方 5

【组方】肉豆蔻、丁香、藿香、零陵香、青木香、白芷、莲心各 50 克, 香附子 100 克, 甘松香、当归各 20 ~ 25 克, 槟榔 2 枚。

【用法】将上药研末, 炼蜜为丸, 每丸重 0.5 克。每次含 1 丸, 咽汁化服, 每日 3 次。

秘方 6

【组方】桑白皮、桔梗、地骨皮、知母、黄芩、麦冬各 9 克, 五味子 6 克, 甘草 4.5 克。

【用法】将上药以水煎煮, 取药汁。每日 1 剂, 分为 2 次服用。7 剂为 1 个疗程。

秘方 7

【组方】木香 10 克, 公丁香 6 克, 藿香 11 克, 葛根 30 克, 白芷 12 克。

【用法】将上药用冷水煎汤。每日 1 剂, 多次漱口。

【备注】口腔及牙龈有破损者须待药液冷却后再漱口。另外, 口腔溃疡者不宜采用。

秘方 8

【组方】玄参、麦冬、生地黄、牡丹皮、升麻各 10 克, 芦根 30 克。

【用法】将上药以水煎煮, 取药汁。每日 1 剂, 分早、晚 2 次服用, 4 日为 1 个

疗程。

秘方 9

【组方】茯神、白术、郁李仁、诃子、陈橘皮(去白)各 30 克,缩砂蜜(去皮)、桂心、枳壳(炒)、白槟榔各 9 克,大麻仁(另研)、厚朴(姜汁研)各 60 克,旋覆花、大黄(煨)、芍药、人参、白鲜皮、地骨皮各 15 克。

【用法】将上药共研为末,炼蜜为丸,如梧桐子大。每日 2 次,每次 20 丸。

秘方 10

【组方】川芎、藿香、佩兰各 9 克,细辛、白芷各 3 克。

【用法】将上药以水煎煮,取药汁。每日 1 剂,时时含漱,亦可含后吞下。

秘方 11

【组方】地骨皮、黄芪、桑白皮、山栀子、马兜铃各适量。

【用法】上药研为细末,制丸,如芡实大,每服 1 丸,食后噙化。

口腔炎

秘方 1

【组方】羊不食草 15 克。

【用法】取鲜羊不食草煎水内服,每日 3 次,每日 1 剂。

秘方 2

【组方】鱼腥草 500 克。

【用法】蜂蜜适量,共制作成蜜丸,每次服 10 克,每日服 2 次,14 日为 1 个疗程。

【备注】此方主要治疗白斑周围发红,毒热明显者。

秘方 3

【组方】人工牛黄粉 0.5 克。

【用法】用消毒棉签蘸少许搽患处,每日搽 2 ~ 3 次。

【备注】清心、泻火、解毒。主治口腔溃疡(属实火者)。

秘方 4

【组方】女贞嫩叶适量。

【用法】取嫩叶 5 ~ 7 片,洗净,嚼烂含漱 5 分钟咽下,每日 3 次;也可外用,每次取嫩叶适量,捣烂取汁,药棉蘸汁后敷于溃疡上,10 分钟后吐出,每日 3 次。均连用 3 天。上法可单用,亦可并用。

【备注】养阴清热,主治复发性口疮(虚证)。

秘方 5

【组方】五谷虫 20 个,冰片 0.3 克。

【用法】五谷虫以油炙脆,与冰片共研细末,备用。先用温水漱口,用脱脂棉拭干,将药粉撒于患处,每日 5 ~ 6 次。

【备注】消炎敛疮,主治溃疡性龈口炎（口疳）。

秘方6

【组方】哈姜谢根30克,野殿青根30克,白酒60毫升。

【用法】水煎服,每日1剂,分3次服。

【备注】本方祛瘀化脓、抗感染消肿,对疮痈(鹅口疮)疗效好。哈姜谢为楝科浆果楝亚罗椿。

秘方7

【组方】山稗子20克,冰糖10克。

【用法】水煎后微凉,当茶慢慢饮服,每日1剂。

【备注】山稗子味苦性微寒,有养阴清热、败火解毒的功效。用于治疗因火热而致的口腔炎、口腔溃疡、牙龈肿痛等口腔疾患,疗效较好。服药期间,少食辛燥食物。

第五篇

妇科祖传秘方

第一章　妇科炎症

阴痒

秘方 1

【组方】猪肝 60 克,马鞭草 30 克。

【用法】将猪肝及马鞭草切成小块拌匀,用盖碗盖好,放蒸锅内蒸半小时即可食用。一次服。可以清热,祛湿,解毒。

秘方 2

【组方】当归、白藓皮 12 克,贝母、牛膝各 10 克,苦参 15 克,连翘、蒲公英各 20 克,蝉蜕 6 克。

【用法】水煎,每日 1 剂,头煎内服,2 煎加枯矾 6 克,熏洗。

秘方 3

【组方】生、熟地黄各 10 克,麦门冬、天门冬各 10 克,当归 10 克,白芍、赤芍各 10 克,鸡血藤 15 克,黄芪 12 克,防风 10 克,刺蒺藜 15 克,苦参 10 克。

【用法】水煎,每日 1 剂,分 2 次服用。

秘方 4

【组方】蛇床子 40 克,五倍子 30 克,花椒 15 克。

【用法】加水煎汤,熏洗患处。每日 1 剂,连用 10 天为 1 个疗程。

秘方 5

【组方】蛇床子、白藓皮、黄柏、苦参各 50 克,荆芥、防风、龙胆草各 20 克,薄荷、苍耳、蒺藜、地肤、草薢各 10 克。

【用法】熏洗,每日 2 次,每次先熏后洗,每次 30 分钟。洗后须换内裤。15 日为 1 个疗程。

内服:煎至 300 克,每次服 10 克,1 日 3 次。如有呕吐和胃肠不适反应,可减至 5 克。

秘方 6

【组方】草薢、生薏苡仁各 12 克,黄柏、赤茯苓、丹皮、泽泻、通草各 9 克,滑石、白鲜皮各 15 克,知母、制苍术各 10 克。

【用法】水煎服。每日 1 剂,2 次分服。此方可以清热、利湿、止痒。治外阴瘙痒。

秘方 7

【组方】苍术、黄柏、川牛膝各 12 克,白芷、赤芍各 10 克,苦参 20 克,土茯苓、金银花各 30 克。

【用法】水煎服。

秘方 8

【组方】蛇床子、地肤子各 12 克,蒲公英、苦参、生大黄、川黄柏各 9 克,威灵仙、白鲜皮、枯矾各 6 克,薄荷 3 克。

【用法】上药共研粗末,装入布袋,水煎 2 次,混合熏洗坐浴,每日 2 次,每次10 ~ 15 分钟。

【备注】每次坐浴后更换内裤,平时忌食鱼腥辛辣之品,遇月经期停药。

秘方 9

【组方】凤尾草 90 克,大蒜 2 个,刺蒺藜 25 克,桑叶 30 克。

【用法】将上述药物加水煎煮。每日 1 剂,分 2 次外洗阴部。

秘方 10

【组方】鲜蒲公英 200 克,鲜鱼腥草 200 克,鲜桃叶 180 克,鲜蓓草 150 克。

【用法】将上述药物加水煎煮。每日 1 剂,分 2 次外洗患部。

秘方 11

【组方】苦参、生百部、蛇床子、土茯苓、鹤虱、白鲜皮各 30 克,龙胆草、川花椒、川黄柏、地肤子各 15 克。

【用法】加水 200 毫升,煮沸 20 分钟后去渣取汁,熏洗阴部,每日 1 剂,早晚各洗 1 次,每次洗 20 分钟。10 天为 1 疗程。最多 2 个疗程可治愈。

秘方 12

【组方】大蒜 2 头。

【用法】将大蒜去皮,洗净捣烂,加水煮沸,趁温浸洗患处。每日 3 次。

阴道炎

秘方 1

【组方】醋酸,大白萝卜。

【用法】用醋酸冲洗患处,再用白萝卜榨汁擦洗。

秘方 2

【组方】虎杖 100 克。

【用法】加水 1.5 千克,煎取 1 千克,过滤,待温,坐浴10 ~ 15 分钟,每日 1 次,7 日为 1 个疗程。

秘方 3

【组方】新鲜鬼针草全草和蛇泡筋的全草各 60 克。

【用法】水煎出味,将药液倒在盆内,趁热熏后坐盆浸洗。

秘方 4

【组方】大蒜 50 克。

【用法】将大蒜去皮切片,加水浓煎,取汁冲洗外阴。每日1次,连用10日为1疗程。

秘方5

【组方】苦参20克,生百部20克,蛇床子20克,地肤子20克,白鲜皮20克,川黄柏15克。

【用法】将上述药加水2000～2500毫升,煮沸30分钟后,用干净的纱布滤去药渣,将药液放在盆内,熏洗阴道,坐浴。每次熏洗15分钟,每日2次,连用7天为1疗程。

秘方6

【组方】马齿苋15克,百部9克。

【用法】水煎服。每日1剂,连服3日。

秘方7

【组方】鲜桃树叶30克,灰藜25克。

【用法】用水1000毫升,将上述2味料煮沸20分钟。待稍温,取汁冲洗外阴。每日1～2次,连续1周为1疗程。

宫颈糜烂

秘方1

【组方】天花粉、栀子各15克,芦根、绿豆各30克。

【用法】所有药材水煎内服,每日2次,每日1剂。

秘方2

【组方】鸡冠花20克,猪瘦肉100克,红枣(去核)10颗。

【用法】将鸡冠花、红枣、猪瘦肉洗净,把全部用料一起放入砂锅,加入适量清水,大火煮沸,改小火煮30分钟,调味即可。

秘方3

【组方】赤石脂、海螵蛸各18克。

【用法】两药材共研成细末。每次服3克,每日3次。

秘方4

【组方】野芝麻15克。

【用法】将野芝麻洗净,放入锅中,加水适量,水煎服,每日2次,每日1剂。

盆腔炎

秘方1

【组方】油菜子60克,肉桂适量。

【用法】将油菜子炒香,与肉桂一起研为细末。醋糊为丸,如桂圆核大小。用温黄酒送服。每次1～2丸,每日1～2次。

秘方2

【组方】阿胶30克,鸽蛋5个。

【用法】将阿胶置碗中,加清水适量,无

烟火上烤化,趁热打入鸽蛋和匀即成。早、晚 2 次分服,连续服用。

秘方 3

【组方】荔枝核 30 克,蜂蜜 20 克。

【用法】将荔枝核敲碎,加适量水浸泡片刻,煎煮 30 分钟。去渣取汁,趁温热调入蜂蜜拌匀。早、晚分 2 次服用。

秘方 4

【组方】绿豆芽 500 克,白糖 50 克。

【用法】将绿豆芽洗净切碎,捣烂取汁,兑入白糖调匀,代茶饮用。每日 1 剂。

秘方 5

【组方】山楂 30 克,佛手 15 克,苦荬菜 60 克。

【用法】水煎服。每日 1 剂,2 次分服,连服 7 日。

秘方 6

【组方】生地黄 30 克,粳米 60 克。

【用法】生地黄洗净切片,水煎取汁 100 毫升。粳米煮粥,待八成熟时加入药汁煮熟。食粥,连服数日。

秘方 7

【组方】冬瓜子仁、冰糖各 30 克。

【用法】将冬瓜子仁研为细末,与冰糖一同放入碗内,用开水冲服。每日 2 剂。

秘方 8

【组方】白果 10 枚,豆浆 300 毫升,白糖适量。

【用法】将白果去壳、心,捣烂,加入豆浆内,煮沸后调入白糖即成。每日 1 剂,连服 15 日。

秘方 9

【组方】西瓜(连皮)、冬瓜(连皮)各 1.5 千克。

【用法】将上 2 味料洗净切碎,捣烂取汁,混匀后饮服。每日 1 剂。

秘方 10

【组方】全当归适量。

【用法】全当归用清水洗净,放入酒中浸泡。每次取 15 克,加水 1000 毫升。大火煮至水开后,小火熬至 500 毫升。早、晚各服 1 次。

秘方 11

【组方】猪腰 1 对(约 300 克)。

【用法】将猪腰洗干净,然后用湿纸包裹,煨至熟透。每日 1 次。

秘方 12

【组方】生水蛭 500 克。

【用法】将生水蛭晒干,研为极细的粉末。每次用温水或黄酒送服 4 克。每日早、晚各 1 次,2 个月为 1 个疗程。

秘方 13

【组方】白芍 10 克,干姜 9 克。

【用法】将白芍与干姜一起水煎。每日服 2 次。

秘方 14

【组方】皂角刺 30 克,红枣 10 克,粳米 20 克。

【用法】将皂角刺、红枣加水煎半个小时以上,去渣取药液 300 毫升。加入粳米,用小火煎熬成粥即可。每日 1 剂,早、晚分服。

秘方 15

【组方】芹菜子 30 克。

【用法】芹菜子水煎。黄酒为引,送服。每日 1 剂,分 2 次服用。

秘方 16

【组方】丹参 30 克。

【用法】丹参用水煎制。代茶饮用。

秘方 17

【组方】鲜马齿苋 100 克,鸡蛋清 2 只。

【用法】将马齿苋洗净切碎,捣烂取汁,加入鸡蛋清调匀,蒸熟后 1 次服下。每日 2 剂。

秘方 18

【组方】豆腐皮 90 克,白果仁 9 克,大米 60 克。

【用法】按常法煮粥服食。每日 1 剂。

秘方 19

【组方】炒大青盐 500 克。

【用法】炒大青盐用布包好,将布包放于下腹部热敷。

秘方 20

【组方】熟地黄 30 克,粳米 50 克,陈皮末少许。

【用法】将地黄切片,加水煎取浓汁,兑入煮熟的粳米粥内,加入陈皮末,再煮二三沸即成。每日 1 剂,连服 10 日为 1 个疗程。

秘方 21

【组方】山药、莲子、薏苡仁各 30 克。

【用法】按常法煮粥服食。每日 1 剂。

秘方 22

【组方】香椿皮 30 克,白糖 50 克。

【用法】香椿皮水煎浓汤,去渣,再加入白糖调味。轻者每日 1 剂,重者每日 2 剂,连服 7 日。

秘方 23

【组方】金樱子 15 克,粳米 100 克。

【用法】将金樱子加水煎取浓汁,放入煮熟的粳米粥内,再煮沸即成。每日 1 剂,2 次分服。

子宫脱垂

秘方 1

【组方】木槿花根、白鸡冠花各 9 克。

【用法】共研为末,每日加甜酒,分 2 次服用。

秘方 2

【组方】燕窝 5 克,琥珀 6 克,杭芍 60 克。

【用法】水煎内服,每日 1 剂,每日服 3 次,兑酒饮。

【备注】本方具有补肾温宫、回纳子宫的功效。一般病例,服药 30 ~ 40 天后病情明显好转。

秘方 3

【组方】独脚莲 6 克,鸡蛋 1 个。

【用法】将独脚莲烘干研成粉,将鸡蛋开一小孔,放入药粉摇匀,然后打鸡蛋于锅内油煎,放少许盐。每日 3 次,每次吃 1 个鸡蛋。

秘方 4

【组方】桑螵蛸 50 个,黄芪 15 克,猪小肚 1 个。

【用法】水煎顿服。

【备注】又方:黄芪 30 克,桑螵蛸、白及各 15 克,将上药放入猪小肚,炖至烂熟服用。

秘方 5

【组方】茄子根适量。

【用法】将药烧灰为末,用香油调匀,搽患部。

秘方 6

【组方】活蚌壳适量,冰片 0.9 克。

【用法】煅成净粉,水飞取极细末。每次用 15 克,再下冰片 0.9 克,研匀。用麻油调为糊状,用鹅毛蘸敷。如分泌物多可以干撒,至治愈为止。

秘方 7

【组方】蔓荆子叶 1 撮。

【用法】将叶捣烂,用水 1 桶,煮药数滚,盛于桶中,患者坐桶上熏。

秘方 8

【组方】榨腰果 15 克,猪油 10 克。

【用法】鲜品切碎,水煎内服,每日 1 剂,分 3 次服用。

【备注】服药期间禁食酸冷食物。

秘方 9

【组方】益智仁 18 克研为末(3 日份量)。

【用法】泡老酒服用,1 日 1 次,连服 3 日。气虚者兼服补中益气汤。

秘方 10

【组方】连壳丝瓜络 30 克。

【用法】烧存性,趁热研成细末,盛于杯

中,速冲三花酒或米酒 120 克,密盖勿泄气,分 2 次早晚服用,每日 1 剂。

秘方 11

【组方】蓖麻子(又名大麻子)20～50 粒。

【用法】将蓖麻子加食盐少许捣成泥,摊于白布上贴在患者百会穴上,如子宫上收时,赶快把药膏揭下。

秘方 12

【组方】虾子窝。

【用法】用虾子窝 15 克,煎好约 1 杯水,1 次温服,每天服 2 次,另用虾子窝 15 克煎约 1 碗水,外洗下垂部位,每天早晚各洗 1 次。

秘方 13

【组方】棕树根 500 克。

【用法】水煎 4～6 小时,每日分 3 次服用。

【备注】本方对早期患者尤宜。又方:用棕树根适量,加瘦猪肉炖服。

秘方 14

【组方】升麻 12 克,黄芪 15 克。

【用法】水煎服。

【备注】又方:用升麻 24 克、党参 30 克,水煎服。

秘方 15

【组方】石榴皮 30 克,五倍子、白矾各 6 克。

【用法】煎汤外洗。

秘方 16

【组方】乌梅、荆芥(炒炭)、地肤子各 30 克。

【用法】煎汤熏洗。

秘方 17

【组方】野蔷薇梗 9 克,洋葱 5 个,苏叶 30 克。

【用法】煎汤外洗。

秘方 18

【组方】益母草 15 克,枳壳 30 克,升麻 6 克,黄芪 15 克。

【用法】水煎服,同时可吃多量荔枝,以枳壳水煎代茶,加强疗效。

秘方 19

【组方】无花果枝、叶共 250 克。

【用法】加水 3 碗,煎汤洗患处。

秘方 20

【组方】蓖麻仁 45 克,雄黄 4.5 克。

【用法】共捣烂成膏,其中一半贴百会穴上,另一半贴脐中神阙穴上,以纱布包裹,连服2～3 日。

秘方 21

【组方】蛇床子 30 克,乌梅 15 克。

【用法】煎汤熏洗。

秘方 22

【组方】漏芦 30 克,浮萍 15 克。

【用法】共研细末,调熟猪油涂患部。

秘方 23

【组方】臭椿白皮 30 克,乌梅 9 克。

【用法】煎汤熏洗。

秘方 24

【组方】生枳壳 30 克,艾叶 9 克。

【用法】每晚睡前煎汤熏洗 1 次,每次约 20 分钟,连用 7 天。

秘方 25

【组方】菟丝子、川续断各 15 克,黄芪 9 克,升麻 3 克。

【用法】水煎服。

秘方 26

【组方】金樱子根(生的用 120 克,干的用 60 克)。

【用法】以净水 3 大碗煎取半碗,冲糯米酒(或三花酒)120 克,1 次服完,1 日 1 次,重症可连服 3~4 次。

秘方 27

【组方】党参 30 克,升麻 60 克,五味子 18 克。

【用法】研为细末,蜡糊为丸,1 日 3 次,3 日服完。

子宫内膜异位症

秘方 1

【组方】炒蒲黄(包煎)8 克,五灵脂 12 克,血竭 3 克,三七粉 1.5 克。

【用法】上药加水煎煮 2 次,将 2 煎药液混合均匀,分为 2 次服用,每日 1 剂,于经前 3 日开始服用。

秘方 2

【组方】当归 9 克,赤芍 9 克,五灵脂 9 克,延胡索 9 克,桃仁 9 克,红花 9 克,制没药 6~9 克,蒲黄 12 克,干姜 4.5 克,小茴香 4.5 克,肉桂 3 克。

【用法】上药加水煎煮 2 次,2 煎药液混合均匀,早晚分服,每日 1 剂。

秘方 3

【组方】雷公藤 150 克。

【用法】上药加水 1000 毫升,文火煎 2 小时,去渣浓缩成 500 毫升,置于冰箱内(4℃)备用。每次内服 25 毫升(相当于生药 7.5 克),7 日内服完,每日 2 次。经期停用。6 周后逐渐减量,直至每日服 5 毫升。

秘方 4

【组方】丹参 15 克,鳖甲 15 克,当归 15 克,赤芍 15 克,白芍 15 克,浙贝母 15

克,郁金 15 克,鸡内金 12 克,枳壳 12 克,三棱 9 克,莪术 9 克,甘草 6 克。

【用法】水煎服,每次月经净后 3 日开始服用,每日 1 次,至下次月经来潮前止,连服 3 个月为 1 个疗程。

秘方 5

【组方】丹参 9 克,牡丹皮 9 克,莪术 9 克,炒赤芍 9 克,茯苓 12 克,皂角刺 12 克,制没药 6 克,制乳香 6 克,石见穿 15 克。

【用法】水煎取汁 100 毫升,保留灌肠,每晚 1 次。

秘方 6

【组方】丹参 10 克,桃仁 10 克,赤芍 10 克,鸡血藤 10 克,水蛭 6 克。

【用法】各药共研细末,加食醋调成稠膏状,做成药饼,敷贴于小腹部。纱布覆盖后,再固定,并以热水袋熨 15 分钟。每 24 小时加醋适量调和 1 次,3 日换药 1 次,经期停用,3 个月为 1 个疗程,治疗 1 ~ 3 个疗程。

秘方 7

【组方】续断 120 克,赤芍 120 克,当归尾 120 克,千年健 60 克,追地风 60 克,川椒 60 克,血竭 60 克,制乳香 60 克,制没药 60 克,川芎 60 克。

【用法】各药共研细末,分成 3 包,纱布包

裹,蒸 15 分钟,趁热外敷患部,每日 1 次,每包可用 10 日,连用 3 包为 1 个疗程。

秘方 8

【组方】桃仁 10 克,红花 10 克,三棱 10 克,莪术 10 克,当归 10 克,川芎 10 克。

【用法】浓煎取汁,每次用药液 50 毫升,倒入纱布中,敷于下腹部,通过直流电离子透入理疗仪导入体内,每日 1 次,10 次为 1 个疗程。

秘方 9

【组方】生蒲黄12 ~ 24 克,焦山楂 15 克,五灵脂(包煎)12 克,丹参 12 克,青皮 12 克,牡丹皮 9 克,三棱 9 克,莪术 9 克,刘寄奴 9 克,川楝子 9 克,延胡索(炒)9 克。

【用法】上药加水煎煮 2 次,2 煎药液混合,早晚分服,每日 1 剂。治疗 6 ~ 18 个月。

秘方 10

【组方】三棱 9 克,莪术 9 克,路路通 9 克,水蛭 9 克,赤芍 9 克,土鳖虫 12 克,牡丹皮 12 克,丹参 12 克,制香附 12 克,夏枯草 12 克。

【用法】上药加水煎煮 2 次,2 煎药液混合,早晚分服,每日 1 剂。

秘方 11

【组方】蒲黄 12 克,丹参 12 克,赤芍 9

克,川芎 9 克,三棱 6 克,莪术 6 克,石见穿 15 克,柞木枝 15 克,益母草 15 克,仙茅 15 克,淫羊藿 15 克,熟地黄 15 克,枸杞子 15 克,紫石英 15 克,鸡血藤 10 克。

【用法】水煎服,每日 1 剂,3 个月为 1 个疗程。

秘方 12

【组方】醋制生大黄、醋制炙鳖甲、琥珀。

【用法】三药按 2:2:1 比例研粉制丸,每次 2.5 克,每日 2 次,饭前温开水送服,经期不停药,连服 3 个月为 1 个疗程。

秘方 13

【组方】莪术 6 克,当归 6 克,五灵脂 6 克,桂枝 6 克,红花 4 克,川芎 3 克,赤芍 12 克,延胡索 10 克,鳖甲 10 克,蒲黄 15 克。

【用法】上药加水煎煮 2 次,2 煎药液混合,早晚分服,每日 1 剂。3 个月为 1 个疗程。

秘方 14

【组方】桃仁 12 克,芒硝 12 克,桂枝 9 克,大黄 6 克,土鳖虫 6 克,甘草 6 克,鳖甲 15 克,三七 10 克,枳壳 10 克,益母草 20 克。

【用法】水煎 2 次,药液混合后早晚分服,每日 1 剂。于月经前 7~10 日开始服药,服至月经第 5 日停止,连服 2 个月经

周期为 1 个疗程。

秘方 15

【组方】丹参 18 克,当归 15 克,川芎 12 克,赤芍 12 克,菟丝子 9 克,莪术 9 克,干姜 6 克,甘草 6 克,人参末(分 2 次冲服)3 克。

【用法】每日 1 剂,水煎 2 次,分 2 次服用。月经干净后服用,经期停服,1 个月为 1 个疗程,连服 3 个疗程。

秘方 16

【组方】当归 12 克,蒲黄 12 克,五灵脂 12 克,桃仁 10 克,川芎 10 克,赤芍 10 克,制乳香 10 克,制没药 10 克,三棱 9 克,莪术 9 克,血竭 9 克,延胡索 15 克。

【用法】上药用开水煎熬,浓煎至 100 毫升,低压缓慢保留灌肠,患者取右侧卧位,用 16 号导尿管一端捅入肛门内 5~6 厘米,另一端接上吊瓶将药液缓慢注入直肠内,右侧卧位 20 分钟后再平卧 20 分钟,避免药液进入乙状结肠。月经来潮前 2 日开始灌肠,直至月经干净 7 日停药,隔日 1 剂。5 个月经周期为 1 个疗程,休息 1 个月再开始第 2 个疗程。

秘方 17

【组方】炒当归 10 克,赤芍 10 克,白芍 10 克,蒲黄 30~60 克,花蕊石 15~20 克,

血竭 3 克,炒牛膝 10 克,丹参 6 克,三七粉 2 克,制香附 10 克,震灵丹 12 克。

【用法】上药加水煎煮 2 次,2 煎药液混合,早晚分服,每日 1 剂。

带下病

秘方 1

【组方】鲜马齿苋 300 克,黄酒 500 毫升。

【用法】将马齿苋摘根、洗净、捣烂、泡入酒中,3 天后用纱布过滤,弃渣,酒入瓶备用。每日 2~3 次,饭前饮用 15 毫升。

【备注】脾虚泻泄者慎用。禁止与鳖甲同食。

秘方 2

【组方】山药 30 克(炒),芡实 30 克(炒),黄柏 6 克(盐水炒),车前子 3 克(酒炒),白果 10 枚(碎)。

【用法】上药以水煎服。

秘方 3

【组方】天竺黄 30 克,雄黄(水飞)3 克,辰砂、麝香(各研末)各 15 克,天南星 120 克。

【用法】上药研为细末。煮甘草水和丸,如皂子大,温水化服。

秘方 4

【组方】蒲公英 60 克,木棉花、金银花各

30 克,粳米 50~100 克。

【用法】先煎蒲公英、木棉花、金银花,弃渣取汁,再加入粳米煮粥。每日 2 次,温热食用。

秘方 5

【组方】鲜山药 100 克(或干山药 30 克),芡实、车前子各 15 克,黄柏、白果仁各 10 克,粳米 100 克,红糖适量。

【用法】先将山药、芡实、黄柏、车前子煎煮,去渣取汁,加入粳米、白果仁煮成粥,加入红糖即可。每日 2 次,空腹热服。

秘方 6

【组方】白术(土炒)30 克,山药(炒)30 克,人参 6 克,白芍(酒炒)15 克,车前子(酒炒)9 克,制苍术 9 克,甘草 3 克,陈皮 1.5 克,黑芥穗 1.5 克,柴胡 1.8 克。

【用法】上药以水煎服。

秘方 7

【组方】熟地黄 30 克,山萸肉、薏苡仁、淮山药各 12 克,茯苓 9 克,泽泻、丹皮各 6 克,黑豆 80 克。

【用法】先将黑豆煎汁 400 毫升,取 200 毫升,加银杏(白果)10 个、大红枣 20 个,煎好再加入诸药,加水 400 毫升,煎至 320 毫升分服。服此 2 剂,永无白带。

秘方 8

【组方】牛膝 30 克,车前子 9 克,黄柏 6

克,白芍 30 克。

【用法】上药以水煎服。

秘方 9

【组方】山茱萸肉 15 ~ 20 克,粳米 100 克,白糖适量。

【用法】先将山茱萸洗净,去核,再与粳米同入砂锅内煮粥,待粥将熟时,加入白糖稍煮即成。每日 1 ~ 2 次,3 ~ 5 天为 1 疗程。

【备注】发热期间或小便淋涩者,均不宜服用。

秘方 10

【组方】猪瘦肉 150 ~ 200 克,鲜白兰花 30 克。

【用法】将上 2 味料放入锅内,加清水适量,置火上熬成汤即可。饮汤,食肉。每日 2 次。

秘方 11

【组方】羌活、黄芪、苍术各 6 克,升麻、防风、独活各 4.5 克,当归 9 克,藁本、甘草、柴胡各 3 克。

【用法】将上药以水煎煮,取药汁。每日 1 剂,分 2 次服用。

秘方 12

【组方】莲子、枸杞各 30 克,猪小肠 2 小段,鸡蛋 2 枚。

【用法】先将猪小肠洗净,莲子、枸杞入水浸泡,然后将浸过的莲子、枸杞和鸡蛋混合后放入猪小肠内,两端用线扎紧,加 500 毫升水煮,待猪小肠煮熟即可。将猪小肠切成薄片,适量食用,每日 2 次。

秘方 13

【组方】当归、川芎、白术、酒炒白芍、生地黄、人参(另煎)、茯苓、酒炒杜仲、炒香附各 6 克,甘草 3 克,乌梅 1 个,生姜 3 片,红枣 1 枚。

【用法】水煎。每日 1 剂,分 2 次服用。

秘方 14

【组方】乌龟 1 只,猪瘦肉 100 克,鲜土茯苓 500 克。

【用法】将鲜土茯苓刮皮,清水洗净,切片状。乌龟用沸水烫死,去壳及内脏后切成小块,猪瘦肉洗净,把全部用料一齐放入砂锅内,加清水适量,武火煮沸后,文火煮 3 小时,调味即可。随量饮用。

秘方 15

【组方】鲜鸡蛋 1 个,白果 2 个。

【用法】将鸡蛋的一端开孔,白果去壳,放入鸡蛋内,用纸粘封小孔,口朝上放碟中,隔水蒸熟即可。每日 1 次。

秘方 16

【组方】山药、薏苡仁、莲子各 30 克。

【用法】将山药、莲子(去皮、芯)、薏苡仁放入锅中，加水 500 毫升，用文火煮熟即成。饮汤，食山药及莲子、薏苡仁。每日 2 次。一般服 5～7 日。

秘方 17

【组方】金樱子 10～15 克，粳米或糯米 50～100 克。

【用法】先煎金樱子，取浓汁去渣，同粳米或糯米煮粥。每日分 2 次温服，2～3 天为一疗程。

【备注】感冒期间以及发热的病人不宜食用。

秘方 18

【组方】萆薢、金银花各 30 克，绿豆 30～60 克，粳米 100 克，白糖适量。

【用法】先将前 2 味药洗净加水煎汁，药汁和绿豆、粳米共煮成粥，加白糖适量调味。每日 1 次，温热服用。

秘方 19

【组方】车前子、茯苓粉各 30 克，粳米 60 克，白糖适量。

【用法】先煎车前子(纱布包煎)，煎半小时取汁去渣，再加粳米、茯苓粉共煮粥，粥成时加白糖适量。每日空腹服 2 次。

【备注】孕妇忌用。

秘方 20

【组方】白扁豆、山药各 20 克，白糖适量。

【用法】先将白扁豆炒至黄色，捣碎，山药切片，同煎汤，取汁，加糖。代茶频饮。

秘方 21

【组方】龟板胶 10 克，黄酒 50 毫升。

【用法】用酒将龟板胶煮化即成。每日清晨空腹服 1 次，连服 5～7 天为 1 疗程。

【备注】脾胃虚寒、腹胀便溏者禁服。

秘方 22

【组方】冬瓜子、冰糖各 30 克。

【用法】将冬瓜子洗净捣碎末，加冰糖，冲开水 1 碗放在陶瓷罐里，用文火隔水炖，饮服。每日 2 次，连服 5～7 日。

秘方 23

【组方】芡实、金樱子各 120 克，米酒 2500 毫升。

【用法】将金樱子、芡实洗净，晒干，捣碎，用纱布袋包好，放入酒坛内，加入米酒，密封坛口，隔水炖沸 1 小时，候冷，置阴凉处贮存，每日摇荡 1 次，7 日后即成。每次服 50 毫升，每日 2 次。

【备注】阴虚火盛、湿热内蕴者忌服。

附件炎

秘方 1

【组方】鲜鱼腥草 25 克，白木槿花 12 克，乌药 15 克。

【用法】水煎服,每日1剂,分3次服完。

【备注】本方清热、消炎、补气止痛,对附件炎有较好疗效,一般半月为1个疗程。若经量过多加白茅根25克,痛经加香附15克,体虚腰痛加白术15克。

秘方2

【组方】柴胡10克,蒲公英30克,败酱草15克,赤芍10克,橘核12克,荔枝15克。

【用法】水煎服,每日1剂,分3次服用。

【备注】本方具有疏肝理气、清热解毒、活血通络的功能,主治附件炎。服药期间忌辛辣食品。

外阴白色病变

秘方1

【组方】苦参30克,白鲜皮30克,地肤子30克,蛇床子30克。

【用法】苦参加水150毫升浸泡10分钟,煎煮15分钟;后3味药加水150毫升,煎煮5分钟,两种药液混合煎10分钟,过滤,浓缩至200毫升。用本药液100毫升,加温开水500毫升,坐浴15分钟,每日2次,15日为1个疗程。

秘方2

【组方】生地黄5克,当归5克,白芍5克,桑白皮5克,地骨皮5克,防风5克,荆芥5克,浮萍5克,钩藤5克,磁石30

克,川芎3克,牛膝5克。

【用法】上药加水煎煮2次,2煎药液混合,早晚分服,每日1剂。

秘方3

【组方】蛇床子30克,桑叶30克,红花20克,紫草20克,制乳香20克,制没药20克,防风20克,石菖蒲15克,皂角刺15克。

【用法】水煎外洗,每日坐浴15分钟,15日为1个疗程。

秘方4

【组方】珍珠3克,雄黄3克,青黛3克,黄柏9克,孩儿茶6克,冰片0.03克。

【用法】上药共研细末,外涂患处,每日数次。

秘方5

【组方】黄芪10克,补骨脂10克,生地黄10克,麦冬10克,知母10克,泽泻10克,党参13克,当归13克,赤芍13克,射干13克,珍珠母13克,桂枝6克,黄柏6克,甘草6克。

【用法】上药加水煎煮2次,2煎药液混合,早晚分服,每日1剂。

乳腺炎

秘方1

【组方】鲜芙蓉花120克,红糖适量。

【用法】将鲜芙蓉花和红糖捣烂,敷于

患处。

秘方2

【组方】漏芦、木通、川贝、甘草、料酒各适量。

【用法】上药用料酒和水,煎至减半,过滤去渣。适量饮用。

秘方3

【组方】桃树皮30克,鸡蛋1个,白糖25克。

【用法】桃树皮洗净放入锅内,加水煎煮25分钟,去渣,打入鸡蛋煮熟,放入白糖即成。每天饭前吃鸡蛋,连吃3日。

秘方4

【组方】桑叶、大米各50克,鲜油菜200克,盐少许。

【用法】大米、桑叶、油菜洗净,油菜切细条。大米、桑叶下锅,加500毫升清水,大火煮沸3分钟,转小火煮30分钟,成粥后将油菜放入烫熟,加盐调味。

秘方5

【组方】蒲公英30克、大米50克、白糖少许。

【用法】蒲公英洗净,切碎,大米淘洗干净,将大米放到锅里,加500毫升清水,大火煮沸5分钟后,转小火煮15分钟后放入碎蒲公英,再煮至成粥状即可,食时加白糖调味。

秘方6

【组方】豆腐200克,大飞扬草15克(鲜品30克),盐适量。

【用法】将豆腐切块,加水适量,煮汤,加盐调味即可。喝汤吃豆腐,每日1剂,分2次服食。

【备注】如果乳腺炎患者出现化脓症状,应到医院及时处理。

秘方7

【组方】薏米、红小豆各30克,白糖少许。

【用法】将薏米和红小豆淘洗干净,放入锅内,加500毫升清水,大火煮沸5分钟后,转小火煮30分钟,加白糖即可。

秘方8

【组方】黄菊花、蚤休、金银花各适量。

【用法】以上药材共研末,用醋调匀,外敷患处,用纱布覆盖并固定,每日3次。

秘方9

【组方】葱白。

【用法】先用葱白200克煎汤,用毛巾浸泡药液,热敷乳房20分钟,再将葱白250克捣烂如泥敷患处,每日2次。

秘方10

【组方】牛膝、归尾各10克,粳米100克,白糖20克。

【用法】将牛膝切成3厘米长的段,归尾洗净,粳米淘净,将粳米、牛膝段、归尾一同放入锅内,加水适量,置大火上烧沸,再改用小火煮 35 分钟,放入白糖拌匀即可。佐餐食用。

乳腺增生症

秘方 1

【组方】猫爪草 60 克,麦芽 40 克,白头翁 12 克,露蜂房 0.5 克,全蝎 1 克。

【用法】每日 1 剂,前 3 味药水煎 3 次,共取药液分早晚服用;后 2 味药微火烘脆(切勿焦化)研末,装入胶囊或用馒头皮包裹,早晚吞服。月经后 10 ~ 15 日开始服用,月经期停服,每月 12 剂为 1 个疗程。

秘方 2

【组方】醋炒柴胡 9 ~ 15 克,橘核 30 克,荔枝核 30 克,夏枯草 15 ~ 30 克,僵蚕 15 ~ 30 克,山慈菇 15 ~ 30 克,王不留行 15 ~ 30 克,三棱 15 ~ 30 克,莪术 15 ~ 30 克,煅牡蛎 30 ~ 60 克,鹿角霜 15 克,甘草 6 克。

【用法】上药加水煎煮 2 次,2 煎药液混合,早晚分服,每日 1 剂。

秘方 3

【组方】肉桂 10 克,木香 10 克,白芷 10 克,乳香 10 克,山柰 8 克,甘松 8 克,丁香 7 克,麝香 0.3 克。

【用法】前 7 味药共研末,加麝香制膏药敷贴患部。

秘方 4

【组方】瓜蒌 21 克,夏枯草 21 克,土贝母 12 克,丹参 15 克,鲜橘叶 9 克,牛蒡子 9 克,青皮 9 克,郁金 7 克,柴胡 5 克,炒乳香 5 克,炒没药 5 克,红花 3 克。

【用法】上药加水煎,6 小时服 1 次,每日服 3 次。

第二章 月经不调

痛经

秘方 1

【组方】元胡(以个大、饱满、质坚实、断面黄色者为佳)、当归、制没药、红花各 15 克,白酒 1000 毫升。

【用法】上述药共捣碎,用白纱布包好,用白酒浸泡于干净容器中,7 日后取用。

每日早晚各空腹温饮 1 杯。

秘方 2

【组方】干葵花盘 30～60 克,红糖 30 克。

【用法】将干葵花盘水煎取汁,加红糖稍煮片刻即成。每日分 2 次服用。

秘方 3

【组方】绿茶 1 克,玫瑰花(或用益母草花代替)5 克,蜂蜜 25 克。

【用法】上药加水 300 毫升,煮沸 5 分钟,分 3 次饭后服用。

秘方 4

【组方】金钱草、益母草、月季花、红花、紫苏梗、水菖蒲各 24 克,茜草 12 克,白酒 2000 毫升。

【用法】将上药制为粗末,用纱布包好,浸入白酒内,密封,每日摇荡 1 次,30日后即成。每次服 10～15 毫升,每日 2次。于月经来潮前 5～7 日开始服用,一直服至本次月经结束。连服 3 个月经周期。

秘方 5

【组方】红枣、干姜各 30 克,花椒 9 克。

【用法】将姜、枣洗净,干姜切片,红枣去核,加水 400 毫升,煮沸,然后投入花椒,改用文火煎汤,分 2 次温服,5 剂为 1 疗程,临经前 3 天开始服用。

秘方 6

【组方】樱桃叶(鲜、干品均可)20～30克,红糖 20～30 克。

【用法】上药水煎取液 300～500 毫升,加入红糖,顿服。经前服 2 次,经后服1 次。

秘方 7

【组方】黑芝麻 20 克,生地黄 15 克,枸杞子 10 克,冰糖适量。

【用法】将芝麻、生地黄、枸杞子煎沸 20分钟,去渣留汁。加入适量冰糖,稍煎,待溶即成。

秘方 8

【组方】干艾叶 15 克(鲜品 30 克),大米50 克,红糖适量。

【用法】将艾叶煎浓汁,去渣,加大米、红糖、水,同煮为稠粥。月经过后 3 天服用,月经来前 3 天停服。每日早晚 2 次,温热服用。

【备注】阴虚血热者不宜服用。

秘方 9

【组方】玫瑰花、月季花各 9 克(鲜品均用 18 克),红花 3 克。

【用法】上 3 味料制粗末,以沸水冲泡,闷10 分钟即可。每日 1 剂,不拘时温服,连服数日,在经行前几天服用为宜。

秘方 10

【组方】当归 250 克,白酒 1000 毫升。

【用法】当归浸酒中 3 ~ 5 日,每次温服 10 ~ 20 毫升,每日 3 次。

秘方 11

【组方】南瓜蒂 1 枚,红花 5 克,红糖 30 克。

【用法】前 2 味料煎煮 2 次,去渣,加入红糖,于经前分 2 天服用。

秘方 12

【组方】山楂 50 克,葵花子 50 克,红糖 100 克。

【用法】上 3 味料加水适量炖汤。每剂分 2 次饮用,行经前 3 天饮用效果最好。

秘方 13

【组方】青核桃仁 3000 克,黄酒 5000 毫升,红糖 1000 克。

【用法】上药混合浸泡 24 小时后晒干备用,可常服食。

秘方 14

【组方】川芎 3 克,茶叶 6 克。

【用法】上 2 味料加水 400 毫升,煎取 150 ~ 200 毫升。每日 1 ~ 2 剂,饭前热服。

秘方 15

【组方】生黄芪、鲜茅根各 12 克,山药 10 克,粉甘草 6 克,蜂蜜 20 克。

【用法】将黄芪、茅根煎 10 余沸,去渣取汁 2 杯。甘草、山药研末同煎,并用筷子搅动,勿令药末沉锅底。煮沸后调入蜂蜜,分 3 次服下。

秘方 16

【组方】肉苁蓉 20 克,桂枝 10 克,鹿角胶 5 克,大米 5 克。

【用法】将肉苁蓉、桂枝煎沸 20 分钟,去渣留汁,放入大米煮粥。待粥熟时加入鹿角胶烊化,搅匀即可。分 2 次食用。

秘方 17

【组方】桃仁 10 ~ 15 克,大米 50 克。

【用法】将桃仁捣烂,加水浸泡研汁去渣。加入大米、红糖适量,同放入砂锅,加水 1 碗,用文火煮成稀粥。

【备注】桃仁破血力强,孕妇禁服。大便稀薄者不宜服用。

月经不调

秘方 1

【组方】益母草 25 克,黑豆 50 克,鸡蛋 1 个,蜜枣 5 枚。

【用法】益母草、黑豆洗净,浸泡;蜜枣、鸡蛋洗净。将这些原料与清水一同放入瓦煲内,待鸡蛋煮熟后,取出去壳,再放回煲内,小火煲 1 小时即可。吃蛋喝汤,每天 1 次,1 周为 1 疗程。

秘方 2

【组方】全当归 12 克,白芍、云苓各 10 克,熟地黄 15 克,川芎、香附各 6 克,益母草、柴胡各 9 克。

【用法】水煎服,每日 1 剂。

秘方 3

【组方】党参、禹余粮各 15 克,生黄芪、仙鹤草、乌贼骨各 20 克,白术、荆芥炭、茜草炭各 10 克,柴胡、升麻炭各 5 克,炮姜炭 3 克。

【用法】水煎服,每日 1 剂。

秘方 4

【组方】山楂 8 颗,红花 15 克,白酒 300 毫升。

【用法】将山楂、红花洗净沥干,一起放入白酒中浸泡 1 周,注意每隔一天摇晃一次。每次服用 20 ~ 30 克,每日 2 次。

秘方 5

【组方】当归 12 克,金毛狗脊 9 克,香附 9 克,丹参 9 克,酒白芍 9 克,益母草 9 克,艾叶 4.5 克,桑寄生 12 克,葫芦巴 9 克,玄胡 9 克,炮姜 4.5 克,失笑散 9 克。

【用法】水煎,砂糖为引,每日 1 剂。

秘方 6

【组方】当归 6 克,川芎 4.5 克,官桂 6

克,吴茱萸 9 克,三棱 6 克,莪术 6 克,制香附 6 克,大茴香 3 克,川楝子 6 克(炒黑),元胡 3 克,葱白 6 厘米(后下)。

【用法】1 剂 2 煎,共取 200 毫升,分早、晚 2 次温服。另外,香附丸 180 克,每晚服 6 克,白开水送服。

秘方 7

【组方】月季花 10 朵。

【用法】水煎,加红糖、酒,连服半月可治愈。

秘方 8

【组方】莲蓬壳烧灰。

【用法】日服 2 次,每日 6 克,热酒送服。

秘方 9

【组方】鲜佛手 15 ~ 30 克,当归 9 克,米酒 30 克。

【用法】加水适量,煎服,早晚各服 1 次。

秘方 10

【组方】取气海、关元、水道、归来、三阴交、子宫、维胞穴。

【用法】术者用三棱针点刺水道、归来、子宫、维胞穴出血,后用梅花针弹刺气海、关元、三阴交穴,拔罐吸出血,留罐 15 分钟,隔日 1 次,7 次为 1 个疗程。

秘方 11

【组方】当归 4 克,艾叶 4 克,益母草 5 克。

【用法】水煎服。

秘方 12

【组方】丹皮 5 克,红花 4 克。

【用法】水煎服。

秘方 13

【组方】山楂根 18 克,红花 6 克,桃仁 12 克,鸡内金 12 克。

【用法】将上述药物共研粉末。每日 3 次,每次 6 克,冲开水内服。

秘方 14

【组方】当归 12 克,川芎 9 克,生地黄 15 克,白芍 26 克,黄芩 9 克,麦冬 12 克,黑栀子 9 克,杜仲炭 12 克,川断 12 克,知母 9 克,黄柏 7 克,牡蛎粉 25 克,甘草 3 克。

【用法】水煎服。

秘方 15

【组方】益母草 500 克,当归 120 克,白芍 120 克,炒川芎 60 克,生地黄 120 克,陈皮 60 克,砂仁 15 克,醋香附 90 克,红糖 500 克。

【用法】先将益母草加水约 7500 毫升,煎约 3 小时,以稀烂无味为度。把当归、白芍、川芎、生地黄、香附、陈皮、砂仁放入益母草水中,煮沸 2 小时左右,压榨、过滤,去渣,放入锅内熬至 1000 毫升左右,

再将红糖放入溶化即成软膏。每日服 2 次,每次服 2 汤匙,开水调服。

秘方 16

【组方】豆腐 2 块,羊肉 50 克,生姜 25 克,盐少许。

【用法】煮熟加盐,饮汤食肉、豆腐。

秘方 17

【组方】月月红 12 克,鸡血藤 9 克,益母草 30 克,车前子 6 克。

【用法】将上述药物加水煎成汤剂。每日 1 剂,每晚睡前 1 次内服。

秘方 18

【组方】取三阴交、关元、足三里、脾俞、肝俞、肾俞、气海穴。

【用法】患者取仰卧位,术者站于患者右侧,用右手拇指点按气海、关元、足三里、三阴交穴 10 分钟。用右手掌根揉按腹部 15 分钟;患者俯卧位,术者站于患者左侧,用右手中、食两指点按脾俞、肝俞、肾俞穴 6 分钟,每日 1 次,每次不少于 30 分钟,7 次为 1 个疗程。

崩漏

秘方 1

【组方】姜汁 3 ~ 5 毫升,米酒 20 ~ 30 毫升,蚌肉 150 ~ 200 克。

【用法】蚌肉洗净,用油炒香,再加入米酒、姜汁以及适量清水,用文火煮至蚌肉熟,加调料调味。辅餐食用。

秘方 2

【组方】糯米 100 克,母乌鸡 1 只,花椒、盐、葱花各适量。

【用法】乌鸡去毛及内脏,切细成块,煮至熟烂,再加入糯米、花椒、盐煮成粥,撒上葱花。空腹食用,每日或隔日服 1 次。

秘方 3

【组方】蚕茧 60 克,黄酒适量。

【用法】将蚕茧研为细末,每次取 3 克,以 20~30 毫升热黄酒冲服。每日 2~3 次。

秘方 4

【组方】玉米须 30 克,瘦猪肉 120 克,精盐、味精适量。

【用法】将玉米须洗净,瘦猪肉切成薄片,一起放入陶瓷罐内,加水 500 毫升,上蒸笼蒸,至猪肉熟透,加精盐、味精即成。每日 2 次,趁热服用。

秘方 5

【组方】已凝固的新鲜牛血 250 克,桃仁 10 克,素油 5 毫升,盐 3 克,葱 5 克。

【用法】将桃仁打碎,牛血切成块状,加清水适量,中火煮汤。加油、盐、葱调味即可。

【备注】桃仁有微毒,用量不宜太多。孕妇禁食。

秘方 6

【组方】猪肚 5 个,莲子 500 克。

【用法】猪肚洗净,莲子浸泡后去皮、心,放入猪肚内,将两端扎紧,放火锅中用水煮熟,食时咸、甜随意。每剂分 5 次服食,为 5 个疗程。

秘方 7

【组方】鳖鱼 1 只(约 500 克),墨鱼 250 克,乌骨鸡 1 只(约 800 克),食盐适量。

【用法】将墨鱼洗净,鳖鱼用开水烫后去头、爪、内脏,乌骨鸡宰杀干净。加入适量水,武火煮沸,再用文火炖 1 小时至烂熟,加少许食盐调味,食肉喝汤。

秘方 8

【组方】昙花 3~5 朵,粳米 100 克,冰糖 15 克。

【用法】将昙花用水煎取汁,加入粳米煮粥,待粥将熟时放入冰糖,稍煮即可。每天早、晚温热服食。

秘方 9

【组方】益母草 30 克,黑豆 60 克,米酒 10 毫升,红糖适量。

【用法】将黑豆、益母草洗净,加清水 250

毫升,文火煎至 100 毫升,加红糖调味,冲入米酒即可饮用。每天 1 次,连服 7 日为一疗程。

【备注】不宜与龙胆草、蓖麻子、厚朴、红霉素、四环素、甲硝唑、西咪替丁、左旋多巴、甲状腺素药物同用。

秘方 10
【组方】韭菜 250 克,豆浆 1 碗。

【用法】韭菜洗净,捣烂取汁,兑入豆浆煮沸即可。空腹时 1 次服下。

秘方 11
【组方】三七粉 3 克,大枣 5 枚,粳米 100 克,冰糖适量。

【用法】先将三七打碎研末,粳米淘洗净,大枣去核洗净,然后一同放入砂锅内,加水适量煮粥,待粥将熟时,加入冰糖汁即成。每日 2 次服食。

秘方 12
【组方】当归、生地黄各 30 克,羊肉 250 克,盐适量。

【用法】将羊肉洗净,切块,与生地黄、当归同放入锅中,加适量水,置火上共炖至肉熟后,加盐调味即可。饮汤,食肉。

秘方 13
【组方】党参 15 克,白术 10 克,茯苓 10 克,炙甘草 5 克,北黄芪 20 克,当归 10

克,大枣 5 枚,桂圆肉 12 克,炙远志 2 克,枣仁 10 克,灵脂炭 10 克,蒲黄炭 10 克,荆芥炭 5 克。

【用法】上药用冷水浸泡后煎服。文火煎煮 3 次,每次 150 毫升,分 3 次服用。

闭经

秘方 1
【组方】党参 12 克,焦白术 9 克,茯苓 9 克,当归 9 克,川芎 9 克,赤芍 3 克,炙甘草 3 克,大枣 3 枚。

【用法】每日 1 剂,水煎,分 3 次服用。

秘方 2
【组方】桃仁 10 克,墨斗鱼 200 克,油、盐各适量。

【用法】墨斗鱼洗净切片,加水与桃仁共煮,以油、盐调味。食鱼饮汤。

秘方 3
【组方】当归 150 克,川芎、元胡、桃仁、红花、三棱、莪术各 50 克,丹皮 45 克,青皮、枳壳、广皮、赤芍、炙甘草、香附各 40 克,木香 25 克。

【用法】共研为细末,炼蜜为丸,每丸重 15 克,每日 3 次,每次 1 丸。

秘方 4
【组方】当归、川芎、熟地黄、白芍、大黄、芒硝、甘草各等份。

【用法】上药共锉为散。每服 24 克,水煎去渣,空腹时服用。

秘方 5

【组方】木槿花 30 克,鸡蛋 2 个。

【用法】以花煮汤,汤沸打入鸡蛋。吃蛋饮汤。

秘方 6

【组方】干姜 10 克,附子 15 克,白术 15 克,茯苓 15 克,肉苁蓉 15 克,桃仁 15 克。

【用法】上药以水煎服,每日 1 剂。

秘方 7

【组方】瘦猪肉 250 克,当归 15 克,黄花菜根 15 克,盐少许。

【用法】先煮肉至半熟,下其他各味料共煮。吃肉饮汤。

秘方 8

【组方】花蕊石(煅存性)9 克,三七 6 克,血余炭(煅存性)3 克。

【用法】上药共研为末,分 2 次用开水送服。

秘方 9

【组方】紫河车 9 克,紫丹参 9 克,巴戟 9 克,川牛膝 9 克,木瓜 9 克,仙灵脾 9 克,杜仲 9 克,熟地黄 9 克,白芍 6 克,紫石英 9 克(先煎),白术 9 克,黄芪 9 克。

【用法】水煎服,每日 1 剂。

秘方 10

【组方】党参、黄芪、当归、熟地黄、茜草、乌贼骨、川芎、香附各适量。

【用法】水煎,每日 1 剂,分 2 次口服。

秘方 11

【组方】炒当归 9 克,生、熟地黄各 9 克,川芎 9 克,熟女贞子 9 克,仙灵脾 12 克,肉苁蓉 9 克,狗脊 9 克,山萸肉 9 克,制黄精 12 克,河车大造丸 9 克(吞)。

【用法】每日 1 剂,水煎服,1 个月为 1 个疗程,通常观察 3 个月,最好能观察基础体温。

秘方 12

【组方】当归尾 9 克,桃仁 9 克,红花 9 克,泽兰 9 克,益母草 12 克,丹参 3 克,白芍 9 克,柴胡 6 克,香附 9 克,陈皮 9 克,牛膝 9 克,甘草 3 克。

【用法】水煎,每日 1 剂,分 2 次服用。

秘方 13

【组方】瘦猪肉 200 克,当归、生姜各 25 克。

【用法】同煮。吃肉饮汤,每日 1 次。

秘方 14

【组方】当归、白芍、川芎各 3 克,白术、人参、生地黄、香附、陈皮各 4.5 克。

【用法】加大枣 2 枚,以水煎,空腹时服用。

秘方 15

【组方】绿茶 25 克,白糖 100 克。

【用法】用开水将上两味料冲泡一夜,次日一次饮下。

秘方 16

【组方】乌鸡肉 150 克,丝瓜 100 克,鸡内金 15 克。

【用法】共煮至烂,服时加盐少许。

秘方 17

【组方】当归、熟地黄、芍药、川芎、玄胡索、苦楝(碎、炒焦)各 30 克。

【用法】上药共研为末。每服 15 克,以水煎服。

月经先期

秘方 1

【组方】鸡冠花、旱莲草各 30 克,黄芩、益母草各 10 克,椿根皮、白薇各 12 克。

【用法】水煎服。

秘方 2

【组方】人参 6 克,黄芪 30 克,大枣 15 枚,莲子(去芯)、粳米各 60 克。

【用法】先将人参、黄芪用清水 1000 毫升在文火上煮汁 200 毫升,去渣,大枣去核,与莲子、粳米共煮为粥。每日 1 剂,连服 1 周。

秘方 3

【组方】黄芪、龙骨、牡蛎、乌贼骨各 30 克,党参、白术、茯苓各 15 克,当归、龙眼肉、远志各 12 克,甘草 6 克。

【用法】水煎服。

秘方 4

【组方】地骨皮、元参、麦冬、旱莲草各 10 克,白芍、阿胶珠各 15 克,生地黄 12 克。

【用法】水煎服。

秘方 5

【组方】鲜荸荠 150~250 克。

【用法】洗净捣烂,用干净纱布包裹取汁。每日 1 次,连服 4~5 次。

秘方 6

【组方】当归、桑寄生各 12 克,狗脊、香附、丹参、酒白芍、益母草、葫芦巴、玄胡、失笑散各 9 克,艾叶、炮姜各 4.5 克,砂糖适量。

【用法】水煎服。

秘方 7

【组方】黄芩、香附子各 10 克,丹皮 6 克。

【用法】水煎服,连服数剂。

秘方 8

【组方】生地黄、地骨皮各 30 克,玄参、麦冬、白芍各 15 克。

【用法】水煎取浓汁,用阿胶 30 克(加水烊化)与药汁混合,加白蜜适量,放文火上调匀,饮服。

秘方 9

【组方】丹皮、栀子、柴胡、甘草各 6 克,当归、白芍、茯苓、白术各 10 克,薄荷 3 克(后下)。

【用法】水煎服。

秘方 10

【组方】黄芩、生栀子各 10 克,酒大黄、升麻各 1 克,麦冬、杭白芍各 12 克,茯苓 15 克,泽泻 9 克。

【用法】水煎服。若服药期间月经来潮,应停药,待月经干净后第 5 天再继续服药,可连服 3 个月经周期。

月经后期

秘方 1

【组方】生地黄 9 克,当归 9 克,炒白芍 9 克,白术 9 克,沙参 9 克,香附 9 克,菟丝子 9 克,炒续断 9 克,炒黄芩 5 克,黄连 3 克。

【用法】上药加水煎煮 2 次,2 煎药液混合,早晚分服,每日 1 剂。

秘方 2

【组方】茯苓 12 克,白术 3 克,苍术 3 克,法半夏 6 克,陈皮 3 克,柴胡 4.5 克,防风 3 克,羌活 4.5 克,川芎 3 克,藁本 3 克。

【用法】上药加水煎煮 2 次,2 煎药液混合,早晚分服,每日 1 剂。

秘方 3

【组方】白芥子 15 克,玉米须 12 克,茯苓 12 克,泽泻 10 克,三棱 5 克,莪术 5 克,淫羊藿 6 克,仙茅 6 克,柴胡 6 克,白芍 12 克,制香附 6 克,怀牛膝 15 克。

【用法】上药加水煎煮 2 次,2 煎药液混合,早晚分服,每日 1 剂。

秘方 4

【组方】肉桂粉 1.5 克,白砂糖 15 克,红茶汁 2000 毫升。

【用法】在红茶汁中加入白砂糖和肉桂粉,搅匀即可。代茶频频饮用,当日饮完。

秘方 5

【组方】制苍术 10 克,制香附 10 克,炒牡丹皮 10 克,山楂 10 克,当归 10 克,赤芍 10 克,五灵脂 10 克,炒蒲黄 5 克,绿萼梅 5 克,益母草 15 克。

【用法】上药加水煎煮 2 次,2 煎药液混合,早晚分服,每日1剂。

秘方6

【组方】桃仁 150 克,川芎 100 克,鳖甲 200 克。

【用法】将桃仁、川芎、鳖甲分别洗净,晒干或烘干,共研成细粉,瓶装备用。每日2次,每次 15 克,用温开水(或蜂蜜水)送服。

秘方7

【组方】郁金 20 克,蜂蜜 15 毫升。

【用法】将郁金洗净,加适量水,煎 30 分钟,去渣取汁,待汤转温后加入蜂蜜,搅匀即成。上、下午分服。

秘方8

【组方】当归 12 克,白芍 12 克,川芎 6 克,熟地黄 12 克,怀牛膝 15 克,女贞子 12 克,枸杞子 12 克,覆盆子 12 克,车前子 5 克,炮姜 1 克,紫河车粉 1 克。

【用法】上药加水煎煮,分 2 次服用,每日 1 剂。于经净后 7 日开始服 15 ~ 20 剂,服用 3 个月经周期。

秘方9

【组方】当归 10 克,赤芍 10 克,五灵脂 10 克,续断 10 克,香附 10 克,莪术 10 克,党参 10 克,肉桂 5 克,吴茱萸 5 克,钩藤 12 克。

【用法】上药加水煎煮 2 次,2 煎药液混合,早晚分服,每日1剂。

月经过多

秘方1

【组方】人参 9 克,黄芪 15 克,白术 10 克,升麻 9 克,炙甘草 9 克,白芍 9 克,当归炭 9 克,炒山药 30 克,海螵蛸 9 克,茜草 9 克,炮姜 9 克,炒荆芥穗 9 克。

【用法】上药加水煎煮 2 次,2 煎药液混合,早晚分服,每日 1 剂。

秘方2

【组方】党参 15 克,续断 15 克,炙黄芪 12 克,白芍 10 克,女贞子 10 克,山楂 8 克,乌梅 8 克,旱莲草 8 克,片草 5 克。

【用法】上药制成冲剂,12 克为 1 包,口服,每日 3 次,每次 1 包。经前 5 日开始服药,每月经周期服药 5 日为 1 个疗程。

秘方3

【组方】桃仁 10 克,当归 10 克,茜草 10 克,红花 6 ~ 10 克,川芎 6 克,赤芍 12 克,熟地黄 15 克,海螵蛸 15 克。

【用法】上药加水煎煮 2 次,2 煎药液混合,早晚分服,每日 1 剂。

秘方4

【组方】当归 24 克,赤芍 15 克,生地黄炭

15 克,桃仁 9 克,红花 9 克,川芎 9 克,益母草 30 克,泽兰 12 克,枳壳 10 克。

【用法】上药加水煎煮 2 次,2 煎药液混合,早晚分服,每日 1 剂。

秘方 5

【组方】生地黄 10 克,旱莲草 10 克,白茅根 10 克,炒黄芩 10 克,白芍 10 克,海螵蛸 10 克,牡丹皮炭 6 克,血余炭 6 克,茜草炭 6 克。

【用法】上药加水共煎煮,煮沸 20 分钟,滤取药液;药渣加水再煎煮,煮沸 30 分钟,滤取药液。合并 2 次药液,分早晚 2 次温服,每日 1 剂。

秘方 6

【组方】侧柏叶 20 克,椿皮 40 克,白术 25 克,炒栀子 25 克,棕榈炭 25 克,地榆炭 25 克。

【用法】上药加水煎煮 2 次,2 煎药液混合,早晚分服,每日 1 剂。

秘方 7

【组方】水牛角 30～45 克,酒制生地黄 15～45 克,白芍 15～45 克,牛十丹皮炭 9 克,桑叶 30 克,仙鹤草 30 克,海螵蛸 10～20 克,阿胶 10 克,荆芥炭 10 克。

【用法】每日 1 剂,将上药水煎后分 2 或 3 次内服。

秘方 8

【组方】当归 9 克,白芍 9 克,干地黄 12 克,山药 9 克,白术 9 克,枸杞子 9 克,桑寄生 12 克,龟甲胶 12 克,远志 6 克,夜交藤 9 克,酸枣仁 9 克,白扁豆衣 9 克。

【用法】上药加水煎煮 2 次,2 煎药液混合,早晚分服,每日 1 剂。

秘方 9

【组方】生地黄 15 克,黄芩 9 克,黄柏 9 克,白芍 9 克,山药 15 克,甘草 4.5 克,牡丹皮 12 克,地骨皮 15 克,女贞子 15 克,旱莲草 15 克,芦根 30 克,炒地榆 15 克。

【用法】上药加水煎煮 2 次,2 煎药液混合,早晚分服,每日 1 剂。

秘方 10

【组方】党参 30 克,黄芪 30 克,山药 30 克,砂仁(后下)10 克,焦白术 15 克,茜草炭 15 克,海螵蛸 15 克,陈皮 12 克,艾叶 12 克,炮姜炭 12 克,甘草 6 克。

【用法】上药加水煎煮 2 次,2 煎药液混合,早晚分服,每日 1 剂。

月经过少

秘方 1

【组方】大砂仁、大佛手、大山楂各 30 克,黄酒或白酒 500 克。

【用法】将前 3 味药洗净置酒瓶中浸泡 4～6 天。视酒量大小,每次 15～30 克,早晚各 1 次。不善酒者可以醋代泡,服时加冰糖适量减酸。

秘方 2

【组方】王不留行 30 克,茜草、牛膝各 15 克,猪蹄 250 克。

【用法】上述药物与猪蹄共炖,吃肉喝汤,每日 2 次,5 天为 1 疗程。

秘方 3

【组方】丝瓜子 9 克。

【用法】水煎加红糖,以黄酒为引,月经前连用3～5 天。

秘方 4

【组方】小茴香、干姜各 6 克,元胡、五灵脂、没药、肉桂各 9 克,当归、赤芍各 12 克。

【用法】水煎服。

秘方 5

【组方】当归、白芍、党参、白术各 10 克,熟地黄、茯苓、益母草各 12 克,川芎 5 克。

【用法】水煎服。

代偿性月经

秘方 1

【组方】熟地黄 15 克,当归 15 克,丹参 15

克,茺蔚子 15 克,乳香 9 克,没药 9 克,红花 6 克,肉桂 3 克。

【用法】上药加水煎煮 2 次,2 煎药液混合,早晚分服,每日 1 剂。于月经来潮前 5 日开始服药,7 日为 1 个疗程,每月服药 1 个疗程。

秘方 2

【组方】龙胆草12～15 克,生地黄 12 克,栀子 10 克,泽泻 10 克,黄芩 10 克,当归 10 克,车前子 10 克,木通 10 克,柴胡 6 克,甘草 3 克,牛膝 15～20 克,荆芥炭 10 克。

【用法】上药加水煎煮 2 次,2 煎药液混合,早晚分服,每日 1 剂。服药时间为经行前3～5 日,每个月经周期服药 3 剂,一般治疗 3 个周期即可治愈。

秘方 3

【组方】鲜生地黄 30 克,牡丹皮炭 12 克,焦栀子 6 克,荆芥炭 6 克,牛膝炭 15 克,黄芩 6 克,珍珠母 30 克,甘草 3 克。

【用法】上药加水煎煮 2 次,2 煎药液混合,早晚分服,每日 1 剂。

秘方 4

【组方】新鲜猪皮(去净毛)250 克,糯米粉 30 克,蜂蜜 60 毫升。

【用法】先将猪皮洗净加水约 3000 毫升,文火煎取 1000 毫升,去渣,加糯米粉、蜂蜜稍熬至糊状,放冷,装瓶备用。每次于经前 1 周早晚各空腹温开水送服 3 匙。

【备注】忌食辛辣刺激食品。

秘方 5

【组方】当归 10 克,白芍 15 克,生地黄 15 克,牡丹皮 10 克,茯苓 20 克,沙参 15 克,荆芥炭 5 克,怀牛膝 6 克,茜草 6 克,女贞子 10 克,旱莲草 10 克,地骨皮 10 克。

【用法】水煎 2 次,2 煎药液混合,取 200 毫升,早晚各服 100 毫升。在每月月经前 10 日服药,至月经净后第 3 日方可停服,每日 1 剂。

秘方 6

【组方】旱莲草 12 克,怀牛膝 9 克,焦栀子 9 克,黄芩 9 克,焦山楂 9 克,丹参 9 克,柴胡 3 克,生地黄 24 克,炒当归 6 克,炒赤芍 6 克,白茅根 15 克。

【用法】上药加水煎煮 2 次,2 煎药液混合,早晚分服,每日 1 剂。

秘方 7

【组方】大黄 3 克,肉桂 3 克,代赭石 18 克。

【用法】大黄、肉桂研细末和匀,用代赭石煎汤服下。每日 1 剂,早晚分服。

秘方 8

【组方】白茅根 30 克,藕节 30 克,生地黄 15 克,牡丹皮 9 克,龙胆草 9 克,黄芩 9 克,栀子 9 克,大黄 15 克,牛膝 12 克。

【用法】上药加水煎煮 2 次,2 煎药液混合,早晚分服,每日 1 剂。

秘方 9

【组方】白茅花 10 克,生地黄 30 克,鲜荷叶 30 克,侧柏叶 15 克,大黄 6 克,艾叶 3 克。

【用法】研末,制蜜丸,每服 6~9 克;或汤剂,水煎服。

秘方 10

【组方】当归 12 克,酒赤芍 10 克,益母草 10 克,生地黄炭 10 克,茯苓 10 克,牡丹皮 9 克,续断 9 克,荆芥炭 6 克,延胡索 6 克,香附 6 克,木香 5 克,栀子炭 5 克,炙甘草 3 克。

【用法】上药加水煎煮 2 次,2 煎药液混合,早晚分服,每日 1 剂。

经前期紧张综合征

秘方 1

【组方】蒲公英 15 克,野菊花 12 克,忍冬藤、生地黄各 20 克,赤芍、丹皮、紫草茸、防风、连翘、凌霄花、白鲜皮各 10 克,生甘草 6 克。

【用法】水煎服。服本方时,可针刺三阴

交、曲池、合谷 3 穴。

秘方 2

【组方】山楂 15 克,红枣 30 克,酸枣仁 20 克。

【用法】上药加水及蜂蜜煮熟服用。

秘方 3

【组方】枳壳、香附、佛手、青皮、橘叶各 10 克。

【用法】水煎服。

秘方 4

【组方】桂枝、姜半夏各 6 克,杭白芍、全当归、柴胡、干姜、醋香附、茯苓、苏叶各 9 克,防风、白芷、炙甘草各 4.5 克,大枣 3 枚。

【用法】水煎服。

秘方 5

【组方】白茯苓、白术、扁豆各 9 克,山药、巴戟肉各 15 克,莲子 12 克,白果 10 枚（捣碎）。

【用法】经前 10 天水煎服。

秘方 6

【组方】黑豆 50 克,苏木 20 克。

【用法】黑豆炒熟研末,与苏木加水共煎,以红糖少许调服。

秘方 7

【组方】党参、茯苓、白术、扁豆、白芍各 10 克,山药、薏苡仁各 20 克,陈皮、莲肉、砂仁、甘草、葛根、香附、桔梗各 6 克。

【用法】水煎服。

秘方 8

【组方】五味子、肉蔻各 10 克,白术、薏苡仁各 20 克,巴戟、茯苓各 15 克。

【用法】水煎服。

秘方 9

【组方】苍术 20 克,厚朴、陈皮、柴胡、代赭石、竹茹、菊花、牛膝各 15 克,当归 18 克,青皮 7.5 克,细辛 5 克,红花 7.5 克。

【用法】水煎服。

秘方 10

【组方】桑皮、陈皮、大腹皮、茯苓、生姜皮各 10 克,桂枝 3 克,益母草、黄芪各 30 克。

【用法】水煎服,每日 1 剂。

秘方 11

【组方】当归、川芎各 10 克,白芍、黄芩、槐花、黄柏各 15 克,地榆 20 克。

【用法】水煎服。

秘方 12

【组方】柴胡、川芎、赤芍、郁金、山药各 12 克,香附、瓜蒌、丹参各 15 克,枳壳、红花、橘叶各 9 克,桃仁、青皮各 10 克,甘草 6 克。

【用法】水煎服。

秘方 13

【组方】生地黄、白芍、续断、乌梅、黄芩各 10 克,地榆、槐花、甘草、荆芥穗(炒焦另包)各 6 克。

【用法】水煎服。

秘方 14

【组方】枸杞子、陈皮、龟板胶各 15 克。

【用法】把前两味料煎汤,冲龟板胶与红糖饮用,月经前连服4~5剂。

秘方 15

【组方】白芍、当归各 15 克,丹皮、栀子各 10 克,白芥子 6 克,柴胡、香附、郁金、黄

芩、生甘草各 3 克。

【用法】水煎服。

秘方 16

【组方】生地黄(酒炒)、杭白芍(酒炒)、麦门冬各 15 克,五味子、醋香附、刺蒺藜各 9 克,芦根 30 克,酒大黄 6 克,盐黄柏 4.5 克,粉丹皮 10 克。

【用法】水煎服,每日 1 剂,连服 10 剂,随症加减。

秘方 17

【组方】柴胡、当归、白芍、白术、白茯苓各 10 克,甘草、薄荷各 3 克,生姜 3 片。

【用法】水煎服。

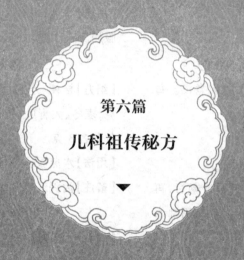

第六篇

儿科祖传秘方

第一章 感冒

小儿发热

秘方1

【组方】黄瓜 250 克,豆腐 500 克。

【用法】黄瓜、豆腐切片,加水煮汤。每次饮一大杯,每日用 2 次。

秘方2

【组方】桑叶 10 克,蜂蜜适量。

【用法】先用蜂蜜把每一片桑叶敷过,再将线系叶蒂上,悬挂阴干,切细,用沸水冲泡,代茶饮用。每日 1 剂。

秘方3

【组方】半边莲散剂 50 克。

【用法】代茶饮用。

秘方4

【组方】葛根 10～15 克,麻黄 3～6 克,桂枝 6～10 克,芍药 6～10 克,大枣 3 枚,生姜 9 克,甘草 3 克。

【用法】水煎服,每日 1 剂,分两次服用。

秘方5

【组方】连翘、钩藤、前胡各 6～12 克,防风、木通各 6～9 克,荆芥 3～6 克,蝉衣

3～9 克。

【用法】水煎,每日 1 剂,重症 2 剂,分次服用。

秘方6

【组方】桔梗、连翘、天花粉、地骨皮各 9 克,麦冬、大青叶、锦灯笼各 6 克,蝉蜕、甘草各 3 克。

【用法】水煎服。每日 1 剂,2 次分服。

【备注】治猩红热。

秘方7

【组方】鸡屎藤(全草)、火炭母(全草)各 30 克,此为 5～8 岁小儿量。

【用法】上药加水 300 毫升,煎成 100～150 毫升,1 次服完(可适量加白糖调味)。

秘方8

【组方】空心菜 250 克,荸荠 10 个,白糖适量。

【用法】将空心菜洗净切碎,荸荠洗净、去皮、切片,一同放入砂锅内,加水煮汤,调入白糖即成。每日 1 剂。

【备注】治小儿夏季热。

秘方 9

【组方】金银花 30 克,玄参 20 ~ 30 克,神曲 15 克,荆芥 8 克。伴大便秘结者加大黄 3 ~ 5 克。

【用法】上药加水煎 2 次,共取药液 150 毫升,3 岁以下每天服 1 剂量,3 ~ 8 岁服 1.5 剂量,8 岁以上服 2 剂量。要求每天药量在当天晚上 11 时以前服完。

秘方 10

【组方】青黛 3 克,天竺黄 6 克,藿香 9 克,寒水石 12 克。

【用法】治小儿感冒发热以及原因不明的发热。

秘方 11

【组方】知母 5 克,黄芩 3 克,地骨皮 10 克,青蒿 10 克,白芍 10 克,元参 10 克,生甘草 3 克。

【用法】水煎服,每日 1 剂。

秘方 12

【组方】葛根、山栀子、淡豆豉(后下)、金银花、连翘、风火硝(冲)、淡竹叶各 10 克,黄芩 15 克,枳实、薄荷叶各 5 克,通草 3 克。

【用法】水煎服,每日 1 剂。

秘方 13

【组方】生山栀 9 克。

【用法】上药研碎,浸入少量 70% 的酒精或白酒中 30 ~ 60 分钟,取浸泡液与适量的面粉和匀,做成 4 个如 5 分硬币大小的面饼,临睡前贴压于患儿的涌泉穴(双)、内关穴(双),外包纱布,再用胶布固定,次晨取下,以患儿皮肤呈青蓝色为佳。

秘方 14

【组方】绿豆 30 克,生地黄 20 克,金银花 20 克。

【用法】将生地黄、金银花水煎去渣,再加入绿豆煮汤饮服。每日 1 剂,3 次分服。

小儿感冒

秘方 1

【组方】葱白 2 根,粳米 50 克,香醋 10 毫升。

【用法】葱白洗净,切成小段,备用;粳米洗净,放入锅中,加适量水,煮沸后加入葱段,煮成稀粥;粥将熟时,调入香醋,搅匀即可。每日 1 ~ 2 次,连用 2 天。

秘方 2

【组方】橘皮 30 克,葱白 5 棵。

【用法】加水 3 杯,煎成 2 杯,加入适量白糖。趁热喝 1 杯,半小时后加热再喝 1 杯。

秘方 3

【组方】梨 2 个,生姜、冰糖、胡椒粒各适量。

【用法】生姜洗净切片，放入开水中煮30分钟，滤出姜汁；梨洗净削皮，切成块，在梨背面嵌入几粒胡椒粒；生姜汁放入锅中，加入冰糖，煮开后放入梨块，转中火煮至熟软时，盛出即可。温热服用。

秘方 4

【组方】生姜9克，杏仁6克，苏叶6克。

【用法】上药水煎分服，每日1剂。

秘方 5

【组方】生姜3克，苏叶3克，红糖15克。

【用法】先把姜洗净切成丝，苏叶洗净，共放入茶杯内，加开水冲泡，5～10分钟后放入红糖，趁热服下。

秘方 6

【组方】绿豆30克，麻黄3克，红糖适量。

【用法】绿豆打碎，与麻黄加水适量同煎，绿豆熟后捞去麻黄，加入红糖，趁热服下。

秘方 7

【组方】带根葱白5棵，母乳50毫升。

【用法】将葱白洗净剖开，放入杯内，加入母乳，加盖隔水蒸至葱白变黄，去掉葱白，倒入奶瓶中喂服，每日2～3次，连服2～3日。

秘方 8

【组方】番茄数个，去子西瓜瓤适量。

【用法】将番茄用开水泡一下，去皮。将2物分别用干净纱布包起来，绞挤汁液（或放入榨汁机内榨取汁液），将等量的两种汁液混合，当水喝。

秘方 9

【组方】花生仁、红枣、蜜糖各30克。

【用法】上3味料加入水适量，炖1～2小时，吃花生、枣，喝汤。

秘方 10

【组方】生姜5片，秋梨1个。

【用法】秋梨切片，与生姜同煎，服梨及汤。

秘方 11

【组方】白菜根茎头1个，绿豆芽30克。

【用法】将白菜根茎洗净切片，与绿豆芽加水同煎，去渣饮服。

秘方 12

【组方】雪梨100克，鲜百合5片，冰糖适量。

【用法】雪梨洗净，去皮、去核，切成小薄片；百合洗净，撕成小片；将百合片与雪梨片一起放入锅中。加适量水，大火烧开后，转成小火煮至百合和梨片熟烂，放入冰糖，煮至完全融化。将此饮凉温后，连汤一起喂宝宝。

秘方 13

【组方】黄芪12克，芦根、淮山药、茯苓、白术、鸡内金各 6 克,防风 4 克。

【用法】上方制成糖浆剂,每 100 毫升含生药 100 克;块状冲剂,每块含生药 3 克。3 岁以下儿童每日 10 毫升(或冲剂 3 块);3 岁以上儿童每日 10~20 毫升(或冲剂 3~6 块)。分 2 次服用,疗程为 2 个月。

秘方 14

【组方】青葱 1 根。

【用法】将葱管划破,贴患儿鼻梁上。

秘方 15

【组方】白芥子末 9 克,鸡蛋清适量。

【用法】用蛋清将白芥子末调成糊状,敷于足心涌泉穴。

秘方 16

【组方】太子参 10~15 克,黄芪 10~15 克,水仙草 10~15 克,地锦草 10~15 克,黄芩 4.5~6 克,仙灵脾 6 克,五味子 4.5~6 克,黄精 6 克,生地黄 9 克,麦门冬 6 克,白术 9 克,甘草 4.5 克。

【用法】每日 1 剂,以水煎服,可连续服用 6~8 周。

秘方 17

【组方】绿豆粉 100 克,鸡蛋 1 个。

【用法】将绿豆粉炒热,取鸡蛋清,2 味料调合做饼,敷胸部。3~4 岁小儿敷 30 分钟取下,不满周岁小儿敷 15 分钟取下。

秘方 18

【组方】荆芥适量。

【用法】用清洁的棉布制成长方形小袋,放入荆芥,封口,挂在患儿胸前 6 小时,必要时隔 6 小时再用 1 次。1 岁以内 5~10 克,1 岁以上酌增。

秘方 19

【组方】白萝卜 1 个,生姜 1 块,大葱 1 把,酒适量。

【用法】前 3 物共捣烂,炒热后用酒调匀,白布包裹,熨前胸后背,冷则更换。

秘方 20

【组方】金银花 6 克,连翘 6 克,甘菊花 6 克,冬桑叶 6 克,杏仁 6 克,前胡 6 克,炒牛蒡子 6 克,元参 6 克,大青叶 9 克,薄荷 4.5 克,桔梗 3 克,甘草 3 克,(1~3 岁小儿量)。

【用法】水煎服,每日 1 剂。

秘方 21

【组方】金银花 90 克,蔓荆子 60 克,薄荷 24 克,法半夏 30 克,橘红 60 克,浮萍 30 克,生地黄 90 克,天竺黄 60 克,杏仁 60 克,大黄 90 克,杭菊 90 克。

【用法】上药共轧细面,研冰片 3 克,搅匀,炼蜜为丸,每丸重 3 克。1 周岁左右服 1 丸;2 岁以上服 1 丸半;5 岁以上服 2 丸。日服 2 次,白天用开水送服。

小儿咳喘

秘方 1

【组方】鸭梨 3 个,大米 50 克。

【用法】将鸭梨洗净,加水适量煎煮半小时,捞去梨渣不用,再加入米粥。趁热食用。

秘方 2

【组方】大梨 1 个,麻黄 0.5 克。

【用法】将梨洗净,挖去核,放入麻黄,上锅蒸熟,去麻黄。食梨饮汁,分 2 次服完。

秘方 3

【组方】冰糖 30 克,杏仁 15 克。

【用法】煎汤。日服 2 次,早晚分服。

秘方 4

【组方】鸡蛋 1 ~ 2 个,蜂蜜 1 ~ 2 汤匙。

【用法】将鸡蛋去壳,在油锅内煎熟,趁热加蜂蜜,立即进食。

秘方 5

【组方】鲜葱(连头须)3 根,猪小肠 33 厘米长,老白酒少许。

【用法】小肠洗净,将葱放入肠内,然后将肠切成五六段,勿切断,放锅内微火炒,加入老白酒少许,再添入适量米泔水将猪肠煮熟(两碗煎至一碗)。以热汤喂病儿,每日 1 剂,连服 2 或 3 次。

秘方 6

【组方】刚生出尚未吸奶的仔猪 1 个。

【用法】将仔猪去毛及内脏,洗净,切碎,煮熟,加米粉及适量食盐,再次煮成糊状,1 ~ 2 天内分次吃完。

秘方 7

【组方】杏仁 5 克(去皮和杏仁尖),冰糖 5 克。

【用法】共捣烂分成 2 份,早晚各 1 次,用开水冲服。7 ~ 8 岁儿童每日可用 10 克杏仁,亦分 2 次服用。一般 1 周左右即可治愈。

秘方 8

【组方】罗汉果半个,柿饼 3 个,冰糖少许。

【用法】上物加清水 3 碗煎至 1 碗半,加冰糖调服。每日 3 次饮用。

秘方 9

【组方】鸡蛋黄适量。

【用法】取熟鸡蛋黄,用铁锅以文火将蛋煎熬出油,饮用。5 岁以下小儿用 3 个蛋黄油,每日 2 次;5 岁以上者可酌加。均连服半月即可治愈。

秘方 10

【组方】豆腐、冰糖、青葱(去白)各适量。

【用法】青葱管放入冰糖,放在豆腐里,上锅蒸至冰糖溶解,青葱浸出液后,便可趁热吃并饮汤。2 周岁以下儿童每次用青葱 3 根,2 周岁以上儿童每次用 5~7 根,每日早晚各服 1 次。在咳嗽痉挛期,可酌加川贝母 3~6 克。

秘方 11

【组方】生栗子 50 克,玉米须 10 克,冰糖 50 克。

【用法】将 3 味料入锅,加清水 1 碗,煮成半碗。1 次服完。

秘方 12

【组方】冰糖 500 克,花生米 250 克。

【用法】先将冰糖放在铝锅中,加水少许,以小火煎熬至用铲挑起即成丝状而不黏手时,停火。趁热加入炒熟的花生米,调匀,然后倒在涂有食油的大搪瓷盘中,压平,待稍冷,用刀割成小块即可。可经常食用。

秘方 13

【组方】大蒜 60 克,白糖适量。

【用法】将大蒜去皮,切碎,加冷开水 300 毫升,浸泡 10 个小时,滤取清液加白糖少许。5 岁以上儿童每次服 15 毫升,5 岁以下儿童减半,每 2 小时服用 1 次。

秘方 14

【组方】芝麻秸、豆腐各适量。

【用法】将芝麻秸切断放瓦上烧存性,研成末。以生豆腐蘸食,不得用调味品,每

日 2 次。

秘方 15

【组方】核桃仁 25 克,甜杏仁 25 克,蜂蜜 50 克。

【用法】上述各料同蒸熟,加生姜汁数滴,适量服食。

秘方 16

【组方】大蒜头 20 克,蜂蜜 15 克。

【用法】将大蒜去皮捣烂,用开水一杯浸泡,晾凉后再炖 1 小时。取汁调蜂蜜饮服。

秘方 17

【组方】鲈鱼鳃。

【用法】将鱼鳃晒干,用瓦焙黄,研末。以开水冲服,每次 1 鳃,每日服 2 次。

秘方 18

【组方】鲜藕 250 克,蜂蜜 50 克。

【用法】将鲜藕洗净,捣烂榨汁,加蜂蜜调匀。分 5 次服用,连服数日。

小儿百日咳

秘方 1

【组方】贝母粉 10 克,粳米 50 克,冰糖适量。

【用法】用粳米、冰糖煮粥,待米开汤未稠时,调入贝母粉,改文火稍煮片刻(再煮 2~3 沸),粥稠即可。每日早晚温食。

秘方 2

【组方】白萝卜汁 30 克,饴糖 20 克。

【用法】将白萝卜汁、饴糖和适量沸水搅匀即可服用。每日 3 次,顿服。

秘方 3

【组方】白及 50～100 克,冰糖适量。

【用法】把白及晒干或烘干后,研成粉末状,把冰糖(约 100～150 克)研碎,临用时把白及末同冰糖末和匀后加入开水,调拌成白及冰糖糊食用。1 岁以内病儿每日用白及粉 2～3 克,1 岁以上 3～10 克,同等量冰糖末和匀,分 3～5 次服用,连服 7～10 日。

秘方 4

【组方】枇杷叶 9 克,桃仁 5 粒。

【用法】将枇杷叶去毛后,与桃仁同以水煎。代茶饮用。

秘方 5

【组方】花生米、西瓜子各 15 克,红花 1.5 克,冰糖 30 克。

【用法】将西瓜子捣碎,连同红花、花生米、冰糖放入锅内,加水烧开后煮半小时,取汁作茶饮,取花生米服之。每日 1 次,不拘时服用。

秘方 6

【组方】胡萝卜 120 克(切碎),红枣 12 枚(去核)。

【用法】红枣、胡萝卜加水 600 毫升,煮至 200 毫升。随意食渣喝汤。

秘方 7

【组方】荸荠 500 克,清水 50 毫升,蜂蜜适量。

【用法】荸荠洗净,捣碎挤汁,加入蜂蜜和清水,文火烧开。分 2～3 次服用。

秘方 8

【组方】川贝母 15 克,炙麻黄 5 克,桑白皮 6 克,葶苈子 5 克,蜂蜜适量。

【用法】将川贝母、炙麻黄、桑白皮、葶苈子晒干或熔干后,一同放入碾槽内,碾成细末备用。每次按用量用温热蜜糖水调匀即成。

秘方 9

【组方】猪小肠 1 节,葱头 30 克。

【用法】将上 2 味料一起炒香后,用淘米水 1 碗煮熟(煮时加少许料酒)。分数次服用,食肠饮汤。

秘方 10

【组方】豆腐 1 块,冰糖、青葱(去白)各适量。

【用法】将青葱管放入冰糖,放在豆腐里,下锅蒸至冰糖溶解、青葱浸出液体后,便可趁热吃豆腐并饮汤。2 周岁以下儿童每次用青葱 3 根,2 周岁以上儿童每次用青葱 5～7 根,每日早晚各服 1 次。

秘方 11

【组方】猪肚 1 个,姜 3 片,洋葱半个,雪里蕻 50 克。

【用法】将以上 4 味料加水同煮至猪肚烂熟,加盐少许即成。每日 1 次,连汤食猪肚1/3份,连吃半月。

秘方 12

【组方】米汤 500 毫升,川贝母 15 克,冰糖 50 克。

【用法】将米汤、川贝母、冰糖隔水炖 15 分钟即成。每日早、晚各 1 次。5 岁以下儿童酌减。

秘方 13

【组方】浙贝母2~3 克,鸡蛋 1 个。

【用法】把浙贝母研末。取鸡蛋 1 个,洗净外壳后在其尖端剪一小孔,把浙贝粉由小孔内放入,摇匀后以纸封闭小孔,放入饭锅内,小孔一端朝上,蒸熟即成。每日1~2次,每次 1 个,连用 5~7 日。

秘方 14

【组方】莱菔子 15 克,白糖适量。

【用法】将莱菔子焙干,研成细末,放入茶杯中,用开水冲服,可加入适量白糖。

秘方 15

【组方】生姜 3 片,大蒜头(去皮)15 克,红糖适量。

【用法】先煎蒜、姜,煮熟后调入红糖,去姜片,吃蒜,饮汤。每日 4 次,连服 15 天(以上为 5 岁患儿的药量,年龄小者可酌减)。一般3~4 天症状可见好转,大部分患儿15 日可痊愈。

秘方 16

【组方】人参 3 克,百合 15 克,粳米 30 克。

【用法】先煎人参与百合,后下粳米,共煮为粥。连服 3 日,每日1~2 次。

秘方 17

【组方】麻黄 5 克,大梨 1 个。

【用法】先把麻黄捣为粗末;将生梨洗净后剖开,挖去梨核;把麻黄放入梨心内,再将梨子合严,插上小竹签,然后放入碗内,隔水蒸熟后即可。每日 2 次,去麻黄吃梨服汁,连服3~5 日。

秘方 18

【组方】成熟金橘、盐、糖各适量。

【用法】成熟金橘采下,放玻璃容器内,加盐适量腌渍半年。用时取咸金橘2~4枚,清水冲洗,放碗内捣烂,加糖冲开水,弃渣饮用。每日 2 次,代茶饮用。

流行性腮腺炎

秘方 1

【组方】鲜侧柏叶、鸡蛋清各适量。

【用法】鲜侧柏叶洗净捣烂,加鸡蛋清调成泥状外敷患处,每日换药 2 次。

秘方2

【组方】板蓝根30克,柴胡6克,甘草3克。

【用法】上药水煎服,每日1剂。

秘方3

【组方】鲜黄花菜根60克,冰糖适量。

【用法】上药水煎,分2次服下,每日1剂。

秘方4

【组方】鲜白头翁果20枚,鸡蛋3个。

【用法】先将白头翁果煮沸,再将鸡蛋打入药中,勿搅动,以免蛋散。蛋熟后捞出,撇出药渣,吃蛋喝汤,微微出汗更佳。

秘方5

【组方】鲜苦瓜1个,茶叶适量。

【用法】苦瓜截断去瓤,放入茶叶,再接合,阴干。每次用6克,沸水冲泡,当茶饮。

秘方6

【组方】生绿豆60克,白菜心2~3个。

【用法】将生绿豆置小锅内煮至将熟时,放入白菜心,再煮约20分钟,取汁顿服。1日1~2次。

秘方7

【组方】鸡蛋2个,鲜松叶25克,大青叶20克。

【用法】先将鲜松叶、大青叶加水煎至45毫升,再加入鸡蛋清,搅匀装瓶,涂患处,每日3次。

秘方8

【组方】绿豆、金银花各100克。

【用法】上物水煎服用,4小时后服第2次。

秘方9

【组方】金银花10克,赤小豆30克。

【用法】金银花用纱布包裹,与赤小豆共煮至熟烂,吃豆羹。

秘方10

【组方】木鳖子适量。

【用法】木鳖子去壳取仁,用瓷碗或碟将木鳖子仁加少许清水磨成糊糊状,以棉签蘸涂于患处,每天10余次,干后即涂,保持湿润。

秘方11

【组方】野菊花、山豆根、蒲公英各90克。(9岁以下,3品药各为30克)

【用法】上3味料加水煎汁,代茶饮。每日1剂,不拘时服用。

秘方12

【组方】全蝎30克,香油60克。

【用法】用清水洗去全蝎杂质,晾干备用。香油烧热,将全蝎放入,炸至焦黄,取出。每日服15克,分早晚2次服用。

秘方 13

【组方】蒲公英、紫花地丁各 30 克,薄荷 6 克。

【用法】上药水煎服,每日 1 剂。

秘方 14

【组方】生姜、大蒜各 100 克,醋 500 毫升。

【用法】将生姜洗净、切片,和大蒜(整瓣)一起浸泡在醋中,密封贮存 1 个月以上。在此病流行期间经常在菜肴中酌量加用,服醋浸液 10 毫升。

肺炎

秘方 1

【组方】莲子、百合各 20 克,鹌鹑蛋 5 个,冰糖适量。

【用法】所有材料洗净同放入锅内,加适量清水煲至鹌鹑蛋熟;将蛋取出去壳,继续煲莲子、百合,等莲子煮烂,再将煮好的鹌鹑蛋、冰糖放入锅中,稍煮片刻,便可食用。

秘方 2

【组方】猪肋排、白萝卜各 250 克,姜片、盐各适量。

【用法】猪肋排洗净,剁块,用沸水焯烫一下,用水冲洗去浮沫;白萝卜洗净,切滚刀块备用。锅内倒水,放入排骨块、姜片、少量盐,烧沸,放入白萝卜块,再次沸后转小火煮,炖煮 30 分钟后即可。

秘方 3

【组方】鱼腥草 15 克,双花 15 克,海蛤粉 15 克,北沙参 10 克,杏仁 10 克,前胡 10 克,川贝母 6 克,木蝴蝶 6 克,橘红 6 克。

【用法】水煎服,每日 1 剂。

秘方 4

【组方】干品罗汉果 1/3 个,南杏仁 10 克,鲜猪肺 250 克。

【用法】先将猪肺用清水灌泡洗净,切成小块,并挤出泡沫;南杏仁用水浸洗,去皮;三物一起入砂锅内,加入适量清水煲汤,汤成后加入适量食用油、盐调味,饮汤,食汤料。

秘方 5

【组方】麻黄 10 克,杏仁 5 克,甘草 5 克,知母 10 克。

【用法】将上药用水 500 毫升,煎至 160 毫升,药温 30℃左右,用小号导尿管入肛门 14 厘米左右,每次 40 毫升保留灌肠,每日 4 次。

秘方 6

【组方】乌梅 12 克,茶叶 6 克,白糖适量。

【用法】将乌梅加适量水煎煮取汤,加入茶叶冲泡,放入适量白糖调味即可。

秘方 7

【组方】芡实、薏苡仁、白扁豆、莲子肉、山药、红枣、龙眼肉、百合各 6 克,大米 100 克,白糖适量。

【用法】先将以上前 8 味料去杂质洗净,入锅煎煮 40 分钟;再加入大米、白糖,先用大火烧沸,再用小火熬煮成稀粥,分数次食用。

秘方 8

【组方】鱼腥草、北沙参、山药各 15 克,甘草 6 克。

【用法】水煎服。每日 1 剂,日服 2 次。

秘方 9

【组方】麻黄 2 克,葶苈子、桔梗各 5 克,莱菔子 6 克,苦杏仁、前胡、芦根各 10 克。

【用法】水煎服。每日 1 剂,日服 3 次,每次服 30 ~ 50 毫升。可祛风散寒、止咳定喘。

秘方 10

【组方】芦根、黄芩、牛蒡子、桑叶、菊花各 10 克,苦杏仁、桔梗、天竺黄各 6 克。

【用法】水煎服。每日 1 剂,日服 3 次,每次服 30 ~ 50 毫升。

秘方 11

【组方】麻黄 2 克,紫苏子、苦杏仁各 6 克,葶苈子 5 克,竹沥 10 毫升(兑入),胆南星 4 克,蒲公英、鱼腥草各 10 克。

【用法】水煎服。每日 1 剂,日服 3 次,每次服 30 ~ 50 毫升。

小儿支气管炎

秘方 1

【组方】桑白皮、枇杷叶各 12 克。

【用法】水煎服,每日 1 剂。

秘方 2

【组方】天竺黄 5 克,沉香 2 克(研末冲服),僵蚕、车前草、鱼腥草各 10 克。

【用法】每日 1 剂,水煎 2 次成 180 毫升,分 4 ~ 6 次服用。重者可每天 2 剂。

秘方 3

【组方】麻黄 3 克,杏仁 9 克,生甘草 3 克。

【用法】上药以水煎服,每日 1 剂。

白喉

秘方 1

【组方】大生地 6 克,麦冬 3.6 克,甘草 1.5 克,元参 4.5 克,贝母 2 ~ 5 克(去心),丹皮 2.5 克,薄荷 1.5 克,炒白芍 2.4 克。

【用法】上药以水煎服。

秘方 2

【组方】青果炭 9 克(烧存性)、川贝、黄柏、孩儿茶、薄荷叶各 3 克,冰片 2.4 克,凤凰衣 1.5 克。

【用法】上药共研极细末,再放乳钵内研匀,收储瓷瓶封固。用时取少许,吹患处。

秘方 3

【组方】生橄榄 10 枚,生萝卜(切片)120 克。

【用法】水煎服,每日 1 次,或代茶饮用。

秘方 4

【组方】当归、生地黄各9克,桃仁12克,红花9克,枳壳、赤芍各6克,柴胡3克,甘草3克,桔梗4.5克,川芎4.5克,牛膝10克。

【用法】上药以水煎服。

秘方 5

【组方】粉葛根6克,金银花6克,枇杷叶(去毛、蜜炙)4.5克,薄荷1.5克,生地黄6克,冬桑叶6克,小木通2.4克,竹叶3克,贝母(去心)6克,生甘草2.4克。

【用法】水煎服,一日1~2剂。

第二章　肠胃疾病

厌食症

秘方 1

【组方】神曲 20 克,粳米适量。

【用法】将神曲洗净,捣烂取汁,煎取药汁后,去渣,与粳米一起放锅中,加适量水,同煮为稀粥。温热食用。

秘方 2

【组方】淮山药、扁豆、茯苓、炒谷芽、炒麦芽各 12 克,枳壳、鸡内金、炙甘草各 6 克。

【用法】将上药水煎,分2~3次口服,每日1剂,5天为1个疗程。

秘方 3

【组方】生山楂 10 个,鸡内金 10 克,粳米、白糖各适量。

【用法】山楂洗净,去核,切片,鸡内金研为粉末;将山楂片、鸡内金粉与粳米一起放入锅中,加适量水,熬煮成粥。根据宝宝口味调入白糖,早晚各吃 1 次。

秘方 4

【组方】山楂 10 克,橘皮 7 克,糯米 50 克,白糖适量。

【用法】先将山楂、橘皮水煎去渣,再放入糯米煮为稀粥,加糖调服。每日 1 剂,2 次分服。1 岁以下药量酌减。

秘方 5

【组方】蚕豆 500 克，红糖适量。

【用法】将蚕豆用水浸泡，去壳，晒干，研磨成粉即成。每次服 30 ~ 60 克，加入红糖，冲入热开水，调匀后服食。

秘方 6

【组方】山楂肉 70 克，红糖、白糖各 20 克。

【用法】将上药水煎 2 次，合并汁液饮服。每日 1 剂，随意饮用。

秘方 7

【组方】雪梨 120 克，山楂 10 克，粳米 50 克。

【用法】将雪梨洗净切碎，加水煮 30 分钟，去渣，加入洗净的粳米、山楂，煮粥食用。每日 1 剂，连服 7 日为 1 个疗程。

秘方 8

【组方】明党参 9 克，乌梅肉 5 克，生甘草 3 克，白茯苓 6 克，炒白术 6 克，淮山药 9 克，橘皮 5 克。

【用法】水煎服，每日 1 剂。

秘方 9

【组方】焦六曲、焦山楂、焦麦芽各 1.5 克，鸡内金 1.5 克，枳壳 3 克。

【用法】上药共研细末，每日 1 剂，包煎，加水 500 毫升，煎取 100 毫升，分 3 次服用。病情严重者，用量可加倍。

秘方 10

【组方】鲤鱼肉 100 克，豆豉 30 克，生姜 9 克，胡椒 0.5 克，陈皮 6 克，精盐适量。

【用法】按常法煮汤食用。每日 1 次，连服 5 ~ 7 剂。

秘方 11

【组方】厚朴 10 克，茯苓 10 克，陈皮 6 克，广木香 6 克，槟榔 10 克，建曲 6 克，谷芽 10 克，麦芽 10 克，石斛 10 克，灯芯 3 只。

【用法】水煎服，每日 1 剂。

秘方 12

【组方】菠萝肉 250 克，白糖 100 克，淀粉 20 克。

【用法】将菠萝肉洗净，切成小块，加入白糖拌匀，加水煮沸 10 分钟，再加入湿淀粉稍煮即成，每日 1 剂。

秘方 13

【组方】党参、山药、生姜各 250 克，蜂蜜 300 毫升。

【用法】将生姜洗净捣烂取汁，党参、山药研为细末，加入蜂蜜搅匀，用文火慢慢熬炼成膏，每服 1 汤匙，每日 3 次热粥送服。

秘方 14

【组方】饭锅巴、面锅巴各 150 克，淮山药 15 克，莲子、薏苡仁、白术各 10 克，山楂、麦芽、神曲各 9 克,砂仁 6 克,甘草 3 克。

【用法】水煎服,每日 1 剂,5 天为 1 疗程。

秘方 15

【组方】淮山药、薏苡仁各 250 克,鸡内金、芡实、扁豆蔻 150 克,稻米 6 千克。

【用法】将上药分次下锅,用文火炒成淡黄色,混合后研为极细末,装入瓶内备用。同时,取药末 1 汤匙,用滚开水冲服,每日早、晚各 1 次。10 天为 1 个疗程。

秘方 16

【组方】藿香、砂仁、草果仁、橘皮、五味子各等份。

【用法】将上药研成细末,过筛后备用。取鲜鲤鱼 1 条,放油锅内煎炸数分钟,加入碎生姜 5 克、五香粉 3 克,翻动后加入米醋一小杯,放入菜盘内令患者嗅之,使病人口流唾液,然后令病人作菜食用。

秘方 17

【组方】吴茱萸、白胡椒、白矾各等份。

【用法】上药共研细末,贮瓶备用。用时取上药粉 20 克,用陈醋调和成软膏状敷于两足心涌泉穴上,外用纱布包扎固定。每日换药 1 次。

小儿疳积

秘方 1

【组方】苹果 1 个,饴糖、蜂蜜各适量。

【用法】苹果切块,与饴糖、蜂蜜同煮,可经常服用。

秘方 2

【组方】鲜淮山药 45 克、小米 50 克、白糖适量。

【用法】将淮山药洗净捣碎或切丁,山药丁与小米同煮成粥,熟后加适量白糖调匀即可。

秘方 3

【组方】荷叶、白术、贯众、槟榔炭各 10 克,鸡内金、水红花子各 15 克,党参 25 克,山药 20 克,木香、芜荑各 7.5 克。

【用法】水煎服。每日 1 剂,日服 3 次。

秘方 4

【组方】鸡肝 400 克,山药粉、干淀粉各 100 克,鸡蛋 4 个,葱、姜、盐、油等调料各适量。

【用法】将鸡肝洗净,切块,加葱、姜、酒、盐等调料略腌后,再用鸡蛋、山药及干淀粉调成蛋粉糊拌匀,下热油锅中炸至金黄色时捞出,再与葱花、花椒一起入热锅中翻炒片刻即成。每日 1 次,空腹食用。

秘方 5

【组方】母鸡 1 只,大米 50 克,盐适量。

【用法】将母鸡宰杀后去毛与肚杂,留鸡肝及鸡肫,放入水中煮至鸡烂为度。另用水煮米熬粥,待粥将成时兑入鸡汤适量,继续熬至粥成即可。

秘方 6

【组方】神曲、山楂、茯苓、紫苏子、决明子、车前子各6克,蝉蜕2克,鸡内金4克,枳实9克。

【用法】水煎服。每日1剂,日服2次,连服3天。

秘方 7

【组方】大米15克。

【用法】大米炒至焦黄,用水1杯煎服,每日3次。

秘方 8

【组方】煅石决明120克,炉甘石72克,青黛36克,胡黄连、赤石脂各60克,朱砂48克。

【用法】以上药材共研为极细末。每次服2克,用鸡肝1具或猪肝50克拌药蒸服,亦可用肝汤冲服药末。

秘方 9

【组方】胡萝卜、茶叶各适量。

【用法】以上2味药材水煎,弃渣饮汁。

秘方 10

【组方】爵床、炒白术、茯苓、使君子、神曲各8克,党参、麦芽、山楂、鸡内金各10克,槟榔、山药、甘草各6克。

【用法】以上药材共研极细末,储存于瓶中备用。1~3岁每次服2~3克;4~6岁

每次服3~4克;7~8岁每次服4~6克。日服2次,以温开水冲服。

秘方 11

【组方】生姜汁20毫升,牛奶250毫升,丁香2粒,白糖适量。

【用法】前3味药材水煎,去丁香,加白糖适量即可。每日服1次,连服10日。

秘方 12

【组方】茶叶5克,丹参、黄精各10克。

【用法】将以上药材共研细末,用沸水冲泡,加盖闷10分钟后饮用,每日1剂。

秘方 13

【组方】谷芽、山楂各10克。

【用法】以上2味药加水烧开,煎15分钟即可。

秘方 14

【组方】母鸡肝1具,草决明20克,鸡内金、山楂各10克。

【用法】先将草决明、鸡内金、山楂研细末,鸡肝捣烂如泥,拌匀搓成团,如鸡蛋大小,用清洁纱布包好,外用线扎好,然后用第2次淘米水500毫升煎煮,煎至100毫升,空腹食药饮汤,1次服完。

秘方 15

【组方】谷芽、山楂、枳壳各10克,槟榔6克。

【用法】将以上各味原料一同研成细末,

用温开水调食即可。

秘方 16

【组方】绿茶 1 克,浮小麦 200 克,红枣 50 个,莲子 25 克,生甘草 10 克。

【用法】后 4 味药材加水 1500 毫升,先煎至浮小麦熟后加入绿茶即可,每次 50 毫升,每日服 3 ~ 4 次,每日服 1 剂。

秘方 17

【组方】红枣 10 个,茶叶 5 克,白糖 10 克。

【用法】茶叶用开水冲泡,取汁。将红枣洗净,加白糖、水适量,共煮至枣烂,倒入茶汁,拌匀食用。

秘方 18

【组方】鲜蘑菇 50 克,花菜 250 克,胡萝卜 80 克。

【用法】将所有材料洗净切碎,在油锅中略加爆炒后盛入大锅中,加水至烧沸,待花菜等酥烂时,用菱粉勾芡,稍稠时,将盐、植物油等慢慢调入,搅匀出锅。

秘方 19

【组方】焦三仙(焦山楂、焦麦芽、焦神曲)、鸡内金、山药,分量为 1:2:30,以上药材共研细末,装瓶备用。

【用法】每日服 2 次,每次 1.5 ~ 4.5 克,用红糖水送服。

秘方 20

【组方】生姜 25 克,党参、山药各 250 克,蜂蜜 300 克。

【用法】将生姜捣碎去汁,党参、山药研末,同蜂蜜一起搅匀,慢慢熬成膏,每次 1 汤匙,每日 3 次,用热粥送服,连服数日。

小儿腹泻

秘方 1

【组方】木香 6 克,粳米 30 ~ 60 克,大枣 20 枚,白糖适量。

【用法】将大枣去核,浸泡后连水同粳米煮粥,粥将熟时加木香再煮片刻,放入白糖调匀即成。每日 2 ~ 3 次,温服。

【备注】小儿疳积、胃肠积滞者不宜用。

秘方 2

【组方】大米适量。

【用法】干净的米炒成黄色,按 1:10 比例加水煮 45 分钟至 1 小时,过滤后顿服。

秘方 3

【组方】肉豆蔻 30 克,面粉 100 克,生姜 120 克,红糖 100 克。

【用法】先把肉豆蔻去壳,然后研为极细粉末。取生姜适量(约 120 克),洗净后刮去外皮,捣烂后加入冷开水约 250 毫升,然后绞取生姜汁。把面粉同肉豆蔻粉以及红糖,一同用生姜水和匀后,如常法做成小饼约 30 小块,然后放入平底锅内,烙熟即可。每日 2 ~ 3 次,每次嚼食

1~2 小块,直至痊愈。

【备注】对小儿热痢和湿热泻不宜用。

秘方 4

【组方】大枣 20 枚,木香 6 克。

【用法】大枣去核,置锅中。加适量水,用文火先煮 1 小时,加入木香后再煮片刻,去渣即成。温服,每日 2 次。

秘方 5

【组方】鸡肝 1 枚,山药 20 克,炒薏米 100 克,桔梗 10 克,米醋适量。

【用法】先将山药、薏米、桔梗研成细末。把新鲜鸡肝洗净,用竹刀切片,拌上 3 药研成的细末,调匀,加醋适量。将药碗置米饭锅内蒸,待米饭熟时,取鸡肝即可。每天 1 次,分早、晚 2 次服完。

秘方 6

【组方】鸡蛋黄 3 个。

【用法】取鸡蛋黄放铁勺或铝勺中,加热熬出蛋黄油即可。每次服 2~5 毫升,每日早、晚各 1 次,4~5 天为 1 个疗程。

秘方 7

【组方】乌梅 10 个,红糖适量。

【用法】乌梅加水 500 毫升煎汤,酌加红糖,以之代茶。每天服数次,连服 7~10 日。

秘方 8

【组方】鲜车前叶 10~15 克,糯米 50 克。

【用法】将车前叶洗净,切碎,煮汁后去渣,然后加入糯米煮成粥。每日 2~3 次,6~7 日为 1 疗程。

秘方 9

【组方】云南绿茶 1 克。

【用法】将茶研为极细粉。单纯性婴幼儿腹泻,每日用上药 1 克,分 3 次,温开水或乳汁调服。连服 1~4 日为 1 疗程。

小儿便秘

秘方 1

【组方】黄芪 5 克,黑芝麻 60 克,蜂蜜 60 毫升。

【用法】将黑芝麻炒香研末备用;黄芪用水煎取汁,调芝麻、蜂蜜饮服。每日 1 剂,连续 3~5 天。

秘方 2

【组方】香蕉 2 根,大米 50 克,白糖适量。

【用法】将香蕉去皮,捣泥备用;取大米淘净,放入锅中,加清水适量煮粥,待熟时调入香蕉泥、白糖,再煮沸即可。每日 1 剂,连续 3~5 天。

秘方 3

【组方】黄芪 10 克,紫苏子 50 克,火麻仁 40 克,大米 250 克。

【用法】将黄芪、紫苏子、火麻仁洗净,烘干,打成细末,倒入 200 毫升温水,用力搅匀,待粗粒下沉时,取药汁备用。洗净大米,以药汁煮粥食用。

秘方4

【组方】白莲子适量。

【用法】白莲子加清水适量煮汤,直到熟透后,调入蜂蜜,清香甘甜,分次食用。

小儿呕吐

秘方1

【组方】焦三仙、炒莱菔子各 10 克,陈皮、半夏各 6 克,枳壳 5 枚,生姜 3 片。

【用法】水煎服。

秘方2

【组方】神曲 1.5 克,丁香 1.5 克。

【用法】将神曲、丁香一起放入茶杯中,到入沸水,泡。每日代茶饮用。

秘方3

【组方】柠檬适量。

【用法】绞汁。少量频服。

秘方4

【组方】鲜白萝卜 500 克,蜂蜜 150 克。

【用法】将萝卜洗净切丁,略煮,捞出沥干晾晒半天,再放入锅内加蜂蜜,以小火煮沸,调匀,冷却。饭后食用。

秘方5

【组方】党参、炒白术各 10 克,干姜、半夏、吴茱萸各 6 克,甘草 5 克,陈皮 8 克。

【用法】水煎服。

秘方6

【组方】甘蔗汁 1 杯,白萝卜汁 1 匙。

【用法】频服。

秘方7

【组方】鲜生姜适量。

【用法】捣汁。加少量开水冲服。

小儿脱肛

秘方1

【组方】蝉蜕 50~100 克。

【用法】将蝉蜕焙干研细粉。先用 1% 的明矾水洗净脱肛部分,涂以香油,再涂蝉蜕粉,缓缓将脱肛还纳,每日 1 次,至治愈为止。

秘方2

【组方】野芥菜约 500 克。

【用法】将野芥菜洗净,捣烂取汁。用米泔水和适量白糖调服。

秘方3

【组方】党参 9 克,升麻、炙甘草各 3 克。

【用法】水煎服。

秘方4

【组方】党参、炒白术、炒谷芽、炒山楂各 10 克,炙黄芪 15 克,炙升麻 3 克,炙甘草 5 克。

【用法】水煎服,同时外用乌梅 10 克,明矾 6 克煎液熏洗。

第三章　皮肤病

小儿麻疹

秘方 1

【组方】鸡蛋清 1 个。

【用法】用棉花蘸鸡蛋清,顺时针方向揉擦关元穴,至显出数条如头发的乌丝为好。

【备注】本方清热、解毒、透疹,适用于小儿麻疹出疹期,伴有高热不退、肌肤灼热、神倦懒动等症。

秘方 2

【组方】芫荽、苏叶、葱白各 10 克,面粉适量。

【用法】前 3 味料共捣烂如泥,加入适量面粉,调和如膏状,贴于肚脐处,外用胶布固定,干后换药,贴 2～3 日,疹热即退。

秘方 3

【组方】葛根 30 克,大米 60 克。

【用法】先用水 1500 毫升,煎煮葛根 20 分钟左右,去渣取汁,再加入大米于葛汁中熬粥,粥成后不拘时食之,分 2 次服完,食后覆被取微汗。

秘方 4

【组方】葛根 60 克,浮萍 15 克,薄荷(鲜品)9 克。

【用法】以葛根水煎取汁约 100 毫升,后放薄荷、浮萍,煎 5 分钟。取汁温服。

秘方 5

【组方】酒酿 100 克,鲜荸荠 10 个。

【用法】鲜荸荠去皮切片,与酒酿同入锅中,加水适量,煮熟即可食用。

秘方 6

【组方】糯米酒 50 毫升。

【用法】糯米酒煮开后服食,服后需卧床盖被发汗。

秘方 7

【组方】鲜鲫鱼 1 条(约 250 克),鲜蘑菇 150 克。

【用法】把鲜鲫鱼洗净蒸(或炖)沸,放入鲜蘑菇,熬汤。每日分 2 次服用。

【备注】如患儿足心、手心疹出,即为麻疹出齐,则停用本品。

秘方 8

【组方】猪肝 20 克,菠菜 15 克,米汤半碗。

【用法】先将米汤炖沸,后放入切碎的猪肝、菠菜,煮熟即可。

秘方 9

【组方】胡萝卜 100 克,芫荽、荸荠各 40 克,白糖少许。

【用法】锅内加水 1000 毫升,将荸荠、胡萝卜切片放入,煎煮至约剩一半水时,加入切碎的芫荽,再煮 3~5 分钟,加少量白糖,分次温服。

秘方 10

【组方】山药 50 克,莲子 30 克,鸭梨 1 个。

【用法】上 3 味料同放锅内加火炖烂,分 2~3 次服食,1 日服完。每日 1 剂,连服 4~5 日。

秘方 11

【组方】新鲜甜菜 200 克,大米 100 克。

【用法】甜菜洗净切碎,或捣汁,与大米同入砂锅,煮成菜粥,服食。

秘方 12

【组方】牛蒡根 30 克,大米 30~50 克。

【用法】先将牛蒡根放入水中煎煮取汁,再将大米放入此汁中熬粥,粥成后不拘时温食,待粥凉后再食也可。

秘方 13

【组方】金银花 35 克,白糖 35 克。

【用法】金银花研末与白糖混匀,早、晚服用,每服 5 克,连服 7 日。

秘方 14

【组方】鲜荠菜 30~60 克(干品 24~36 克)。

【用法】将鲜荠菜洗净,放入锅内加水烧开,取汤代茶饮用。每日 1 剂,不拘时服用。

秘方 15

【组方】老丝瓜 1 个。

【用法】悬挂通风处阴干,研为细末备用。每次服 6 克,开水送服,每日 3 次。

【备注】不宜食酸涩之品。

秘方 16

【组方】薄荷 15 克,大米 30 克。

【用法】先以大米加水煮粥,待粥将熟时,放入薄荷共煮至全熟,待温服下。

水痘

秘方 1

【组方】蒲公英 6 克,金银花 10 克,紫花地丁 6 克,连翘 10 克,黄芩 5 克,芦苇根 10 克,炒栀衣 3 克,薄荷 2.4 克,蝉蜕 3 克,木通 3 克,滑石 10 克,甘草 3 克。

【用法】水煎服,每日 1 剂。

秘方 2

【组方】蒲公英、金银花、板蓝根各 30 克,甘草5克,粳米50克,冰糖适量。

【用法】将金银花、蒲公英、板蓝根、甘草煎汁弃渣,加入粳米同煮成粥,放冰糖调匀。每日2~3次,连服3~5日。

秘方3

【组方】绿豆、赤小豆、黑豆、薏苡仁各10克,粳米30克。

【用法】先把上述3豆、薏苡仁洗净,浸泡1小时后,同淘净的粳米同煮成稀粥。每日早晚一次温服,连服5~7日。

秘方4

【组方】金银花15克,薏苡仁30克。

【用法】将金银花水煎3次,弃渣取汁,将薏苡仁煮粥至八成熟时,加入药汁共煎至粥熟,加入冰糖适量调味。每日2次,连服3日。

秘方5

【组方】鲜荸荠150克,鲜胡萝卜200克,风栗(干板栗)150克,鲜荸荠100克。

【用法】先分别将荸荠、胡萝卜、风栗、荸荠洗净,然后切碎。把上4味料一同放入搪瓷锅或砂锅内,加水适量,煎沸后取汤2碗,去渣即成。以上为1日量,分作2次温热饮用,连用3~5日。

秘方6

【组方】鲜竹笋、鲫鱼各适量。

【用法】将鲜竹笋洗净切片,鲫鱼去鳞及内脏,共煮汤食用。每日3次,随量食用。

秘方7

【组方】绿豆100克,白糖适量。

【用法】将绿豆加水500毫升,煮汤。食用时加白糖适量,代茶饮用。

秘方8

【组方】金银花、连翘、六一散(包)、车前子各6~10克,紫花地丁、黄花地丁各10~15克。

【用法】每日1剂,水煎50~100毫升,分2~3次服用,2煎药液外洗患部。

秘方9

【组方】野菊花15克,绿豆50克。

【用法】先将野菊花水煎,取汁去渣,放入浸泡洗净的绿豆,熬成稀粥。每日早晚餐服用,服用时加白糖适量。

秘方10

【组方】金银花3克,玄参、紫草、泽泻各15克,薄荷9克,荆芥6克。

【用法】每日1剂,共煎2次,共取汁200~250毫升,分服,其中3岁以下儿童服200毫升;3岁以上儿童服250毫升。

秘方11

【组方】鲜竹笋50克,薏苡仁30克,粳米60克。

【用法】先将竹笋洗净切片,然后与洗净

的薏苡仁、粳米共煮为粥。每日 3 次,随意服食。

秘方 12

【组方】芦苇根 9 克,桑叶 5 克,蝉蜕 3 克,薄荷 1 克,淡豆豉 5 克,山栀衣 2 克,金银花 6 克,连翘 6 克,紫花地丁 6 克。

【用法】水煎服,每日 1 剂。

口疮、鹅口疮

秘方 1

【组方】生大黄 20 克。

【用法】将上药置杯中,加沸水 150 毫升,加盖严实,约 10 分钟后含服。每天可冲泡 2 次。

秘方 2

【组方】板蓝根 20 克,薄荷 5 克。

【用法】煎汁,取一半搽洗患处,1 日 5~6 次,另一半分 2~3 次内服。

秘方 3

【组方】威灵仙 8 克。

【用法】水煎服,或含漱,1 日 3~4 次。

【备注】如果婴儿不能漱口,可用布蘸药洗涂口腔。

秘方 4

【组方】黄连 3 克,金银花 6 克。

【用法】水煎 3 次,取药液 50 毫升,加奶(1 次)20~30 毫升,饮服。

秘方 5

【组方】白扁豆、玫瑰花各 6 克,生姜 2 片。

【用法】先将白扁豆、生姜加水煎沸 30 分钟,再放入玫瑰花煎沸 3 分钟,取汁饮服。每日 1 剂。

秘方 6

【组方】生甘草 3 克,金银花 6 克,黄芩 5 克,陈皮 5 克,焦麦芽 6 克,焦军 2.4 克,花粉 6 克。

【用法】水煎服,每日 1 剂。

秘方 7

【组方】灯芯草、败酱草、茯苓、白术各 6 克,桂枝 4 克,朱砂 0.5 克(冲服),黄连 3 克,生甘草 2 克。

【用法】每日 1 剂,水煎,分 3~4 次服用,5 剂为 1 个疗程。本方为 2 岁儿童用量,可按年龄酌情增减。

小儿痱子

秘方 1

【组方】枇杷叶适量。

【用法】煎汤。放浴水中洗浴。

秘方 2

【组方】西瓜皮 120 克,苦瓜 60 克,猪苦胆 1 个。

【用法】煎汤。早、晚外洗患处。

秘方3

【组方】洋参须6克,瘦猪肉适量。

【用法】水煎。服用。

秘方4

【组方】鲜鱼腥草适量。

【用法】清水洗后捣成泥状。用布包好涂搽患处,3~5天即可治愈。每2天换药1次。

秘方5

【组方】鲜马齿150克。

【用法】切碎,加水200克,煎15分钟,渣弃取汁。汁凉后外涂,每日5~6次。一般2~3天痱子即可消除。

秘方6

【组方】瓜叶适量。

【用法】捣烂取汁,外搽皮肤。

秘方7

【组方】滑石、寒水石、生石膏、熟炉甘石各等份。

【用法】研为极细粉,晒干瓶贮。每次沐浴或出汗后,以粉涂患处。

第四章 护理

惊风

秘方1

【组方】鲜木芙蓉花10克,绿茶1克,蜂蜜25克。

【用法】木芙蓉花洗净,加适量水,煮沸5分钟后加入绿茶和蜂蜜即成。每日1剂,分3次温服。

秘方2

【组方】桃仁25克,栀子20克,白面粉30克。

【用法】桃仁洗净,捣泥,栀子洗净,研末。将桃仁泥、栀子末与面粉混合,加入鸡蛋清,调匀。均匀涂于两足心,用纱布包扎固定。

秘方3

【组方】川芎、羌活(去芦)、人参(去芦)、白茯苓(去皮)、白僵蚕、蝉壳各80克,陈皮(去白)、厚朴(去粗皮,姜制)各30克。

【用法】上药共研为细末。每服6克,清茶调下。

秘方 4

【组方】黄芪 5 克(生),党参 9 克,白术 6 克,甘草 6 克,当归 6 克,白芍 6 克,枣仁 9 克(炒),山萸 3 克,枸杞子 6 克,故纸 3 克,核桃 1 个(连皮打碎)。

【用法】上药以水煎服。

秘方 5

【组方】龙胆草 22 克,牛黄 7.5 克(细研),龙齿 22 克。

【用法】上药捣为末,研入麝香 6 克,炼蜜为丸,如黄米大。每次 5 丸,荆芥汤送下,不拘时候。

秘方 6

【组方】冬桑叶、杭菊花、金银花、带心连翘、钩藤、玄参、淡竹叶、鲜石斛、竹茹、莲子心各 10 克,龙胆草 1.5 克,鲜芦苇根 30 克。

【用法】加水浓煎,代茶频服。

秘方 7

【组方】胆南星、羌活、独活、防风、天麻、人参(去芦)、川芎、荆芥、粉草、全蝎各等份。

【用法】上药共研为末,炼蜜为丸,如芡实大小。薄荷汤送下。

秘方 8

【组方】人参 3 克,白术 6 克,肉桂 2.4 克,黄芪 10 克,阿胶 6 克,炙草 3 克,橘红 5 克,僵蚕 6 克,云苓 10 克,升麻 5 克。

【用法】水煎服,每日 1 剂。

秘方 9

【组方】菖蒲、老生姜各适量。

【用法】将菖蒲、生姜洗净,一起捣烂,取汁。隔汤温热灌服。

秘方 10

【组方】广郁金 30 克,黄芩 30 克,生栀子 30 克,黄连 30 克,寒水石 30 克,琥珀 1.5 克,玳瑁 30 克,朱砂 1.5 克,冰片 9 克。

【用法】上药共研为极细面,过筛为散。 1~5 岁每次服 0.6~1 克,每日 2 次。

小儿夜啼

秘方 1

【组方】酸枣仁、川黄连、乌梅、焦山楂各 9 克,麦冬 3 克,生大黄 6 克(后下)。

【用法】将上药水煎,分 3 次口服,每日 1 剂。3 剂为 1 个疗程。

秘方 2

【组方】灯芯草、麻油适量。

【用法】将灯芯草蘸麻油烧成灰,每晚睡前将灰搽于小儿两眉毛上。

秘方 3

【组方】牵牛子 7 粒。

【用法】上药研末,用温水调成糊状,备用。于临睡前敷于肚脐上,用胶布或绷带固定。

秘方 4

【组方】木通 2.5 克,生地黄 4.5 克,黄连、甘草、灯芯草各 1.5 克。

【用法】上药共研细末,加白蜜、沸水,调和成饼。敷贴两手心劳宫穴上。

秘方 5

【组方】五倍子 1.5 克。

【用法】上药加水浓煎 80 毫升,于睡前顿服,每日 1 剂。

秘方 6

【组方】韭菜子 30 克。

【用法】把韭菜子烘干,研成极细末,用水调成膏,放入脐中,外用纱布固定。12～24 小时换 1 次药,连续用药3～4 日。

秘方 7

【组方】去皮莲子、百合各 20 克,白糖适量。

【用法】莲子、百合共炖成糊状,白糖拌食,每日1～2 次。

秘方 8

【组方】大黄、甘草以 4:1配制。

【用法】以上药材研末备用。每日服 3 次,每次 0.6 克,以适量蜂蜜调服。

秘方 9

【组方】酸枣仁10～20 克,白糖 6 克。

【用法】酸枣仁水煎服,或将酸枣仁研末,每次 1.5～3 克,睡前吞服。

秘方 10

【组方】灯芯草 1 克,竹叶 6 克。

【用法】以上药材水煎服,每日 1 剂。

秘方 11

【组方】浮小麦 15～30 克。

【用法】水煎代茶饮用。

秘方 12

【组方】桂心末 3 克,大米 30 克,红糖适量。

【用法】将大米煮粥,待半熟时加入桂心末,以红糖拌食,每日1～2 次。

秘方 13

【组方】大黄、甘草(4:1 配制)各适量。

【用法】上药研为末备用。每天服 3 次,每次 0.6 克,并以适量蜂蜜调服。

秘方 14

【组方】吴茱萸 20 克。

【用法】把吴茱萸研成细末,用米醋调和成糊,摊在伤湿止痛膏上,贴于脐上和两足心。

秘方 15

【组方】钩藤、薄荷、炒酸枣仁各 4 克,蝉衣 2 克。

【用法】将上药用水煎 3 次后合并药液,分早、晚 2 次口服,每日 1 剂。若 3 剂不愈者,视为无效。

小儿流涎

秘方 1

【组方】半夏（姜制）、陈皮、茯苓、生甘草、黄连（姜炒）各等份。

【用法】用生姜为引，以水煎服。

秘方 2

【组方】白术 6 克，益智仁 10 克，鸡内金 10 克。

【用法】水煎服，日服 3 次。

秘方 3

【组方】人参、白术、甘草、小茴各 15 克，干山药 30 克，檀香 3 克，乌梅肉 15 克，白豆蔻仁 15 克，缩砂仁 15 克，干木瓜 30 克。

【用法】上药共研为细末，炼蜜为膏。每服如皂子大 1 丸，空腹时嚼服，或用温水吞下。

秘方 4

【组方】吴茱萸 3 克，梨 1 个。

【用法】水煎服。每日 1 剂，3 次分服，连服 7～10 天。

秘方 5

【组方】制南星 30 克，生蒲黄 12 克。

【用法】上药共研细末，食醋适量调制成饼，敷于双足涌泉穴，12 小时取下，一般用 3～5 次。

秘方 6

【组方】白豆蔻仁、肉豆蔻（煨）、丁香、人参、木香各 30 克，白茯苓（去皮）、官桂（去粗皮）、白术、藿香叶、缩砂仁、甘草（炙）各 60 克，橘红（去白）、山药各 120 克。

【用法】上药共研为细末，炼蜜成丸。每服如芡实大 1 丸，用米汤送下，不拘时候。

秘方 7

【组方】生姜 2 片，神曲半块，食糖适量。

【用法】上 3 味料同放罐内，加水稍煮即成。代茶随量饮用。

秘方 8

【组方】黄连 4 克，孩儿茶 12 克，此为 3 岁以下儿童剂量。

【用法】将上 2 药研细末，分 4 份，每早、晚各服 1 份，用梨汁或甘蔗汁 8～16 克将药粉搅匀吞服。

秘方 9

【组方】白术、益智仁各 15 克，红枣 20 克，此为 5 岁儿童用量，可视年龄大小增减。

【用法】每日 1 剂，水煎，分 3 次服用。

秘方 10

【组方】大枣 5 枚，陈皮 5 克，竹叶 5 克。

【用法】将大枣、陈皮、竹叶用水煎服。每日 1 次，分 2 次饮服，连服 3～5 次。

秘方 11

【组方】党参 9 克,白术、五味子、芡实各 5 克,山药、白果、陈皮、麦冬各 4 克、茯苓 8 克,乌梅 10 克。

【用法】每日 1 次,水煎 2 次,分 2～3 次服下。

秘方 12

【组方】炒白术 20～30 克,益智仁 20～30 克,鲜生姜 50 克,白糖 50 克,面粉适量。

【用法】先把炒白术和益智仁一同放入碾槽内,研成细末。把鲜生姜洗净后捣烂绞汁,再把药末同面粉、白糖和匀,加入姜汁和清水,和匀做成小饼约 15～20 块。把小饼放入锅内,如常法烙熟备用。每日早晚 2 次,每次 1 块,嚼食,连用 7～10 日。

【备注】对于小儿口腔溃疡、小儿口疮所致的流涎忌用。

秘方 13

【组方】生白术 30～60 克,绵白糖 50～100 克。

【用法】先将生白术晒干后,研为细粉,过筛,再把白术粉同绵白糖和匀,加水适量,调拌成糊状,放入碗内,隔水蒸或置饭锅上蒸熟即可。每日服 10～15 克,分 2～3 次温热时嚼服,连服 7～10 天。

秘方 14

【组方】孩儿茶 5 克,冰糖适量。

【用法】每日 1 剂,水煎汤代茶饮用,连服 5 天为 1 个疗程。

秘方 15

【组方】鲜石榴 1 个。

【用法】将石榴洗净,连皮一起切碎捣烂,加水少许,绞取石榴汁,频频涂口内。

秘方 16

【组方】肉桂 10 克,醋适量。

【用法】将肉桂研为细末,与醋调成糊饼状。在小儿睡前将药饼贴在两足心处,用纱布固定,次晨取下,连敷 3～5 日。

小儿遗尿

秘方 1

【组方】五味子 4 克,补骨脂、肉豆蔻、吴茱萸、益智仁各 5 克,猪膀胱 1 具(去尿、洗净)。

【用法】将上述药物(五味)装入猪膀胱内,并将其口扎好,同时用粗针头将猪膀胱扎数孔,放入锅内,加清水 1500 毫升,煮沸后约 1 小时去渣及汤液,取猪膀胱切片食之。

秘方 2

【组方】鲜韭菜根 50 克、猪脂 25 克。

【用法】韭菜根洗净捣汁,猪脂用炒锅煎,取油汁,与韭菜根汁调匀同食即可。

秘方 3

【组方】韭菜子、白面粉各适量。

【用法】将韭菜子研成细粉,和入白面少许,加水揉作饼蒸食。

秘方 4

【组方】饴糖 2 匙,桂枝 15 克,白芍 10 克,甘草 10 克。

【用法】先将 3 味中药煎汤,去渣,冲入饴糖。每日分 2 次服用。

秘方 5

【组方】猪肚 1 个,白果 15 克,山药 50 克。

【用法】先将猪肚切开,洗净,把白果放入猪肚中,加黄酒适量,放锅中加山药及水,炖熟加盐即可食用。

秘方 6

【组方】益智仁 10 克,牛肉 30 克,盐、酱油、味精各适量。

【用法】牛肉洗净,切小块,与益智仁同放入炖锅内炖,加适量酱油,隔水炖至肉熟烂。

秘方 7

【组方】核桃肉 100 克,蜂蜜 15 克。

【用法】将核桃肉放在锅内干炒发焦,取出晾干。调蜂蜜吃。

秘方 8

【组方】乌龟 1 只,葱、姜、盐、酱油适量。

【用法】乌龟宰杀,去内脏,洗净切块(龟甲壳可整用),加盐、葱、姜及调料,将龟肉、甲壳同放盆内盖好盖,清蒸至熟。当菜吃完为止,可隔几天吃 1 次。

秘方 9

【组方】荔枝肉 30 克,炒扁豆 15 克。

【用法】先将干荔枝肉及扁豆洗净,一起入锅,加入适量水,煮至荔枝肉和扁豆熟烂即可。

秘方 10

【组方】小麦 60 克,什草 12 克,大枣 12 克,花粉 12 克,瞿麦 18 克。

【用法】水煎服,每日 1 剂。

秘方 11

【组方】仙茅 6 克,仙灵脾 6 克,巴戟天 4.5 克,桑螵蛸 4.5 克,金樱子 6 克,党参 9 克,黄 9 克,白术 6 克,益智仁 3 克,菖蒲 3 克。

【用法】水煎服,隔日 1 剂。

秘方 12

【组方】麻黄、钩藤、益智仁、桑螵蛸各 10 克(6 岁以下用量酌减)。

【用法】于睡前 1 小时煎服,并在睡后每隔 1 ~ 2 小时唤醒患儿 1 次,连服 1 周为 1 个疗程。

秘方 13

【组方】丁香、肉桂各等份。

【用法】上药共研末,贮瓶备用。用时取药粉10~20克,以黄酒(或白酒)调匀后敷于脐部(范围约5×5厘米),外以纱布、三角巾等固定。每日换药1次(临睡前敷药),连用5~7天,如不再遗尿,继巩固治疗3天。

秘方14

【组方】覆盆子、金樱子、菟丝子、五味子、仙茅、山茱萸肉、补骨脂、桑螵蛸各60克,丁香、肉桂符30克。

【用法】共研细末装瓶,取药粉约1克,倒满病人肚脐眼,滴1~2滴酒精或高粱酒后,再贴上暖脐膏药(中约房有出售)。暖脐膏药烘时不可太热,防止烫伤皮肤;或用薄层棉花或纱布1层覆盖,外加塑料膜贴上胶布条亦可。每3日换1次。

秘方15

【组方】益智仁6克,茯神6克,女贞子6克,腹盆子6克,金樱子6克,菟丝子9克,生龙骨9克,生牡蛎9克,莲须3克,桑螵蛸6克,五味子3克,白果6克。

【用法】水煎服,每日1剂。

流行性乙型脑炎

秘方1

【组方】梨汁、荸荠汁、鲜苇根汁、麦冬汁、藕汁各适量。

【用法】将以上5汁和匀后频频饮服。

秘方2

【组方】淡竹叶适量。

【用法】煎汁后加入适量白酒饮用。每次10~20毫升,每日2次。

秘方3

【组方】仙人掌球(俗名八卦红)、蜂蜜各适量。

【用法】仙人掌球去皮,捣烂,取汁加蜂蜜调拌服用,连服数日。

秘方4

【组方】大蒜、野菊花各60克。

【用法】加水煎成浓汁,漱口,每日可用数次。

秘方5

【组方】生地黄60克,大米100克。

【用法】先将生地黄煎取药汁,然后将大米煮粥,待熟时倒入生地黄汁,再煮片刻即成。

秘方6

【组方】鲜杨梅500克,白糖80克。

【用法】将杨梅洗净,加白糖,共装入瓷罐中捣烂,加盖(不密封稍留空隙)7~10日,自然发酵成酒。再用纱布绞汁,即成约12度的杨梅露酒,然后倒入锅内煮沸,凉后装瓶密封保存,时间越久越好。每次饮用10~20毫升,每日1~2次。

秘方7

【组方】红小豆50克,桑白皮15克。

【用法】水煎,代茶饮用。

秘方8

【组方】金银花、紫花地丁、大青叶、板蓝根、贯众各30~60克,知母、连翘、薏米各15克。

【用法】水煎,每日3剂,6次分服,连服6日为佳。

小儿中耳炎

秘方1

【组方】槐花、菊花、绿茶各3克。

【用法】上3味料沸水冲泡,代茶频饮。

秘方2

【组方】葱白5根,蜂蜜20毫升。

【用法】将葱白捣烂用蜂蜜浸泡半天,用一层纱布滤过,药液装瓶备用。使用前用双氧水冲洗患耳外耳道,用消毒干棉签揩干,用小玻璃管或麦秆吸药液滴入3~4滴,每天2~3次。滴药后用手轻轻按压患耳。

秘方3

【组方】新鲜连根仙鹤草150克。

【用法】每日1剂,加水浓煎频饮。

小儿癫痫

秘方1

【组方】酒大黄3克,川朴6克,槟榔10克,莱菔子6克,广木香3克,麦芽10克,苍术3克,六神曲10克,陈皮6克,僵蚕10克,地龙6克,草河车6克,胆南星3克。

【用法】水煎服,每日1剂。

秘方2

【组方】黄瓜藤200克,小麦50克,冰糖适量。

【用法】黄瓜藤洗净,切碎,加清水600毫升,用文火煎煮20分钟,去渣,加入小麦,慢火熬成粥,下冰糖。每日服2~3次,空腹服用。

秘方3

【组方】明天麻、钩藤、制天虫、地龙、陈胆星、当归、白芍、陈皮、茯苓、郁金各适量。

【用法】水煎服,每日1剂。

秘方4

【组方】猪脑1具,虫草3克,清水200毫升,精盐、姜丝、味精、麻油各适量。

【用法】猪脑除净筋膜,洗净,放入砂锅

内,加入姜丝、虫草和清水,文火炖熟,下精盐、味精,浇麻油调味。分 2 次空腹服用。

秘方 5

【组方】雄鸡心 9 只,白及 30 克,黄酒 60 克。

【用法】选 9 只雄鸡宰杀后取心,挤压出心血放入碗内备用;将白及研为细末,倾入鸡血碗内,同捣如泥,服时用黄酒冲服。分 2 次服用,分 2 天服完,服药时间不拘,但须在未发作时服用。

【备注】忌辛辣、烟、酒等刺激物。

秘方 6

【组方】龙胆草 9 克,钩藤 6 克,天麻 6 克,柴胡 6 克,黄芩 6 克,赤芍 6 克,胆南星 6 克,远志 6 克,地龙 6 克,甘草 3 克。

【用法】水煎服,每日 1 剂。

秘方 7

【组方】猪蹄 2 个,猪心 1 个,鲜地榆 30 克,佐料适量。

【用法】将猪蹄、猪心、鲜地榆洗净入锅,加水适量,大火煮沸 15 分钟,改小火炖至肉烂汤浓,拣去地榆,加佐料调味即可。吃肉,饮汤。每日 1 次,每剂分 3 日吃完,连吃3 ~ 5 次。

秘方 8

【组方】白鸽子 2 只。

【用法】将白鸽剖开,取其心脏。于癫痫发作前,1 次生吃。

秘方 9

【组方】钩藤 5 克,法半夏 3 克,全蝎 1.5 克,南红花 5 克,桃仁 3 克,天麻 6 克,僵蚕 6 克,生侧柏 10 克,珍珠母 10 克,煅牡蛎 10 克,远志 6 克。

【用法】水煎服,每日 1 剂。

秘方 10

【组方】鸡蛋 2 个,红蓖麻根 60 克,黑醋适量。

【用法】先将鸡蛋煎熟,后放醋,再加红蓖麻根(红茎红叶者),加水同煮,用小火煮约半小时后即可。每日 1 次,吃蛋喝汤,连服数日。

秘方 11

【组方】羊脑 1 个,枸杞子 30 克。

【用法】羊脑洗净和枸杞子一起放入砂锅,加水煮沸,改文火炖煮 1 小时,加调料即成,分次食用。

秘方 12

【组方】鲜橄榄 500 克。

【用法】将橄榄去核,捣碎,放入砂锅加水煮沸,改文火煮 5 小时,去渣,再以文火熬至膏状即成,早晚各服一汤匙,温开水冲服。

小儿肾炎

秘方1

【组方】莸蔚子5~10克,枸杞子15克,粳米50~100克。

【用法】先煎枸杞子、莸蔚子,取汁弃渣,加入粳米,煮粥。每日分2次温服。

秘方2

【组方】茅根、薏苡仁、粳米各30克。

【用法】先煎茅根,弃渣取汁,加入淘净的薏苡仁、粳米,同煮为粥。每日2次,温服。

秘方3

【组方】西瓜汁、藕汁、苹果汁各适量,粳米50克,白糖少许。

【用法】先将粳米煮粥,兑入上述3汁,稍煮1~2分钟,煮沸即可调入白糖。每日2~3次,适量服用。

秘方4

【组方】小冬瓜250克,饭锅巴30克,青皮9克,大蒜头5枚。

【用法】将小冬瓜连瓤切片,同饭锅巴煮粥先食,再用青皮同大蒜头同煮食之。辅餐食用。

【备注】忌食盐、醋、酱、荤腥。

秘方5

【组方】鲜浮萍100克,黑豆50克。

【用法】捞取新鲜浮萍100克,淘洗干净。把黑豆洗后用冷水浸泡1~2小时,再与浮萍同放入小锅内,加水适量,煎沸后弃渣取汤。以上为1日量,分2次温热饮服,连用5~7日。

秘方6

【组方】生山药200~250克,猪肉150~200克,白糖100~150克,糯米粉250~300克。

【用法】先把猪肉洗净后剁成肉末,再把生山药洗净后入锅蒸熟,剥去山药外皮,放入大碗内,捣烂,然后加入猪肉末及白糖,一同搅拌均匀,做成馅料。用糯米粉加入清水适量,揉和后,以山药肉末为馅如常法做成汤圆,烧熟即成。每日2次,可作点心,趁热随意服食。

【备注】在感冒发热期间忌食。

秘方7

【组方】冬瓜皮、西瓜皮、白茅根各20克,玉米须15克,赤小豆200克。

【用法】先把赤小豆放入砂锅内,加入温水适量,浸泡1~2小时;再把冬瓜皮、白茅根、西瓜皮、玉米须一同放入泡赤小豆的砂锅内,再加些冷水,煎沸后改用小火再煎半小时即成。以上为1日量,煎成后去渣,分作3次温热服用,直至水肿消退。

小儿疝气

秘方1

【组方】刘寄奴 35 克,甘草 3 克,地龙(炒)7.5 克。

【用法】用水 300 毫升煎至 100 毫升,去渣,随时饮服。

秘方2

【组方】钩藤、茯神、茯苓、川芎、当归、木香、甘草、白芍药各 3 克。

【用法】上药共研为细末。每服 3 克,加生姜、大枣,略煎服。

秘方3

【组方】母丁香适量。

【用法】上药研细末,过筛,密封备用。取药粉填入脐中(令满),外以敷料盖上,胶布固定。2 天换 1 次药,一般 4～6 次即可见效。

秘方4

【组方】蝉花、白僵蚕(直者,酒炒熟)、甘草(炙)各 7.5 克,延胡索 5.4 克。

【用法】上药共研为细末。一岁小儿每次服 0.25 克;4～5 岁每次服 1.5 克。

秘方5

【组方】生姜、葱白、大蒜各等份。

【用法】上药共捣烂如泥状,备用。贴敷气海穴,外以纱布盖上,胶布固定。

秘方6

【组方】青木香、川楝子、没药、白茯苓、上青桂、杭青皮、莱菔子、陈枳壳、尖槟榔、炙甘草各等份。

【用法】上药加入葱白 6.6 厘米,盐 3 克,水煎,空腹时服用。

秘方7

【组方】乌梅肉、橘核仁、石榴皮、枳壳、川楝子、小茴香、向日葵杆内白心各 10 克,吴茱萸 6 克,肉桂 3 克。

【用法】上药为 1 剂量,水煎。3 岁以下小儿煎 1 次分 3 次服用;3 岁以上儿童每剂煎 2 次,每天服 2～3 次。3 剂为 1 疗程。

秘方8

【组方】生香附、木瓜、苏叶、橘红各 10 克。

【用法】上药水煎,取汁,备用。用毛巾趁热浸湿药汁后外敷肿物处,每日 1 次,每次 15～30 分钟,治愈为止。

秘方9

【组方】小茴香、川楝子、橘核、荔枝核、延胡索、吴茱萸各等份,米醋、面粉适量。

【用法】将前 6 味药共研细末,装瓶备用。用时取药末适量,加入面粉少许和匀,以米醋调如膏状,贴敷脐中,外用胶布固定。每天换药 1 次。

蛔虫病

秘方 1

【组方】党参 9 克,炒白术 9 克,干姜 6 克,乌梅 6 克,花椒 6 克,青皮、陈皮 6 克,焦三仙各 6 克,茯苓 9 克,炙甘草 3 克。

【用法】每日 1 剂,水煎 2 次,分 2 次早、晚分服,连服 3 剂。

秘方 2

【组方】使君子(炒香)6 克,炒榧子 9 克,乌梅 3 克,鹤虱、胡黄连各 6 克,槟榔 9 克,香附、厚朴各 6 克,甘草 3 克。

【用法】水煎服,每日 1 剂(上方为 5 岁左右儿童用量)。

秘方 3

【组方】炒使君子肉 6 克,花槟榔 6 克,乌梅 2 枚,苦楝根皮 9 克,贯众 6 克,甘草 3 克(5~8 岁量)。

【用法】每剂煎 2 遍,混和煎汁约 50~80 毫升,于晚间睡前或晨起空腹顿服,连服 2 天。

秘方 4

【组方】川黄连 3 克(或胡黄连 6 克),乌梅 6 克,榧子 6 克,雷丸 6 克,芜荑 6 克,青皮 6 克,槟榔 9 克,使君子 9 克,川楝子 6 克,熟大黄 3 克,花椒 6 克。

【用法】每日 1 剂,水煎 2 次,分 2 次早、晚空腹时服用,连服 2~3 剂。

蛲虫病

秘方 1

【组方】苦楝子 1 个。

【用法】将成熟苦楝子洗净,温开水泡软,去皮后塞入肛门,每晚睡前 1 次,连用 5 日。塞后卧床休息,第 2 天早,排出苦楝子。同床者需同时治疗。治疗期间,每天用开水浸洗内裤,以绝传染之源。

秘方 2

【组方】鹤虱 15 克,苦参 15 克,花椒 6 克。

【用法】水煎,临睡前洗肛门、前阴局部,连洗 3 天。

秘方 3

【组方】百部 9 克,槟榔 9 克,使君子 9 克,苍术 6 克,黄柏 6 克,甘草 3 克。

【用法】每日 1 剂,水煎 2 次,分 2 次早、晚空腹时服用,连服 3 剂。

绦虫病

秘方 1

【组方】生南瓜子仁 120 克,槟榔煎剂 200~300 毫升。

【用法】清晨空腹,将南瓜子于 15~20 分钟内嚼碎服完,1~2 小时后服槟榔煎剂(槟榔 120~150 克,加水 500 毫升,煎 1 小时)。

秘方 2

【组方】南瓜子 60 克,槟榔 60 克。

【用法】先将南瓜子去皮捣烂,加入少许糖水,研成浆液,空腹顿服。隔 2 小时后,再服槟榔煎剂(槟榔 60 克,加水浓煎),服药后 5 小时左右,即见大便排出虫体,如不大便,可冲服玄明粉 10 克。

小儿汗证

秘方 1

【组方】猪肾(猪腰)1 对,胡萝卜 60 克。

【用法】猪肾去网膜,切成腰花,胡萝卜洗净,切片,按常法加调料炒熟吃。

秘方 2

【组方】泥鳅 90~120 克。

【用法】用热水洗净泥鳅身上的黏液,开膛去内脏,用适量油煎至黄焦色,加水一碗半,煮至半碗,加盐调味。吃肉饮汤,每天 1 次,连服 3 天。

【备注】上方对小儿缺钙、营养不良、佝偻病、自主神经功能紊乱等原因引起的盗汗效果较好,而对结核病、大脑发育不

全引起的盗汗无效。

秘方 3

【组方】小麦 25 克,红枣 5 枚,龙眼肉 10 克。

【用法】水煮。每日分 2 次服用。

秘方 4

【组方】浮小麦、黑豆各 20 克。

【用法】水煎。每日分 2 次服用。

秘方 5

【组方】小麦仁 60 克,糯米 30 克,大枣 15 枚,白糖少许。

【用法】3 味料共煮成粥,吃时加糖调味。每日 2 次,可分次吃完。

秘方 6

【组方】猪肚半个,糯米适量。

【用法】将糯米用猪肚包严,用线缝紧,放锅内煮烂,吃猪肚饮汤;糯米晒干研成细粉,空腹时用糯米汤送服用。

小儿佝偻病

秘方 1

【组方】香菇 20 克,猪排骨 250 克,红枣 5 枚,枸杞 10 克,调味料适量。

【用法】香菇切片,猪排骨切块,红枣去核,与枸杞同放于大瓷碗中,加入姜丝、精盐,上锅隔水蒸至酥烂,放味精,淋麻

油调味。分1~2次趁热服用。

秘方2

【组方】鸡蛋壳、龟板各等份。

【用法】将鸡蛋壳焙干,龟板焙黄,趁热放入醋中浸泡片刻,取出晒干,与鸡蛋壳共研细末。每次3~6克,用温开水或米汤调服。

秘方3

【组方】狗脊骨500克,枸杞菜150克。

【用法】狗脊骨洗净,切块,放于砂锅中,加清水800毫升,武火烧开撇去浮沫,用文火炖至骨酥汁浓,将洗净的枸杞菜放入,烧开,下精盐、味精,调味。分2次趁热食菜喝汤。

秘方4

【组方】鸡蛋壳30~50克,大米50克,麦芽、谷芽各10克,白糖少许。

【用法】将鸡蛋壳洗净,研成极细粉末。大米、谷芽、麦芽淘洗干净入锅,加水适量,先用武水煮沸,后用文火煮粥将熟时,放入蛋壳粉、白糖,再煮3~5分钟即成。每日分2~3次服用。

秘方5

【组方】鲜河虾仁50克,鸡蛋1只,精盐、味精适量,粳米100克。

【用法】虾仁洗净,剁成酱;鸡蛋去壳、打匀;粳米洗净,入锅加水适量煮至将熟;放入虾仁酱、鸡蛋,搅匀,烧熟成粥,加入调料即可。每日3次,温服。

秘方6

【组方】鸡蛋皮适量。

【用法】将鸡蛋皮洗净,烘干,研粉过箩筛。1周岁以下每次服0.5克;1~2岁每次服1克,每日2次。

秘方7

【组方】蚕蛹20克,银耳10克,鸡蛋1个,鸡汤一碗。

【用法】将蚕蛹去皮加葱、盐、味精捣成泥,拌入泡发洗净的银耳,撒上火腿末和香菜,倒入鸡蛋清,上屉蒸熟,浇上鸡汤即成,食用。

秘方8

【组方】鸽子1只,枸杞子30克,杜仲15克。

【用法】鸽子去毛及内脏,加枸杞子、杜仲,煎水取汁饮用,并食鸽子肉,连食1周。

秘方9

【组方】鲜牡蛎肉100克,面条适量。

【用法】将牡蛎肉与面条及调味品同煮熟,当点心吃。

秘方10

【组方】核桃250克,粗盐250克。

【用法】核桃敲开剥去外壳。粗盐放入锅内用武火炒热，然后倒入核桃肉，不断翻炒至熟，起锅后筛去盐粒，装瓶备用。每次取10～20克食用，每日1～2次。

秘方 11

【组方】猪骨头、醋、葱、姜、蒜、味精、食盐各适量。

【用法】将骨头洗净、砸碎，入锅加醋少许，再加水至漫过猪骨，放入葱、姜、蒜、食盐等调味品，熬煮约3小时至汤浓，放入味精即可。饮用，每日2～3次，每次服汤1碗。

秘方 12

【组方】乌贼骨10克，龟板12克，草茜根6克，红糖适量。

【用法】将上3味料水煎，滤渣，加红糖调服。1日内分2～3次服完。

秘方 13

【组方】虾皮20克，豆腐50克，盐、味精各适量。

【用法】虾皮洗净，豆腐用沸水烫过捞出切小块。虾皮入锅，加水半碗煮沸，再将豆腐块入锅，并煮沸10分钟，放盐、味精调味即成。吃豆腐喝汤，每日1次，连服2周。

秘方 14

【组方】油炸小黄鱼500克，炒熟黄豆500克，芝麻酱250克。

【用法】将油炸小黄鱼、炒黄豆共研细末，过筛，加芝麻酱调匀备用。每次1小匙，每日3次，白开水送服，连续服用1～2年。

秘方 15

【组方】田螺、酱油、醋各适量。

【用法】将田螺洗干净，放于沸水锅中煮沸，挑田螺肉蘸酱油、醋食用。可经常服用。

秘方 16

【组方】生龙骨30克，鸡蛋3个。

【用法】生龙骨久煎取汁，打入鸡蛋，做成荷包蛋。第二次再将生龙骨30克，与第一次用过的生龙骨同煎，取药汁煮荷包蛋。每日1次，食蛋饮汤。

秘方 17

【组方】碧桃干30克，大枣30克。

【用法】将碧桃干炒至外表开始变焦，立即加水，再加大枣同煎。每晚睡前服1次。

小儿营养不良

秘方 1

【组方】鲜萹蓄60克。

【用法】水煎服，每日1剂。

秘方2

【组方】爵床(又名疳积草)15 克,猪肝50 克。

【用法】爵床、猪肝同煎,去渣,食肝饮汤,每日 1 剂。

秘方3

【组方】莱菔子(炒熟)9 克,芒硝(碾碎)18 克。

【用法】用布袋装好,贴在中脘部。

秘方4

【组方】使君子、槟榔各 15 克,苦楝根第2 层皮 30 克。

【用法】共研成末,每日服 3 克,开水冲白糖服用。

秘方5

【组方】饭焦锅巴适量,砂仁 1 克,蜂蜜适量。

【用法】以上药物研碎,温开水调服,每日 1 次。

新生儿黄疸

秘方1

【组方】茵陈10~20 克,郁金、枳实、茯苓、威灵仙各 6~10 克。

【用法】每天 1 剂,水煎浓缩为 80~100毫升,加糖适量,不拘时服用,少量多饮。

秘方2

【组方】稻草根 1 把。

【用法】洗净,水煎,每次服 1~2 匙,随时服用,每日 1 剂,连服数日至痊愈。

秘方3

【组方】绵茵陈、丹参各 15 克,车前子 6克,甘草 3 克。

【用法】1 日 1 剂,水煎至 80~100 毫升,分3~5 次口服。

秘方4

【组方】生麦芽 9 克,茵陈12~15 克,金钱草 9 克,穿肠草 6 克,通草、黄柏各3 克。

【用法】水煎服,随症加减。

秘方5

【组方】茵陈15~30 克,栀子6~9 克,黄连 3 克,郁金12~15 克,白蔻 6 克,香附15~30 克,苏梗9 克,金钱草30 克,满天星 3 克,花斑竹30 克。

【用法】将诸药浸泡 5~10 分钟后用文火煎 10 分钟,取汁。按小儿年龄给药,每日服 4 次,4 小时服一次。

秘方6

【组方】茵陈 6 克,红枣 5 个。

【用法】水煎,随时服用,每日 1 剂,连服1 周左右,直至黄疸消退。

小儿睾丸鞘膜积液

秘方 1

【组方】桃仁、川牛膝、地龙、荆芥穗、甘草各 3 克,红花 1.5 克,益母草、茯苓各 6 克,车前子、泽泻各 5 克,麻黄 0.9 克。药量为 2~3 岁儿童的药量。

【用法】水煎服,每日 1 剂。

秘方 2

【组方】炒桃仁、炒杏仁各 30 克,川楝子 60 克,蓖麻子 120 克,麝香 1.5 克。

【用法】将前 4 味药共捣烂如泥,加麝香拌匀,备用。每次取 1/5 药膏平摊于纱布上,夜间睡前敷患处,外以胶布固定,翌晨取掉。连敷 5~10 次。

秘方 3

【组方】万应膏 500 克,白胡椒 12 克,肉桂 24 克。

【用法】将后 2 味药研细末,调入万应膏内搅匀,摊布上,备用。贴积液处。

秘方 4

【组方】母丁香 100 克。

【用法】将上药共研为极细末,装入瓶内密闭备用。用时,取药末 2 克(先将肚脐周围洗干净、擦干)放入患者肚脐中,然后盖上无菌敷料,用胶布呈十字固定。每隔 2 天换 1 次药,10 次为 1 个疗程。

第七篇

肿瘤科祖传秘方

第一章 头颈部肿瘤

鼻咽癌

秘方1

【组方】石上柏60克,瘦肉100克,红枣12枚,调料适量。

【用法】将瘦肉切丝,葱姜切片,石上柏切碎后装入纱布袋,熬汁后去除药渣。将瘦肉丝煸炒至发白后,加入料酒、酱油、葱姜,放入鲜汤、药汁、大枣,烧沸后撇去浮沫,炖至肉酥烂即可。

秘方2

【组方】土豆100克,知了80克,椒盐、番茄酱适量。

【用法】将土豆洗净切片,炸熟,知了晾干炸熟,两者放入盘中,蘸椒盐或番茄酱食用。

秘方3

【组方】乌龟1只(500克),柴胡10克,桃仁10克,白术15克,白花蛇舌草50克。

【用法】乌龟宰杀去内脏,其余6味药加6碗水炖至2碗,将汤倒入盅内,放入乌龟肉,加少许盐,隔水炖熟。

秘方4

【组方】柴胡9克,桃仁9克,白术15克,白花蛇舌草30克。

【用法】煎汤去渣后加剔净乌龟1只,炖熟,吃龟喝汤,每2~3天1剂,可常服。

秘方5

【组方】雪梨干、芦根各50克,天花粉、玄参、荸荠各25克,麦门冬、生地黄、桔梗各15克,杭白菊20克。

【用法】同煎,去渣取汁,每日1次,分2次温服。

秘方6

【组方】冬瓜皮60克,冬瓜子60克,蚕豆60克。

【用法】将上述食物放入锅内加水3碗煎至1碗,再加入适当调料即成,去渣饮用。

秘方7

【组方】蒲公英30克,白茅根50克,芦根50克。

【用法】先将蒲公英、白茅根、芦根洗净,

放入砂锅,加水适量,煎煮 30 分钟,去渣滤汁,频数饮服,当日吃完。

秘方 8

【组方】黄精、玉竹各 100 克,白糖适量。

【用法】将黄精、玉竹共煎汤,待凉备用,加入白糖混匀后即可饮用。

秘方 9

【组方】白果 200 克,白鸭 1 只。

【用法】白果去壳,开水煮熟后去皮、蕊,用开水焯后混入杀好去骨的鸭肉中。加清汤,笼蒸 2 小时至鸭肉熟烂后食用。

秘方 10

【组方】干箬竹叶 15 克。

【用法】开水冲泡大半杯,加盖,5 分钟后可饮用。

秘方 11

【组方】鲜芦笋 100 克,绿茶 3 克。

【用法】先将鲜芦笋洗净,切成 1 厘米的小段;砂锅加水后,中火煮沸,放入芦笋小段,加入用纱布袋扎裹的绿茶,煎煮 20 分钟,取出茶叶即成。

秘方 12

【组方】杏仁、蜂蜜各 30 克,牛奶 250 克。

【用法】将杏仁用温水浸泡,剥去皮尖,晒干或烘干,炒黄,研成细末;砂锅加水适量,煮沸时调入杏仁粉末,小火煨煮 30 分钟,加入牛奶,拌和均匀,继续煮至沸腾即离火,趁热调入蜂蜜即成。早晚 2 次分服。

秘方 13

【组方】两面针 30 克,徐长卿 15 克,川芎 15 克,蜂蜜 30 克。

【用法】先将两面针、徐长卿、川芎分别拣杂,洗净,晾干或晒干,切碎后,同放入砂锅,加水浸泡片刻,煎煮 30 分钟,用洁净纱布过滤,去渣,取滤汁放入容器,待其温热时兑入蜂蜜,拌和均匀即成。

秘方 14

【组方】海蜇皮 60 克,荸荠 120 克。

【用法】海蜇皮水发后切碎,放入 1000 毫升水中煮至熟烂,将荸荠洗净切块后放入锅内,煮 10 分钟撤火,凉后分 2 次服用。

秘方 15

【组方】海带 50 克,冬菇 50 克,海贝 60 克。

【用法】将海带、冬菇洗净,切成丝,放入鲜贝肉、盐、葱、姜、蒜、料酒,煮 1 个小时,出锅后淋上香油即可食用。

秘方 16

【组方】乳鸽 250 克,亚麻仁、薏苡仁各 30 克,桃仁 15 克,火腿肉 20 克,调料适量。

【用法】将鸽子宰杀焯水后备用。将亚

麻仁、薏苡仁、桃仁、调料、火腿肉,同放于鸽子上,蒸熟即可。

秘方 17

【组方】罗汉果。

【用法】每年 9 月到 10 月间罗汉果成熟时采摘,置地板上使其熟,10 天后果皮转黄再用火烘烤,制成叩之有声的干燥果实,择量切成片,放在有盖杯中,以沸水冲泡,加盖,闷 15 分钟即可。当茶,频频饮用,一般可冲泡 3～5 次。

秘方 18

【组方】山药 30 克,莲子(去心)30 克,薏苡仁 30 克。

【用法】加水适量,慢火炖熟,加白糖少许,每日 1 次,不限量,连服 15 天。

秘方 19

【组方】鲜生姜 500 克,茶叶 5 克。

【用法】将鲜生姜在冷开水中浸泡 30 分钟,取出后切片或切碎,取汁,纱布过滤,装瓶贮存于冰箱备用;将茶叶放入杯中,用沸水冲泡,加盖,闷 15 分钟即可饮用。

秘方 20

【组方】白花蛇舌草 30 克,半枝莲 10 克,大枣 20 枚,五味子 10 克,赤小豆 100 克。

【用法】上述材料加水煮 2 小时,煎汤放入冰箱内。每日数次饮服。

秘方 21

【组方】瘦猪肉 60 克,白果 5 个,沙参 15 克,玉竹 15 克,盐适量。

【用法】瘦猪肉切片,白果去壳和芯,将瘦肉、白果、沙参、玉竹一起放入盅内炖 1 小时左右,调味即可。

秘方 22

【组方】百合 50 克(鲜品加倍),银耳 30 克,粳米 50 克,蜂蜜 15 克。

【用法】将银耳水发洗净,隔水煎炖至煮烂。粳米、百合洗净后入锅煮成粥,加银耳煮后加入蜂蜜,温服。

喉癌

秘方 1

【组方】牡丹皮 10 克,栀子 10 克,赤芍 10 克,白芍 10 克,柴胡 10 克,郁金 10 克,丹参 10 克,橘核 10 克,荔枝核 10 克,白花蛇舌草 10 克,半枝莲 10 克,薏苡仁 30 克,黄精 15 克,百合 15 克,玉竹 15 克,竹茹 10 克,车前草 30 克,炒扁豆 15 克,莲子肉 15 克,甘草 6 克。

【用法】水煎服,每天 2 次,每日 1 剂。

秘方 2

【组方】百合 30 克,白茅根 15 克,玄参 15 克,金银花 30 克,车前草 30 克,野菊花 20 克,牡丹皮 10 克,玉蝴蝶 6 克,黄芩

10 克,土贝母 10 克,僵蚕 10 克。

【用法】水煎服,每天 2 次,每日 1 剂。

秘方 3

【组方】金银花 15 克,连翘 15 克,栀子 15 克,黄芩 10 克,黄连 5 克,玄参 15 克,生大黄 10 克,山豆根 10 克,锦灯笼 15 克,半枝莲 15 克,白花蛇舌草 15 克,猫人参 15 克,蒲公英 15 克,冬凌草 10 克,生甘草 6 克。

【用法】水煎服,每天 2 次,每日 1 剂。

秘方 4

【组方】赤芍 6 克,丹参 15 克,半枝莲 15 克,山慈菇 15 克,川贝 10 克,瓜蒌仁 10 克,木香 10 克,郁金 10 克,黄药子 10 克,生大黄 10 克,白花蛇舌草 10 克。

【用法】水煎服,每天 2 次,每日 1 剂。

秘方 5

【组方】浙贝母 5 克,川贝母 5 克,鳖甲 10 克,炒麦芽 10 克,莱菔子 15 克,黄芪 10 克,茯苓 20 克,生地黄 10 克,制附子 5 克,瓜蒌 10 克,桔梗 15 克,竹茹 10 克,百合 30 克,莲子心 10 克,柴胡 5 克,黄芩 5 克,薄荷 10 克,生甘草 5 克。

【用法】水煎服,每天 2 次,每日 1 剂。

上颌窦癌

秘方 1

【组方】白芷 10 克,薄荷 10 克,辛夷花 20 克,苍耳子 20 克,黄芩 20 克,连翘 20 克,菊花 20 克,葛根 10 克,半枝莲 30 克,当归 20 克,川芎 20 克,丹参 30 克,女贞子 60 克。

【用法】水煎服,每天 2 次,每日 1 剂。同时配合放、化疗。

秘方 2

【组方】黄芪 25 克,当归 10 克,川芎 10 克,赤芍 10 克,地龙 10 克,桃仁 10 克,红花 6 克,黄连 10 克,黄芩 6 克,白花蛇舌草 15 克。

【用法】水煎服,每天 2 次,每日 1 剂。连续 3 个月为 1 疗程,坚持用药 3~6 个疗程。

脑瘤

秘方 1

【组方】龙眼肉 30 克,西洋参 10 克,蜂蜜少许。

【用法】龙眼肉、西洋参、蜂蜜放入杯中,加凉开水少许,置沸水锅内蒸 40~50 分钟即成。每日早、晚口服。龙眼肉和西洋参亦可吃下。

秘方 2

【组方】田七 10 克,香菇 5 克,仔母鸡 250 克,大枣 10 枚,调料若干。

【用法】田七切片,香菇切丝,大枣去核,

将香油、盐、生姜、葱白及以上原料放入鸡腹内,鸡放入炖盅中,隔水蒸至鸡肉熟烂即可。

秘方3

【组方】冬菇5个,鸡肉60克,粟米片30克,葱1根。

【用法】将冬菇浸软,洗净,切细粒;粟米片用清水适量调糊;鸡肉洗净,切粒;葱去须洗净,切葱花。把粟米糊放入沸水锅内,文火煮5分钟后放鸡肉粒、冬菇粒煮3分钟,放葱花,调味,再煮沸即可。随量饮用。

秘方4

【组方】桃仁10克,泽兰叶12克,团鱼1只(约300克),生姜10克,食盐、大蒜、葱段、味精各适量。

【用法】将桃仁、泽兰叶研末;团鱼用热水烫,使其排尽尿液,切开去除肠杂,将药末纳进团鱼腹内(团鱼与肉同用),放进砂锅中,加水适量,先用武火烧沸,再用文火慢炖,至熟烂后掺加调料调味服食。隔日1剂,分3次食完,食鱼饮汤,持续服食5~7日。

秘方5

【组方】鸡血藤30克,白花蛇舌草50克,鸡蛋3个。

【用法】将上物一并放进砂锅中煎煮,慢火煮至鸡蛋熟后,剥壳再煮约30分钟即可食用。食鸡蛋饮汤。逐日1剂,分3次食完,持续服食5~7日。

秘方6

【组方】川芎10克,赤芍12克,白花蛇舌草30克,郁金10克,粳米150克,红糖适量。

【用法】前4味料放进砂锅中,加水适量煎煮,慢火煎煮1小时后过滤去渣,取汁备用;粳米洗净,置锅中,加水适量煮粥,先用武火烧沸,再用文火慢煮,至粥熟后,放进药汁与红糖,再煮1~2沸,逐日1剂,分2次食完,持续服食5~7日。

秘方7

【组方】鱼胶30克,水鸭1只,桂圆肉少许,生姜1片。

【用法】用水浸鱼胶,洗净,切丝;水鸭去毛、肠脏,洗净,斩件;生姜、桂圆肉洗净。把全部用料一起放入炖盅内,放开水适量,加盖,文火隔水炖2小时,调味即可。随量饮汤食用。

秘方8

【组方】嫩母鸡1只(约重1千克左右),田七12克,红枣10个,枸杞子10克,桂圆肉10克,生姜、料酒、食盐适量。

【用法】将鸡宰杀后去毛,剖腹去内脏,剁去头、爪,冲洗干净。田七用适量料酒浸软后切成薄片备用。将田七及枸杞子、红枣、桂圆、生姜片、料酒、食盐、酱油拌匀,装入鸡腹内,再把整只鸡放入搪瓷或陶瓷盆中(鸡腹部朝上),加盖后置笼中或铁锅内蒸炖。2~3小时后,出笼加适量味精即可食用。

秘方9

【组方】人参须6克,黄芪15克,山药28克,枸杞子23克,党参28克,排骨300克或鸡1只。清水适量。

【用法】人参须、黄芪等中药用布袋包好,扎口后和排骨或鸡一起放入锅中,加水5大碗。先大火后小火,炖煮3~4小时。捞出布袋后即可食用,饮汤食肉,每次1小碗,每天1次。剩余的放冰箱保存,用时取出煮沸后食用。

秘方10

【组方】水鱼500克,山药30克,枸杞子15克,红枣5个,生姜1片。

【用法】山药洗净,浸半小时;枸杞子、红枣(去核)洗净。水鱼用开水烫,使其排尿,剔去肠脏,洗净,斩件。把全部用料一起放入炖盅内,加开水适量,文火隔水炖2小时,调味即可,随量饮汤食肉。

秘方11

【组方】瘦肉100克,猫爪草130克,海马1对。

【用法】加清水适量煎汤,喝汤食肉。

秘方12

【组方】仔鸡1只(约500克),党参、料酒各20克,全当归、生姜各15克,熟地黄12克,白术10克,花椒6克,五香粉1克,食盐、大蒜、酱油、葱段、味精各适量。

【用法】将仔鸡宰杀后,去毛及肠杂,洗净切成块;药物用布包好,与鸡一并放入砂锅中,加水适量和食盐及调料等煨炖,先用武火烧沸,再用文火煨炖,至熟烂后调味服食,食肉饮汤。隔2日1剂,每剂分3次食完,可作佐餐服食,亦可单独食用,持续服食5~7日。

秘方13

【组方】白菊花、炒决明子、米仁、粳米、冰糖少许。

【用法】先把决明子放入锅内炒至微有香气,取出,待冷后和白菊花一起加清水同煎取汁,去渣,放入米仁和粳米煮粥。粥将成时,放入冰糖,煮至溶化即可。

秘方14

【组方】天麻片、猪脑、冬菇、葱、姜、盐、料酒、味精、鸡汤等各适量。

【用法】天麻片用温水洗净,猪脑挑去血筋,冬菇洗净泡软。小盅内倒入适量鸡汤,加入以上诸味料,隔水蒸20分钟。食用前加入少许味精调味。

秘方 15

【组方】黄芪、灵芝、当归各 30 克,枸杞子 50 克,高粱酒 750 毫升,冰糖适量。

【用法】将黄芪、灵芝、当归、枸杞子放入高粱酒中,加入冰糖或白糖,6 个月后饮用,每晚可饮用 25 毫升。

秘方 16

【组方】鲜猪皮 100 克,阿胶 15 克,大枣 10 枚,红糖 20 克。

【用法】猪皮刮去油脂,入锅烧沸,加入红枣,炖至肉皮熟烂,将大枣捣碎去核,下阿胶、红糖,用小火煮至完全融化即可。

秘方 17

【组方】瘦猪肉 60 克,紫菜 15 克,马蹄 3 个。

【用法】将紫菜撕成小块,用清水浸开,洗净;马蹄去皮,洗净,切丝;瘦猪肉洗净,切丝。把马蹄丝放入锅内,加清水适量,武火煮沸 15 分钟后,放紫菜、肉丝,再煮沸,调味即可随量饮用。

秘方 18

【组方】猪肺 120 克,川贝母 9 克,雪梨 2 个。

【用法】将川贝母洗净打碎;雪梨连皮洗净,去蒂和梨心,梨肉连皮切小块。猪肺切小后用水泡,挤洗干净,放开水中煮 5

分钟,捞起再用冷水洗净,沥水。把全部用料一起放入沸水锅内,文火煮 2 小时,调味即可,随量饮用。

秘方 19

【组方】黄芪 10 克,怀山药 20 克,玉竹 25 克,陈皮 2 克,百合 20 克,桂圆肉 15 克,枸杞子 10 克,猪排骨 300 克或整鸡 1 只,食盐适量。

【用法】先将黄芪、怀山药等药材放入布袋中,扎紧袋口,放约 500 毫升水中浸 5~10 分钟;再加入排骨或整鸡,先大火后小火,炖煮 3~4 小时;捞出布袋,加入盐、胡椒粉等即可食用。每次 1 碗,每天 1 次。

秘方 20

【组方】山楂 30 克,荷叶 12 克,生姜 6 克,白糖适量。

【用法】将荷叶洗净切碎,生姜切片,与山楂一起放入砂锅中,加清水适量炖煮,先用武火烧沸,再用慢火煎熬约 30 分钟,去渣取汁,以白糖调味饮服。每日 1 剂,分 2 次饮完。连续服食 5~7 日。

秘方 21

【组方】乌龟 1 只(约 500 克),芡实 30 克,龙眼肉 30 克,枸杞子 30 克。

【用法】将芡实洗净,浸半小时;龙眼肉、枸杞洗净。乌龟用开水浸,使其排尿,去肠脏、头、爪,洗净,取龟肉、龟壳,斩件。把全部用料一起放入炖盅内,加开水适量,炖盅加盖,文火隔水炖 2 小时,调味即可。随量饮汤吃龟肉。

秘方 22

【组方】党参、黄芪、山药、枸杞、山萸肉各 30 克,新鲜河鱼 1 条。

【用法】以上中药用布袋扎好。扎口后同宰洗干净的新鲜河鱼(鲫鱼、花鲤均可)一起放入锅内,加 4~5 大碗清水,先大火煮开后,再用小火炖煮成鱼汤。捞出布袋后,调味即可食用,喝汤食鱼肉。每次 1 小碗,每日 1~2 次。

秘方 23

【组方】生鱼 1 条(约 250 克),人参 15克,黄芪 30 克,红枣 3 个。

【用法】将人参洗净,切片;生鱼去鳞、腮、肠脏,洗净;黄芪、红枣(去核)洗净。把全部用料一起放入炖盅内,加开水适量,炖盅加盖,文火隔水炖 2 小时,去黄芪,捞起生鱼,汤调味即可。随量饮汤食用。

秘方 24

【组方】桃仁 10 克,红花 3 克,生姜 10克,粳米 150 克,红糖适量。

【用法】将桃仁、红花焙干研末,生姜捣烂取汁,粳米洗净后置锅中,加水适量煮粥,先用武火烧沸,再用文火慢煮,至粥八成熟时,掺加桃仁末、红花末、生姜汁、红糖一并再煮,至熟后即可服食。逐日 1 剂,分 2 次食完,持续服食 5~7 日。

秘方 25

【组方】甘菊花 30 克,粳米 60 克,冰糖适量。

【用法】将菊花洗净,水煎 1000 毫升取汁,将粳米加入煎取的甘菊汁内,放入冰糖,熬成粥即可。

秘方 26

【组方】核桃肉 100 克,芡实 50 克,乌鸡1 只。

【用法】将乌鸡洗净,去内脏,加核桃肉、芡实,放入清水适量后同煎约 90 分钟,加盐适量,饮汤。

秘方 27

【组方】夏枯草、薏苡仁各 30 克,菊花 15克、红花 10 克。

【用法】加清水适量。同煎取汁,饮服。

第二章 消化道肿瘤

食管癌

秘方1

【组方】黄芪30～100克,赤芍、川芎各15～30克,当归、地龙各30～60克。

【用法】水煎服,每天2次,每日1剂。

秘方2

【组方】黄芪45克,太子参30克,麦门冬、白术、茯苓各15克,北沙参12克,石斛10克,桃仁15克,红花10克,甘草6克。

【用法】水煎服,每天2次,每日1剂。

秘方3

【组方】威灵仙1把,醋和蜜各半盏。

【用法】煎5分钟,服之,吐出宿痰效佳。

秘方4

【组方】韭菜汁、梨汁、人乳各1盅。

【用法】混在一起,蒸熟服之。

秘方5

【组方】蒲公英、生姜各30克,生地黄、山药各20克,鸡内金、桂枝、延胡索、当归、乌贼骨、郁金各10克,白芍12克,青木香9克,陈皮、生甘草各6克,红枣10枚。

【用法】头煎加水约500毫升,先泡20分钟,武火煮沸后,改小火再煮30分钟,取液约200毫升;二煎加水约400毫升,武火煮沸后,改小火再煮30分钟,取液约200毫升;两煎药汁混合后当茶饮,每煎服3日,可长期饮用。

秘方6

【组方】威灵仙、半枝莲、白花蛇舌草各50克,水蛭15克。

【用法】水煎服,每天2次,每日1剂。

秘方7

【组方】板蓝根、猫眼草各50克,人工牛黄6克,朱砂3克,威灵仙100克,制南星10克。

【用法】上药制成浸膏干粉,每天服4次,每次3克。

秘方8

【组方】急性子、半枝莲各60克,红枣10只。

【用法】每日1剂,煎汤分2次服用。

秘方9

【组方】生鹅血半杯。

【用法】加少许热黄酒饮服,每日1~2次。

秘方10

【组方】青黛3克,丹参9克,当归9克,代赭石12克,枳壳9克,陈皮6克,半夏6克,木香3克,谷芽12克,金银花30克,连翘9克,豆根15克,白花蛇舌草15克,瓦楞子12克,刘寄奴3克,甘草3克。

【用法】水煎服,每天2次,每日1剂。

秘方11

【组方】大梨1个,巴豆49粒,红糖30克。

【用法】将梨挖去核,放入巴豆,封好,连同剩余的巴豆同放碗中,蒸约1小时,去掉巴豆不用,吃梨喝汤。

胃癌

秘方1

【组方】芝麻6克,粳米30克,蜂蜜适量。

【用法】将芝麻炒香,待米煮粥即将熟时加入,再加蜂蜜调匀即成。每日1次。

秘方2

【组方】芝麻、桃仁各20克,粳米80克。

【用法】用芝麻、桃仁和糯米共同煮粥即成。隔日1次。

秘方3

【组方】莱菔子30克,粳米适量。

【用法】先将莱菔子炒熟,再与粳米共煮成粥。每日1次,早餐服食。

秘方4

【组方】生韭菜适量,牛奶200毫升,生姜汁250毫升。

【用法】韭菜洗净绞汁,每次用韭汁100毫升,兑牛奶烧开,冲入姜汁缓缓咽下,每日频服。

秘方5

【组方】枸杞子40克,瘦猪肉150克,甲鱼500克。

【用法】将枸杞子洗净,猪肉切成细丝,甲鱼去内脏切块,齐放锅内,加水适量炖熟,撒食盐等调味,佐餐。每日适量常服。

秘方6

【组方】鸭子(1千克),枸杞子50克,松子50克,糯米30克,丁香、陈皮适量。

【用法】将鸭子洗净去内脏,将枸杞子、松子、糯米等填入鸭腹内,放入丁香末和陈皮丁,封好,放入酒、盐、调料等,蒸熟即可。

秘方7

【组方】鱼肚(大黄鱼、鲤鱼、黄唇鱼、鳗鱼的鳔均可做原料),芝麻油。

【用法】鱼肚用芝麻油炸酥,压碎即成。每日3次,每次10克。

秘方 8

【组方】花生连红衣 250 克,大枣 5 枚,桂圆肉 12 克。

【用法】大枣去核,与花生、桂圆一起加水煮熟即可。每日 1 次。

秘方 9

【组方】大肉 150 克,黄芪 50 克,大蒜、酱油适量。

【用法】将黄芪煮水,用黄芪水煮上大肉,待肉熟后,切成薄片,加入大蒜泥和酱油食用。

秘方 10

【组方】猪肚 1 个,独头蒜 100 克,陈皮 10 克,花生 20 克,胡椒 10 克,油、盐、料酒、葱、姜适量。

【用法】猪肚去脂膜切丝入沸水焯透。油热后,下诸料略炒,加入肉汤,炖烂即可。

秘方 11

【组方】甘蔗汁 1 杯,生姜汁 1 小勺。

【用法】隔水煨温,一次服下。

秘方 12

【组方】猪肚 250 克,莲子、赤小豆、薏苡仁、火腿肉、虾仁 50 克,火腿、肉丁各 30 克,鸡汤适量。

【用法】将猪肚洗净,莲子、赤小豆、薏苡仁、火腿肉、虾仁、火腿、肉丁放入猪肚扎

好,在鸡汤中煮熟调味即可。

秘方 13

【组方】芡实、山药、茯苓、莲肉、薏米仁、扁豆各 30 克,米粉 500 克。

【用法】将上述全部食材加工成粉末与米粉和匀即成。每日 2 次或 3 次,每次 6 克,加糖调味,开水冲服,也可做糕点食用。

秘方 14

【组方】陈皮 10 克,茵陈 50 克,大枣 10 个。

【用法】用水煎服饮用。

秘方 15

【组方】向日葵杆蕊或向日葵盘 30 克。

【用法】用上述原料煎汤即成。煎汤代茶,长期饮用。

秘方 16

【组方】白花蛇舌草 150 克,白茅根 120 克,白糖适量。

【用法】水煎,加白糖冲服。

秘方 17

【组方】白豆腐 2 块,冬菇 6 个,葱粒、蒜茸、豆瓣酱各一汤勺,盐适量。

【用法】将豆腐切块炸至金黄色,冬菇浸软后去蒂,撕块备用。用少量油爆香蒜茸、豆瓣酱,加适量清水煮沸,下冬菇出味后加炸豆腐后再煮沸,加盐调味,撒葱

粒即可。

秘方 18

【组方】番茄 200 克，牛奶 100 毫升，盐、糖、味精、水淀粉适量。

【用法】番茄开水泡后去皮切片，开水中加牛奶、盐、糖、味精煮沸，加番茄翻炒，用水淀粉勾芡煮沸即可。

秘方 19

【组方】莴苣 250 克，大枣 250 克，面粉 500 克。

【用法】将莴苣切碎，大枣煮熟去核，与面粉混合后做饼即成。

秘方 20

【组方】山药 20 克，薏苡仁 20 克，粳米 100 克。

【用法】把薏苡仁和粳米煮半熟时，加入山药熬熟即可。

秘方 21

【组方】黄芪 30 克，薏苡仁 30 克，阿胶 12 克。

【用法】将前两味药加水 800 毫升煎至 500 毫升，过滤加冰糖、阿胶，再煎，熔化为度，频服。

秘方 22

【组方】橘皮 1 块，红枣 3 枚。

【用法】红枣去核，与橘子皮共煎水即成。每日 1 次。

秘方 23

【组方】乌梅 20 克，粳米 100 克，冰糖适量。

【用法】先将乌梅煎取浓汁，去渣，加入粳米煮成粥，粥熟后加少许冰糖，再稍煮即可。每日 1 次。

秘方 24

【组方】豆腐 100 克，红糖 60 克，清水 1 碗。

【用法】红糖用清水冲开，加入豆腐，煮 10 分钟后即成。

直肠癌

秘方 1

【组方】黄芪 50 克，红枣 10 枚，瘦猪肉适量，红藤 100 克。

【用法】黄芪与红藤加水 1000 毫升，大火煮沸，然后用文火煎 30 分钟，取汁与红枣及猪肉同炖至烂即可。食肉喝汤。

秘方 2

【组方】野葡萄根、蚤休、半枝莲、土贝母、凤尾草各 25 克，藤梨根 100 克，水杨梅根 9 克，黄药子、白茅根各 50 克，白糖 25 克。

【用法】将上述药物洗干净，放入砂锅内，加水适量，将砂锅置大火上烧沸，再用小火煎煮 25 分钟，停火，滤渣，在汁液内加入白糖搅匀即成。每日 3 次,每次饮 150 毫升。

秘方 3

【组方】猪直肠 30 厘米,槐花 20 克,料酒 6 毫升,盐、味精各 3 克,姜、葱各 6 克。

【用法】将猪直肠用盐揉洗干净,槐花洗干净,姜拍破,葱切段;槐花、料酒、盐、味精拌匀,装入猪直肠内,扎紧两头口;把猪直肠放入炖锅内,加入姜、葱、料酒、水,烧沸,再用小火煎煮 40 分钟,停火,捞出直肠,切段,再放入汤内烧沸,加少许盐、味精,拌匀即成。每日 1 次,吃肠喝汤,佐餐食用。

秘方 4

【组方】龙葵 15 克,白糖 30 克。

【用法】将龙葵洗净,放入砂锅内,加水适量;随后将砂锅置大火上烧沸,再用小火煎煮 25 分钟,过滤去渣,留汁液,在汁液内加入白糖搅匀即成。每日 3 次,每次 100～150 克。

秘方 5

【组方】夏枯草 90 克,黄糖 5～8 片(或乌黑糖 150 克)。

【用法】将夏枯草洗净放入砂锅内,加水 1.5 千克,煎煮去渣,取药液,在药液中加入黄糖和药水,煎煮 30 分钟即成。代茶频饮。

秘方 6

【组方】金银花藤、半枝莲、龙葵各 50 克,白花蛇舌草 100 克,白糖 30 克。

【用法】将白花蛇舌草、龙葵、半枝莲、金银花藤洗净,放入砂锅,加水适量;将砂锅置大火上烧沸,再用小火煎煮 25 分钟,停火,过滤去渣,留汁液,在汁液内加入白糖搅匀即成。每日 3 次,每次饮 150 毫升。

秘方 7

【组方】白花蛇舌草、白茅根各 200 克,白糖 30 克。

【用法】将上 2 味药洗净放入锅中,加水适量,置大火上烧沸,再用小火煎煮 25 分钟,停火,过滤去渣,在汁液内加入白糖搅匀即成。每日 3 次,每次饮 150 毫升。

大肠癌

秘方 1

【组方】黄芪 3 克,党参 20 克,薏苡仁 30 克,白术 15 克,茯苓 12 克,陈皮 6 克,木香 9 克(后下),白花蛇舌草 30 克,半枝莲 20 克,蒲公英 25 克,徐长卿 15 克。

【用法】水煎服,每天 2 次,每日 1 剂。21 天为 1 个周期。

秘方 2

【组方】槐角 15 克,地榆 15 克,黄芩 10 克,金银花 15 克,薏苡仁 30 克,枳壳 15

克,归尾 15 克。

【用法】水煎服,每天 2 次,每日 1 剂。

秘方 3

【组方】当归 10 克,苍术 9 克,枳壳 10 克,黄芩 10 克,黄连 6 克,厚朴 10 克,槟榔 10 克,生黄芪 30 克,木香 6 克,川芎 6 克,生薏苡仁 30 克,陈皮 10 克,防风 12 克,甘草 6 克。

【用法】每日 1 剂,水煎服。

秘方 4

【组方】生黄芪 30 克,白茯苓 15 克,焦白术 15 克,生薏苡仁 12 克,太子参 15 克,八月札 15 克,藤梨根 30 克,夏枯草 12 克,白花蛇舌草 30 克,菝葜 30 克,野葡萄藤 30 克,红藤 15 克。

【用法】水煎服,每天 2 次,每日 1 剂。

秘方 5

【组方】太子参 30 克,白术 10 克,茯苓 15 克,甘草 10 克,陈皮 15 克,姜半夏 10 克,木香 10 克,砂仁 6 克,红藤 10 克,败酱草 15 克,八月札 15 克,橘荔核 15 克,半枝莲 15 克。

【用法】水煎服,每天 2 次,每日 1 剂。

秘方 6

【组方】党参(或太子参)15 克,白术 12 克,茯苓 12 克,甘草 6 克,陈皮 6 克,白花蛇舌草 15 克,薏苡仁 30 克,枳壳 12

克,黄芪 15 克,麦芽 10 克。

【用法】水煎服,每天 2 次,每日 1 剂。

秘方 7

【组方】太子参 30 克,白术 15 克,茯苓 30 克,生甘草 6 克,生薏苡仁 15 克,莪术 15 克,陈皮 6 克,白花蛇舌草 30 克,野葡萄藤 30 克,木馒头 15 克。

【用法】水煎服,每天 2 次,每日 1 剂。疗程为 15 ~ 18 周。

秘方 8

【组方】太子参 30 克,白术 10 克,茯苓 15 克,淮山药 30 克,黄连 5 克,木香 10 克,枳实 15 克,地榆 10 克,半枝莲 15 克,土茯苓 25 克,蜀羊泉 15 克。

【用法】水煎服,每天 2 次,每日 1 剂。

秘方 9

【组方】马齿苋 15 克,藤梨根 15 克,红藤 15 克,败酱草 15 克,薏苡仁 30 克,蒲公英 15 克,土茯苓 25 克,半枝莲 15 克,白花蛇舌草 15 克。

【用法】每日 1 剂,水煎 3 次,混合 3 煎药液后分 3 次口服,3 个月为一疗程。

秘方 10

【组方】党参 15 ~ 30 克,白术 12 克,丹参 15 克,赤芍 12 克,陈皮 6 克,枳壳 12 克,白花蛇舌草 10 克。

【用法】水煎服,每天 2 次,每日 1 剂。

秘方 11

【组方】黄芪 30 克,黄精、枸杞子、鸡血藤、槐花、败酱草、马齿苋、仙鹤草、白英各 15 克。

【用法】每日 1 剂,水煎服。

秘方 12

【组方】党参 10 克,白术 10 克,茯苓 12 克,甘草 6 克,干姜 6 克,附子 6 克,黄连 3 克,黄芩 10 克,黄柏 10 克,阿胶 10 克(烊化),虎杖 10 克,蒲公英 20 克,生薏苡仁 25 克,红枣 4 枚,木香 10 克。

【用法】每日 1 剂,水煎服。

肝癌

秘方 1

【组方】青果 20 克,陈皮 20 克。

【用法】陈皮、青果分别洗净,置锅中,加清水 500 毫升,急火煮 3 分钟,改文火煮 20 分钟,滤渣取汁,分次服用。

秘方 2

【组方】向日葵子 20 克,蜂蜜 100 克。

【用法】将向日葵子去壳留仁,捣碎,加蜂蜜调和,分次服用。

秘方 3

【组方】银耳 20 克,燕窝 20 克,瘦肉 50 克。

【用法】瘦肉洗净,切成小块,置锅中,加清水 1000 毫升,加燕窝、银耳,急火煮

开,去浮沫,加黄酒、食盐,文火煮 20 分钟,调味即可食用。

秘方 4

【组方】香薷 30 克,刀豆子 30 克,猪肝 60 克,粳米 60 克,葱、姜、香油、食盐少许。

【用法】温水泡发香薷,猪肝切成小丁。香薷浸出液沉淀,过滤备用。香油下锅烧热,放入刀豆子、猪肝、香薷,煸炒后,再加黄酒、盐、葱、姜炒,入味;粳米淘净,下锅加水,煮成稀粥后加刀豆、猪肝等原料,再煮片刻即可食用。

秘方 5

【组方】桃仁 20 克,粳米 50 克。

【用法】桃仁洗净,捣碎,置锅中,加清水 1000 毫升,加粳米,急火煮 5 分钟,改文火煮 30 分钟,分次服用。

秘方 6

【组方】鲜韭菜 60 克,牛乳 100 毫升。

【用法】将韭菜洗净,捣烂取汁,将韭汁与牛乳和匀,炖热,趁热缓缓咽下。

秘方 7

【组方】薏苡仁 10 克,淡豆豉 10 克。

【用法】淡豆豉、薏苡仁分别洗净,共置锅中,加清水 500 毫升,急火煮 5 分钟,文火煮 30 分钟,去渣取汁,分次食用。

秘方 8

【组方】老丝瓜 20 克,金银花 10 克。

【用法】金银花、丝瓜分别洗净,置锅中,加清水1000毫升,急火煮3分钟,改文水煮20分钟,滤渣取汁,分次服之。

秘方9

【组方】蒲公英20克,粳米50克。

【用法】蒲公英洗净,切成细末,置锅中,加清水1000毫升,加粳米,急火煮3分钟,改文火煮30分钟,成粥,趁热服用。

秘方10

【组方】鲜百合30克。

【用法】鲜百合洗净,置锅中,加清水500毫升,急火煮3分钟,改文火煮30分钟,分次服用。

秘方11

【组方】山楂300克,螃蟹300克,黄酒适量。

【用法】将螃蟹、山楂共同焙干,研成细末备用。每次15~20克,用黄酒冲服,每日2次。

秘方12

【组方】冬瓜子10克,茯苓10克。

【用法】茯苓、冬瓜子分别洗净,置砂锅中,加清水500毫升,急火煮5分钟,改文火煮30分钟,去渣取汁,分次服用。

秘方13

【组方】鲜白茅根30克,香薷20克。

【用法】香薷、鲜白茅根分别洗净,置入锅中,加清水500毫升,急火煮5分钟,文火煮20分钟,滤渣取汁,分次服用。

秘方14

【组方】青果10克,枸杞子20克。

【用法】枸杞子、青果分别洗净,置锅中,加清水1000毫升,急火煮3分钟,改文火煮20分钟,滤渣取汁,分次服用。

秘方15

【组方】鲜猪肝150克,佛手片10克,生姜10克,食盐、葱适量。

【用法】将佛手片置锅中,加清水500毫升,煮沸约20分钟,滤渣取汁;将猪肝洗净,切成片,加姜、盐、葱略腌,锅中药汁煮沸后倒入猪肝,煮一二沸后即可服用。

秘方16

【组方】小茴香10克,豆蔻10克,木香10克,鸡血块250克,盐、猪油、葱、姜适量。

【用法】将小茴香、木香、豆蔻置锅中,加清水500毫升,煮30分钟,去渣取汁;再将鸡血块划成小块放入,加猪油、盐、葱、姜少许,煮熟即可食用。

胰腺癌

秘方1

【组方】青黛、人工牛黄各12克,紫金锭

6 克,野菊花 60 克。

【用法】上药共研细末。每次服 3 克,每日 3 次。

【备注】清热解毒,消肿散结。主治胰头癌。

秘方 2

【组方】龙葵、白英、蛇果草、铁树叶、凤尾草、黄毛耳草各 30 克,白花蛇舌草 60克,岩柏 24 克。

【用法】水煎服,日服 2 次。

秘方 3

【组方】鸡内金 30 克,青黛、人工牛黄各15 克,紫金锭 10 克,野菊花 60 克,蚤休、三七各 30 克。

【用法】共研细末,每日 3 次,每次 2 克。

秘方 4

【组方】肿节风 30 克。

【用法】水煎内服,外用适量。

秘方 5

【组方】瞄陈、半枝莲各 30 克,栀子 10克,茯苓 15 克,当归 12 克,郁金 10 克,丹参 15 克,延胡索 10 克,炒鳖甲(先煎)30 克,牡蛎(先煎)24 克,白僵蚕 12 克,鸡内金 8 克,桃仁 10 克,王不留行15 克。

【用法】每日 1 剂,水煎,分 3 次服用。

秘方 6

【组方】太子参、焦白术、茯苓、草蔻仁、陈皮、香附、郁金、延胡索、五灵脂、半夏、海螵蛸各 9 克,薏苡仁、生黄芪各 30 克,当归、栝楼各 15 克,炒柴胡、广木香各4.5 克。

【用法】每日 1 剂,水煎,分 3 次服用。

【备注】健脾益气,活血消瘀。主治胰腺癌。注意心理护理,不吃油炸、辛辣、腌渍的食物,不吸烟,不饮酒。

秘方 7

【组方】苍术、白术、厚朴、陈皮各 20 克,法半夏、天南星各 15 克,薏苡仁、猪苓、茯苓、焦麦芽、焦神曲、焦山楂、泽泻各 30克。面浮足肿明显者可加车前子(包)、木瓜;腹部肿块硬实、疼痛者可加三棱、莪术;疼痛明显者可加木香、青皮。

【用法】每日 1 剂,水煎,分 3 次服用。

秘方 8

【组方】红藤、铁树叶各 30 克,白花蛇舌草 90 克,半枝莲 30~60 克。

【用法】水煎服,日服 2 次。

胆囊癌

秘方 1

【组方】金钱草 80 克(鲜者 200 克),金银花 60 克(鲜品 150 克),瘦猪肉 600 克,黄酒 20 克。

【用法】将金钱草与金银花用纱布包好,同猪肉块一同加水浸没,武火烧开后加黄酒,文火炖 2 小时,取出药包。饮汤食肉,每次 1 小碗,日服 2 次。过夜煮沸,3 日内服完。

秘方 2

【组方】花生米、大枣各 30 ~ 50 克。

【用法】先煮之,熟时再加入洗净的粳米 100 克煮成粥,食用前拌入洗净切碎的适量西红柿,每日 1 ~ 2 次。

秘方 3

【组方】丹参 500 克,郁金 250 克,茵陈 100 克,蜂蜜 1 千克,黄酒适量。

【用法】将丹参、郁金、茵陈入锅,冷水浸 2 小时,中火烧开,加黄酒 1 匙,文火煎 1 小时,约制药汁 1 大碗,滤出;再加水煎 1 次,约制药汁半大碗;将 2 次药汁与蜂蜜同放入盆内,搅匀,加盖,旺火隔水蒸 2 小时,冷却装瓶。每次服 1 ~ 2 匙,饭后开水冲服,日服 2 次,3 个月为 1 疗程。

秘方 4

【组方】绿豆 30 克,百合 15 克,发菜 2 克。

【用法】煮汤食粥。

秘方 5

【组方】白茅根 50 克,三七 10 克,猪肝 250 克,绍酒、生姜、葱、盐适量。

【用法】将猪肝切片,三七磨成粗粉备用,白茅根水煎半小时取汁,药汁中加入三七粉、猪肝、生姜、葱、绍酒,再煎煮,加入盐搅匀即可。

秘方 6

【组方】西洋参 3 克,麦冬 10 克,均切碎,加大米 100 克。

【用法】同煮粥,作早餐食用。

秘方 7

【组方】白花蛇舌草 20 克,白茅根 50 克,白糖 30 克。

【用法】将白花蛇舌草、白茅根洗净去杂质,放入砂锅内煎煮 1 小时,去渣留汁,加白糖即成。

秘方 8

【组方】乌梅 250 克,虎杖 500 克,蜂蜜 1 千克。

【用法】将乌梅、虎杖洗净,水浸 1 小时,再用瓦罐加水适量,文火慢煎 1 小时,滤出头汁 500 毫升,加水再煎,滤出二汁 300 毫升;将药汁与蜂蜜放入锅中,文火煎 5 分钟,冷却装瓶。每服 1 汤匙,饭后开水冲服,日服 2 次,3 个月为 1 疗程。

秘方9

【组方】三七粉 10 克,元胡粉 10 克,紫皮大蒜 50 克。

【用法】将三七、元胡洗净、晒干,研成细末后充分拌和均匀备用。将紫皮大蒜洗净,切碎,剁成大蒜糊,拌入三七、元胡细末,可酌加适量温开水,搅拌成糊状即成。

秘方10

【组方】土茯苓 60 克,郁金 30 克,蜂蜜30 克。

【用法】将土茯苓、郁金洗净,晒干或烘干,切成片,同放入砂锅中加水浸泡片刻,浓煎 30 分钟,过滤去渣,滤汁温热时调入蜂蜜,拌和均匀即成。

秘方11

【组方】胡萝卜 30 克,鸡内金 6 克。

【用法】煮粥食之。

秘方12

【组方】生大蒜 500 克,百合 100 克,白酒适量。

【用法】密封 1 个月即成。早晚空腹服用。

秘方13

【组方】太子参 10 克,枸杞 10 克,黄芪 10克,大米 50～100 克。

【用法】同煮粥,作早餐或点心食用。

秘方14

【组方】猪苦胆 10 个(连同胆汁),绿豆250 克,甘草 50 克。

【用法】将绿豆分别装于苦胆中,用线缝紧,洗净苦胆外污物,放入锅内蒸约 2小时,取出捣烂,再用甘草煎汁混合,制丸,每日早、中、晚各服 1 丸,10 天为 1疗程。

秘方15

【组方】猪脊骨 500 克,五加皮 30 克,黄芪 25 克,薏苡仁 50 克,茯苓 20 克。

【用法】将猪脊骨焯水,加调料炖至半熟,将五加皮等放入袋中入猪骨汤至烂熟即可,食肉喝汤。

秘方16

【组方】玉米须 50 克,蚌肉 200 克。

【用法】将玉米须和蚌肉同放砂锅内,加水适量,文火煮至烂熟。隔日服 1 次。

秘方17

【组方】老菱角 30 克,绿豆 30 克,粳米 60克,白糖适量。

【用法】菱角煮熟,去壳烘干,研成细末备用。将绿豆加水煮成八成熟,加入粳米煮成粥后,将熟菱粉、白糖用冷水调和成糊状,倒入烧开的粥中即成。

第三章　泌尿及男性生殖系统肿瘤

肾肿瘤

秘方 1

【组方】海带 20 克,生薏苡仁 30 克,鸡蛋 1 个。

【用法】将海带洗净切碎,生薏苡仁洗净放入高压锅炖烂,倒入菜锅煮开,将打匀的鸡蛋甩入,加少许盐调味即可。

秘方 2

【组方】燕窝 6 克,西洋参 9 克。

【用法】燕窝用温水泡后去燕毛,西洋参切片,加清水适量,隔水炖 12 小时后服用。

秘方 3

【组方】雪梨汁 1 份,甘蔗汁 2 份,荸荠 1 份。

【用法】3 者和匀冷服,或加热后温服。

秘方 4

【组方】茯苓 25 克,赤小豆 30 克,大枣 10 枚,粳米 100 克。

【用法】先将赤小豆用冷水浸泡半日后,同茯苓、大枣、粳米煮为粥。早晚餐温服食用。

秘方 5

【组方】玉米须 30 克,车前叶 30 克,葱白 1 根,粳米 100 克。

【用法】将洗干净的车前叶切碎后放入砂锅,然后放进玉米须和葱白,加适量水,用小火煎 60 分钟;去渣,再加入洗好的米,添些水熬粥,过 40~50 分钟即可出锅。每日 1 剂,分早晚 2 次服用,7 日为 1 个疗程。

秘方 6

【组方】新鲜荠菜 250 克,粳米 50 克。

【用法】将荠菜洗净切碎,与粳米煮粥食用,每天 1 剂。

秘方 7

【组方】玉米 50 克,白扁豆 25 克,大枣 50 克。

【用法】将上 3 味料共煮成粥,每日食用 1 次。

秘方 8

【组方】灯芯花 5~8 扎,鲫鱼 1~2 条,白米 30 克。

【用法】将鲫鱼去鳞和内脏,用纱布包好,与灯芯花、白米同煮成粥。连服2～4次。

秘方 9
【组方】黄芪 60 克,粳米 50 克,红糖少许。

【用法】先将黄芪加水煎煮 40 分钟,取药汁与粳米共同煮粥,加入红糖烊化后食用,每天 2 次,早晚各 1 次。

秘方 10
【组方】芡实 30 克,白果 10 个,糯米30 克。

【用法】将白果去壳,与芡实、糯米共入锅中加水煮成粥食用。

秘方 11
【组方】粳米 70 克,糯米、莲子肉、芡实、茯苓、怀山药各 30 克。

【用法】上述 6 味药晒干,研末磨粉,加白糖适量,混匀,共蒸成糕,食用。

秘方 12
【组方】鲜牛奶 250 毫升,鲜鸡蛋 2 个,石莲子 50 克。

【用法】将石莲子磨粉,加水适量煮莲子粉成糊状,放入冰糖或白砂糖调味,再放入牛奶和鸡蛋清拌匀,煮沸即可服食。

每日或隔日 1 次。

秘方 13
【组方】黄芪 75 克,薏苡仁 50 克,糯米250 克,豆沙适量。

【用法】薏苡仁煮熟,与豆沙拌匀,用黄芪煮水,用黄芪水煮糯米饭,将薏苡仁、豆沙放入糯米中,蒸熟即可食用。

秘方 14
【组方】香菇20 克,冬虫夏草15 克,未下蛋母鸡 1 只(约 1 千克)。

【用法】香菇去蒂,鸡去毛、头脚和内脏,将香菇、冬虫夏草放入鸡腹,竹签缝口,加水适量,慢火炖 2 小时,调味服食,可分2～3 次服完。

秘方 15
【组方】黄芪 40 克,大枣 10 枚,当归 20 克,枸杞子 10 克,瘦猪肉 500 克(切碎块)。

【用法】前 4 味药和猪肉加入调味品熬汤,吃肉喝汤。

秘方 16
【组方】枸杞子 30 克,甲鱼 1 只(约 500克),瘦猪肉 150 克。

【用法】先放甲鱼在热水中游动,使其排尿后,杀死切开,去内脏,洗净切块,加清水适量,与枸杞子、瘦猪肉共炖至烂熟,分2～3 次服完。

秘方 17

【组方】枸杞子 15 克,海参 250 克,瘦猪肉 100 克。

【用法】先将海参浸透,剖洗干净,然后与瘦猪肉均切成片状,加水适量共煮至烂熟,调味食用,分次服完。

秘方 18

【组方】白果 80 克,发菜 20 克,鸡丝、鸭丝、肉丝各 20 克,鸡汤适量。

【用法】将白果煮熟,鸡汤煮发菜,加上鸡丝、鸭丝、肉丝、白果,煮熟时加上调料即可。

秘方 19

【组方】山茱萸 50 克,枸杞子 100 克,茯苓 100 克,鸭 1 只。

【用法】将鸭去肠洗净,与上述 3 味药加盐、生姜等调料炖烂,吃肉喝汤。

秘方 20

【组方】芡实 30 克,糯米 30 克,白果 10 枚。

【用法】先将白果去壳去芯,将白果与芡实、糯米共同煮成粥。每日 1 次,10 天为 1 疗程。

秘方 21

【组方】生黄芪 30 ~ 60 克,粳米 60 克,陈皮末 10 克。

【用法】先将黄芪煎汤去渣,然后加入粳米煮成粥,粥成后加入陈皮末即可食用。

秘方 22

【组方】猪肾 500 克,女贞子、枸杞子各 30 克,桃仁 15 克,红花 10 克。

【用法】将猪肾洗净切成腰花,加淀粉、黄酒、女贞子、枸杞子、桃仁,水煎至 500 毫升,红花后下,煎 20 分钟备用,腰花下油锅爆炒半熟时,将药汤放入,炖熟即可。

秘方 23

【组方】菱粉 60 克,生薏苡仁 60 克,粟米 60 克。

【用法】薏苡仁加水先煎,至开裂将熟时加入粟米、菱粉,再煮至酥烂即可。

秘方 24

【组方】郁李仁 50 克,薏苡仁 60 克。

【用法】先将郁李仁水煎取汁,去渣,以郁李仁汁代水,加入薏苡仁,如常法煮粥,煮至薏苡仁开花烂熟成为稀粥。每日 2 次,早晚餐温热服食。

秘方 25

【组方】白茯苓 15 克(研成细末)、粳米 50 克。

【用法】两者煮粥食用,每天 1 剂。

秘方 26

【组方】茯苓 30 克,白芍 20 克,补骨脂 20 克,黄芪 20 克,赤小豆 100 克,狗脊 30 克,苦瓜 250 克,胡萝卜 250 克,猪肾 250 克,食油、盐、葱、姜、蒜、胡椒粉适量。

【用法】将药材洗净包好,与猪肾(切片)加佐料炖 2 小时。每日 1 剂,食用 2 ~ 3 次。

秘方 27

【组方】桃仁 20 克,生薏苡仁 30 克,大米 100 克。

【用法】桃仁打碎,水煎取汁,加入生薏苡仁、大米同煮成粥即可食用。

膀胱癌

秘方 1

【组方】当归、赤芍、蝉蜕、海金沙、薏苡仁各 10 克,土茯苓、百部、金钱草、滑石(布包)、苦丁茶、牛膝、牵牛子各 15 克,菟丝子 20 克,琥珀 1 克(冲服),斑蝥 2 个,蛤蚧 3 条。

【用法】水煎服,每天 2 次,每日 1 剂。

秘方 2

【组方】猪苓、白花蛇舌草、重楼、半枝莲、萹蓄、制黄柏各 30 克,薏苡仁 50 克。

【用法】将上药加水 1000 毫升,煎 30 分钟后滤取药液,再加水 800 毫升煎 20 分钟后滤取药液,将上述两次煎液合并后灌洗膀胱。患者在左、右侧卧位,俯、仰卧位上轮流改变体位,每周灌洗 1 次,每一体位保持 15 分钟。

秘方 3

【组方】炙黄芪 30 克,党参 30 克,白术 12 克,茯苓 12 克,升麻 6 克,柴胡 9 克,菟丝子 30 克,补骨脂 12 克,熟附子 12 克,生、熟地黄各 12 克,山药 12 克,鹿角片 12 克。

【用法】水煎服,每天 2 次,每日 1 剂。同时配合西医治疗方案。

秘方 4

【组方】干蜀葵 40 克(或鲜蜀葵全株 100 克)。

【用法】水煎服,每天 2 次,每日 1 剂。症状好转后,改用干蜀葵花 10 ~ 20 克泡茶饮用。

前列腺肿瘤

秘方 1

【组方】冬瓜、麻仁。

【用法】将麻仁碾碎加水搅拌后,使其沉淀,去渣取汁放入锅中,加切好洗净的冬瓜片,煮烂熟,放佐料调味即可食用。

秘方 2

【组方】炒杜仲 20 克，牛膝 20 克，巴戟天 20 克，羊肾 1 对。

【用法】先将羊肾去脂膜，共煮，熟后加盐、姜等调味，食肉饮汤。

秘方 3

【组方】熟附子 20 克，干姜 100 克，山楂 50 克，肉桂 5 克，牛肉 500 克。

【用法】牛肉洗净切块，将熟附子、山楂放入砂锅，上面放牛肉，加清水和调料，不加酱油，炖烂后取肉弃渣即可食用。

秘方 4

【组方】绿豆，车前子。

【用法】将车前子用细纱布包好，绿豆淘洗干净，同置锅中加水烧开，改用小火煮至豆烂，去车前子即可饮用。

秘方 5

【组方】羊肾一对，肉苁蓉。

【用法】将羊肾洗净切开，剥去中间筋膜，切成薄片，肉苁蓉用酒浸泡一夜，去皱切片，锅中放水烧开，加佐料，烧开后微火略煮即可。

秘方 6

【组方】白花蛇舌草 50 克，半枝莲 50 克，半边莲 50 克，白茅根 50 克。

【用法】每天一剂，水煎服。

秘方 7

【组方】巴戟，猪大肠。

【用法】将猪大肠洗净，把巴戟放入猪大肠内，加清水适量，隔水炖熟。

秘方 8

【组方】老雄鸭，冬虫夏草。

【用法】将冬虫夏草放入鸭腹中，加清水适量，放瓦盅内隔水炖熟。

秘方 9

【组方】猪腰，骨碎补。

【用法】将猪腰洗净切开，剥去中间筋膜，把骨碎补研细放入猪腰内，用线扎紧，加清水适量煮熟，饮汤吃肉。

秘方 10

【组方】白花蛇舌草 100 克，菱粉、薏苡仁各 60 克。

【用法】将白花蛇舌草装入纱布袋内，加水 1500 毫升，煎 15 分钟，留汁备用。薏苡仁下锅，加药汁、清水煮至米开花，再加入菱粉熬成粥即可。

秘方 11

【组方】向日葵杆的内髓芯 30 克。

【用法】将向日葵髓芯加水煎汁即可。

秘方 12

【组方】炒车前子 10 克，韭菜子 6 克，核桃仁 3 个，薏米 30 克。

【用法】韭菜子炒黄,与核桃仁、薏米、炒车前子加水煮成粥,待温饮服。每天 1 次,连服10~15天。

秘方 13

【组方】龙眼肉 10 克,连皮花生 25 克,大枣 7 枚,猕猴桃 60 克,粳米 100 克。

【用法】龙眼肉切碎,猕猴桃切片,将粳米、花生米、大枣下锅,熬至米熟,放入龙眼肉、猕猴桃,熬成粥即可食用。

秘方 14

【组方】人参、枸杞子各 30 克,黄芪、当归各 50 克,粳米 250 克。

【用法】将枸杞子、黄芪、当归煮汁,与粳米煮成饭,另取人参煮水,饭熟时加入人参水即可。

秘方 15

【组方】赤小豆 100 克,陈皮 50 克,粳米 250 克。

【用法】将赤小豆煮至半熟,陈皮煮水,加入粳米、赤小豆煮成饭食用。

秘方 16

【组方】当归、黄芪各 30 克,羊肉 250 克,生姜 15 克。

【用法】将羊肉洗净切块,当归、黄芪用布包好,同放砂锅内,加水适量,炖至烂熟,去药渣调味服食。每天 1 次,连服

4~5 天。

秘方 17

【组方】赤小豆 500 克,大米 50 克。

【用法】先将赤小豆煮至半熟后加入大米煮成粥,食时加醋即可。

秘方 18

【组方】鲜茅根、淡竹叶各 20 克,鲜藕 20 克。

【用法】鲜茅根、淡竹叶入锅水煎,去渣留汁备用,鲜藕切段捣碎取汁,与水煎药汁混合即可。

秘方 19

【组方】鲜鲤鱼 500 克,败酱草 20 克,黄芪 20 克,车前子 30 克,当归 20 克,胡萝卜 100 克,香菜 50 克,羊肉 250 克,食油、盐、醋、葱、姜、蒜适量。

【用法】把鱼内脏去掉,将药材洗净后用纱布包好,与鱼一起炖 2 小时。

阴茎癌

秘方 1

【组方】菟丝子 10 克、金樱子 15 克、枸杞子 15 克、车前子 15 克、生地黄 15 克、牛膝 15 克、五味子 10 克、麦小豆 10 克。

【用法】水煎服,每天一剂。

【备注】主治肾亏型阴茎癌。

秘方2

【组方】山慈菇 30 克,丝瓜络 500 克,海藻 3 克。

【用法】逐日 1 剂,水煎服。

【备注】本方清热通络、化痰散结,适用于阴茎癌患者。

秘方3

【组方】土茯苓 60 克、金银花 12 克、威灵仙 10 克、白藓皮 10 克、丹参 6 克、苍耳子 15 克。

【用法】水煎服,每天一剂。

【备注】另用茶叶加盐适量煎汁外洗局部。

秘方4

【组方】猪小肚3~4个,枸杞子 20 克,大麦 100 克。

【用法】猪小肚洗净切丝,与枸杞子、大麦一起加水适量煮粥。加盐调味服食。

秘方5

【组方】猪秧秧。

【用法】煎汤外洗,不拘时量。

【备注】清热解毒、活血通经,对阴茎癌有效。

秘方6

【组方】党参 30 克、鱼肚 20 克、鸡肉 100 克。

【用法】鸡肉切细丝,鱼肚用水浸泡半天后切细,加入党参和适量水煮熟。加盐调味服食。

【备注】主治阴茎癌体质虚弱者。

秘方7

【组方】龙胆草 30 克,栀子、黄劳、柴胡各 10 克,车前草 30 克,生地黄 15 克,泽泻 10 克,山豆根、马鞭草、瞿麦、花蓄各 30 克,当归 10 克。

【用法】水煎服,每日 1 剂。

【备注】消肝泻火、解毒利湿,适用于中期阴茎癌。

秘方8

【组方】滴乳石 15 克,西牛黄 1.5 克,珍珠 9 克,天竺黄 10 克,陈胆星 9 克,血竭 12 克,川连 9 克,灯芯灰 6 克。

【用法】共研为细末,每服3~5克,金银花汤服之。

【备注】清热解毒、化血敛疮,适用于阴茎癌。

秘方9

【组方】党参 10 克、白术 10 克、茯苓 15 克、陈皮 15 克、赤小豆 30 克、黄芪 10 克。

【用法】水煎服,每天一剂。

第四章　妇科肿瘤

宫颈癌

秘方1

【组方】全蝎 6 克,昆布、海藻、当归、续断、半枝莲、白花蛇舌草各 24 克,白芍、香附、茯苓各 15 克,柴胡 9 克。

【用法】水煎服,每日 1 剂。脾湿带下甚者,加山药、草薢各 24 克;中气下陷者,加黄芪 15 克,升麻、白术各 10 克;肝肾阴虚者,加生地黄、玄参各 15 克;便秘甚者,加火麻仁 24 克;腹胀痛甚者,加沉香 6 克,枳壳、延胡各 15 克。

秘方2

【组方】北沙参、石斛、太子参、女贞子、白芍、双花、茯苓各 20 克,旱莲草、败酱草、明党参各 30 克,黑栀子 10 克,川柏炭 15 克,黑木耳 6 克,甘草 3 克。

【用法】水煎服。

秘方3

【组方】柴胡、川芎、当归、白芍、熟地黄、椿皮、白果各 6 克。

【用法】水煎服。

【备注】适用于子宫颈癌晚期。

秘方4

【组方】白芪、香附子各 15 克,升麻 6 克,大枣 10 枚,鱼鳞胶 30 克,黄酒适量。

【用法】前 4 味药煎汤去渣,冲鱼鳞胶、黄酒内服,连服 20～30 剂为 1 疗程。

【备注】治子宫颈癌中气下陷症。

秘方5

【组方】木花(满山白)、马齿苋、车前草、羊乳(山海螺)、仙桃草、南沙参、生白芍各 9 克,生甘草 4.5 克,黄毛耳草、铁棱角(香茶菜)各 30 克,石豆兰 15 克,杨树球(清明柳叶)9～15 克。

【用法】水煎服,每日服 2 次。

【备注】活血解毒、清热利尿。主治宫颈癌。

秘方6

【组方】猫人参 100 克。

【用法】夏秋季采挖,以根入药,洗净切片。治各种癌症,一般在辨症施治时加入处方中,水煎服,每日 3 次。

【备注】本品与猕猴桃为同科同属植物,

以猫爱嗅其味者为猫人参。有强壮作用,民间用于治疗骨髓炎、黄疸型肝炎,有明显疗效。目前临床常用于治疗肿瘤骨转移,对肝癌可改善症状,对早期宫颈癌亦有治疗作用。服后除消化道有轻度恶心、呕吐反应外,无其他副作用。

秘方 7

【组方】紫草根粉末 60 克。

【用法】上药加蒸馏水 500 毫升,浸泡 30 分钟,再用砂锅煮沸,过滤即可,内服。每日 100 毫升,分 4 次服用。

【备注】不可煮过久,以煮后成豆沙色最好,如为咖啡色或蓝墨水色则效果差。当天用当天煮,本方对子宫绒毛上皮癌疗效较好。

秘方 8

【组方】蜀羊泉 18 克,大枣 5 枚,明党参 5 克,红茜草 3 克。

【用法】水煎服,每日服 2 次。同时配用外治药方。

【备注】清热解毒,主治宫颈癌。

秘方 9

【组方】白英适量。

【用法】药用全草,鲜品加倍。水煎服,每日 1 剂,每日服 3 次。

【备注】本品性味苦寒,具有抗癌消肿、利尿凉血功能。此草药含有多种生物碱,

有抗肿瘤的作用。云南民间多用于治疗子宫癌及乳腺癌,但对宫颈癌疗效较好。

秘方 10

【组方】白毛藤 30 克,斑庄根 15 克,女贞子 30 克,枸杞子 30 克,诃子 15 克,刺五加 15 克,黄芪 30 克,补骨脂 30 克。

【用法】水煎服。每日 1 剂,每日服 3 次。

【备注】本方治疗偏于肝肾两虚的宫颈癌患者,有补肝肾、益气血、清热毒、消癌肿的功效。服药期间不宜食生冷、腥臭、厚腻食物,以免影响疗效。

秘方 11

【组方】白花蛇舌草、石莲花各 60 克,半枝莲、斑庄根各 30 克。

【用法】药用干品,水煎服。每日 1 剂,每日服 3 次。

【备注】本方适用于治疗宫颈癌,对早期癌瘤肿块疗效较好,对中晚期癌肿则有辅助治疗作用,有出血症状者,可加入茜草根 15 克,紫草皮 10 克,同煎服。

秘方 12

【组方】细羊菊藤全草或嫩尖 10 克。

【用法】嫩尖切碎炖猪肉服食;全草可水煎内服,每日 3 次,每日 1 剂。

备挂:本方具有破癥痕、散热、祛瘀血、消肛毒之功用,治疗子宫颈癌有明显疗效,对绒毛膜上皮癌也有一定疗效,但

需久服。

秘方 13

【组方】白英、大蓟根、黄毛耳草、龙葵、凤尾牵各 30 克,火鱼草(铁扫帚)45 克,蛇果草 24 克。

【用法】水煎服,日服 2 次。

【备注】清热解毒、活血利水。主治宫颈癌。

秘方 14

【组方】薏苡仁 30 克,菱角 15 克,大枣 10 枚,黄血鳔 5 克。

【用法】共煮粥食用。

【备注】适用于子宫颈癌肝肾阴虚症。

秘方 15

【组方】红苋菜 30 克。

【用法】水煎服,每日 1 剂,连服 1～2 个月。

【备注】服药后小腹部常有微痛感,阴道排出秽物如行经状。

卵巢肿瘤

秘方 1

【组方】白花蛇舌草 30 克,白英、半枝莲、鳖甲各 24 克,橘核 15 克,莪术、桃仁各 12 克,红花 3 克,䗪虫 9 克,昆布 15 克,小茴香 9 克,薏苡仁 30 克,党参 15 克。

【用法】上药以水煎,分 3 次服用,每日

1 剂。

秘方 2

【组方】熟地黄、茯苓、焦山楂各 24 克,鹿角霜、白芍各 12 克,炒白芥子 15 克,当归、桂枝各 9 克,大枣 6 枚,生甘草、生麻黄、姜炭各 3 克。

【用法】水煎,分 2 次服用,每日 1 剂。

秘方 3

【组方】熟地黄 20 克,鹿角胶(烊化)、桃仁、海藻各 10 克,白芥子 12 克,肉桂、麻黄、莪术各 6 克,党参、黄芪、白芍各 20 克。

【用法】上药以水煎,分 2 次服用,每日 1 剂。

秘方 4

【组方】桂枝、赤芍各 10 克,茯苓 15 克,丹参、桃仁各 9 克,赭石 45 克,党参、黄芪各 15 克,熟地黄 12 克,当归 10 克。

【用法】上药以水煎,分 2 次服用,每日 1 剂。

乳腺癌

秘方 1

【组方】茯苓、柴胡、当归、白术、贝母各 10 克,白芍、瓜蒌、生牡蛎各 15 克,山慈菇 12 克,半夏、南星各 9 克。

【用法】水煎服。

【备注】对早期乳腺癌有疗效。

秘方 2

【组方】千金子、五灵脂各 6 克,绿矾、郁金、花蕊石、山慈菇、白矾各 3 克,消石、制马钱子各 9 克,枳壳 60 克。

【用法】炼蜜为丸,每次服 1.5 ~ 3 克,每日 3 次。

秘方 3

【组方】野葡萄根、藤梨根各 30 克,八角金盘、生南星各 3 克。

【用法】水煎服。

子宫内膜癌

秘方 1

【组方】人参 12 克,黄芪 15 克,炙甘草 6 克,白术 12 克,升麻 6 克,艾叶 12 克,阿胶 9 克(烊化)。

【用法】水煎,每日 1 剂,早晚 2 次分服。

秘方 2

【组方】炒当归 10 克,赤白芍 10 克,山药 15 克,熟地黄 10 克,茯苓 10 克,益母草 12 克,续断 12 克,红花 6 克,川芎 10 克,菟丝子 12 克,女贞子 10 克,旱莲草 12 克。

【用法】水煎,每日 1 剂,早晚 2 次分服。手术后立即内服中药汤剂 3 ~ 5 个月。

秘方 3

【组方】黄芪 15 克,白术 12 克,党参 10 克,当归 10 克,川芎 8 克,熟地黄 12 克,

桑寄生 15 克,陈皮 10 克,北沙参 10 克,茯苓 15 克,炙甘草 6 克,砂仁 6 克,䗪虫 12 克,山慈菇 12 克,熟附子 10 克,柴胡 8 克,炙鳖甲 15 克。

【用法】水煎,早晚 2 次分服。

外阴癌

秘方 1

【组方】黄芪 120 克,当归 30 克,白术 30 克,山药 30 克,生地黄 30 克,重楼 30 克,乳香 9 克,没药 9 克,香附 12 克,僵蚕 15 克。

【用法】共研细末,调成糊状,敷于肿瘤上,每日 3 ~ 4 次。

秘方 2

【组方】白鲜皮 20 克,仙鹤草 20 克,薏苡仁 30 克,土茯苓 15 克,山豆根 15 克,牡丹皮 15 克,金银花 15 克,连翘 15 克,紫花地丁 15 克,半枝莲 15 克,大蓟 15 克,小蓟 15 克。

【用法】上药加水煎煮 2 次,2 煎相合,早晚分服,每日 1 剂。

秘方 3

【组方】当归 15 克,白芍 9 克,茯苓 9 克,炒栀子 5 克,柴胡 3 克,海螵蛸 6 克。

【用法】上药加水煎煮 2 次,2 煎药液混合,早晚分服,每日 1 剂。

秘方 4

【组方】黄芪 20 克,茯苓 10 克,党参 12 克,当归 10 克,柴胡 10 克,薏苡仁 30 克,木香 10 克,栀子 10 克,甘草 6 克,白鲜皮 10 克,鱼腥草 30 克,败酱草 30 克,半边莲 15 克,白英 15 克。

【用法】上药加水煎煮 2 次,2 煎药液混合,早晚分服,每日 1 剂。

秘方 5

【组方】半枝莲 15 克,山豆根 12 克,红藤 15 克,生地黄 15 克,牡丹皮 15 克,鬼箭羽 15 克,三棱 12 克,大青叶 15 克,黄柏 12 克,全蝎 10 克,薏苡仁 20 克。

【用法】上药加水煎煮 2 次,2 煎药液混合,早晚分服,每日 1 剂。

秘方 6

【组方】薏苡仁 20 克,茵陈 12 克,沙参 10 克,金银花 10 克,猪苓 15 克,茯苓 15 克,白术 10 克,甘草 3 克,党参 12 克,麦冬 12 克,天冬 12 克,赤芍 9 克,泽泻 14 克,枸杞子 12 克,蛇床子 12 克,白花蛇舌草 18 克。

【用法】上药加水煎煮 2 次,2 煎药液混合,早晚分服,每日 1 剂。

秘方 7

【组方】生地黄 15 克,白芍 9 克,当归 9 克,柴胡 9 克,黄芩 9 克,栀子 9 克,天花粉 9 克,虎杖 15 克,白花蛇舌草 30 克,薏苡仁 30 克,防风 6 克,牛蒡子 6 克,川芎 6 克。

【用法】上药加水煎煮 2 次,2 煎药液混合,早晚分服,每日 1 剂。

秘方 8

【组方】桃仁 10 克,红花 12 克,当归 12 克,生地黄 15 克,莪术 15 克,三棱 15 克,郁金 10 克,槟榔 12 克,全蝎 10 克,赤芍 15 克,重楼 12 克。

【用法】上药加水煎煮 2 次,2 煎药液混合,早晚分服,每日 1 剂。

秘方 9

【组方】白花蛇舌草 120 克,薏苡仁 30 克,僵蚕 30 克,牡蛎 30 克,重楼 15 克,黄芪 15 克,白术 15 克,没药 9 克,乳香 3 克,香附 12 克。

【用法】上药加水煎煮 2 次,2 煎药液混合,早晚分服,每日 1 剂。

秘方 10

【组方】龙胆草 6 克,柴胡 6 克,当归 6 克,栀子 9 克,车前子 9 克,黄芩 9 克,生地黄 15 克,山豆根 12 克,白毛藤 30 克。

【用法】上药加水煎煮 2 次,2 煎药液混合,早晚分服,每日 1 剂。

秘方 11

【组方】白花蛇舌草 120 克,薏苡仁 30

克,重楼 15 克,没药 9 克,乳香 3 克,僵蚕 30 克,牡蛎 30 克,当归 15 克,黄芪 15 克,白术 15 克,香附 12 克。

【用法】上药加水煎煮 2 次,2 煎药液混合,早晚分服,每日 1 剂。

恶性滋养细胞

秘方 1

【组方】红花 9 克,桃仁 9 克,三七 6 克,当归 6 克,大黄 6 克,牡丹皮 6 克,花蕊石 15 克,地黄 15 克,党参 12 克,海浮石 30 克,薏苡仁 30 克,珍珠母 30 克,代赭石 30 克,土茯苓 30 克,半枝莲 30 克,瓜蒌 15 克。

【用法】头煎药用水量浸过药面 1～3 厘米,冷水浸泡 20 分钟左右,武火煮沸后,改用文火慢煎 30 分钟,取药液约 200 毫升;二煎加水约 400 毫升,武火煮沸后,改用文火慢煎 30 分钟,取药液约 200 毫升;三煎加水约 400 毫升,武火煮沸后,改用文火慢煎 30 分钟,取药液约 200 毫升。三煎药汁混合后分 3 份,早、中、晚 3 次内服。

秘方 2

【组方】天花粉 30 克,香附 20 克,半枝莲 25 克,益母草 25 克,白花蛇舌草 25 克,紫草 20 克。

【用法】水煎,早晚 2 次内服,7 天为一疗程,可连续服用。同时配合西医常规化疗。

第五章 其他肿瘤

肺癌

秘方 1

【组方】土茯苓 60 克,郁金 30 克,蜂蜜 30 克。

【用法】将土茯苓、郁金分别拣杂,洗净,晒干或烘干,切成片,同放入砂锅,加水浸泡片刻,浓煎 30 分钟,用洁净纱布过滤,去渣,收取滤汁放入容器,温热时调入蜂蜜,拌和均匀即成。早晚 2 次分服。

秘方 2

【组方】露蜂房、僵蚕各等份,蜂蜜适量。

【用法】将 3 味药研末,炼蜜为丸。每日 2 次,每次 6 克。

秘方 3

【组方】太子参、天冬各 30 克,水鸭肉 100 克。

【用法】加水共炖熟烂,调味饮汤吃鸭肉。

秘方 4

【组方】白果 25 克,红枣 20 枚、糯米 50 克。

【用法】将白果、红枣、糯米同煮成粥即可。早、晚空腹温服。

秘方 5

【组方】银耳 15 克(浸泡松软),燕窝 5 克(拣净去毛),瘦猪肉 50 克(切碎),大米 60 克。

【用法】共煮稀粥,调味食用。每日 1~2 次。

秘方 6

【组方】石上柏 100 克,桑白皮 15 克,南杏仁 15 克,瘦猪肉 50 克。

【用法】加水共煮,饮汤食瘦猪肉。

秘方 7

【组方】西洋参 10 克,玉竹、石斛各 30 克,冰糖适量。

【用法】将以上原料装入纱布内放入砂锅中文火久煮,取汁液,去药袋,加冰糖调味即成。

秘方 8

【组方】鱼腥草 50 克,鲜藕 100 克,大蒜 3 克。

【用法】先将鱼腥草水捞出,用食盐稍腌后与藕丝、蒜泥加调料同拌食。

【备注】多食易腹胀,患疟疾、痢疾者忌食。

秘方 9

【组方】白果 200 克,白鸭 1 只。

【用法】白果去壳,开水煮熟后去皮、蕊,再用开水焯后混入杀好去骨的鸭肉中。加清汤,笼蒸 2 小时至鸭肉熟烂后食用。

秘方 10

【组方】猪肺 100 克,薏苡仁 50 克,粳米 100 克,精盐少许。

【用法】猪肺洗净煮熟后切成小块,薏苡仁、粳米洗净煮沸后加入猪肺,文火炖烂后加少许精盐调味即可。

秘方 11

【组方】羊骨两具(约重 100 克),粳米或糯米 100 克,食盐、生姜、葱白各少许。

【用法】先将羊骨洗净槌成小块(如乒乓球大小),加水煎煮,取其汤液,与洗净的粳米(或糯米)同煮为粥,粥熟后加入食盐即可食之。

秘方 12

【组方】白梨 50 克,冬虫夏草 5 克。

【用法】水煎服,每日 1 次。

秘方 13

【组方】青橄榄 400 克,白萝卜 1 千克。

【用法】先将青橄榄拣杂,洗净,盛入碗中备用。将白萝卜放入清水中浸泡片刻,反复洗净其外皮,除去白萝卜蒂头及根须,连皮剖开,切成片或切成条状,与洗净的橄榄同放入砂锅,加水足量,大火煮沸后,改用小火煨煮 40 分钟,加少许精盐,拌匀即成。

秘方 14

【组方】党参 30 克,麦冬 15 克,五味子 5 克,田七末 3 克,粳米 60 克。

【用法】前 3 味料水煮取汁 250 毫升,再加适量清水,加入粳米煮粥,熟时加入田七末调匀食用。

秘方 15

【组方】北杏仁 10 克,雪梨 1 个,怀山药粉、白糖适量。

【用法】北杏仁开水浸透后去皮洗净,雪梨去皮切成小块,把杏仁、雪梨搅成泥状,用适量清水将杏梨泥、怀山药粉、白糖调成糊倒入沸水中,不断搅拌,煮熟即可。

秘方 16

【组方】冬虫夏草少许,猪肺 1 具。

【用法】先将猪肺用清水灌洗至白色,洗净切块,与虫草共炖熟烂,分 3～4 次服食。

秘方 17

【组方】甘草 10 克,雪梨 2 个,猪肺约 250 克。

【用法】雪梨削皮切成块,猪肺洗净切成片,挤去泡沫,与甘草同放砂锅内。加冰糖少许、清水适量,小火熬煮 3 小时后服用。每日 1 次。

秘方 18

【组方】枸杞子、枇杷果、黑芝麻、核桃仁各 50 克,蜂蜜适量。

【用法】将枇杷果和核桃仁切碎后与枸杞子、黑芝麻放入锅内煎 20 分钟取煎液 1 次,加水再煎,共取煎液 3 次,合并煎液,用小火熬成膏状,加蜜 1 倍,至沸,停火后装瓶备用。

秘方 19

【组方】胡核桃 20 克,银耳 10 克,瘦猪肉 100 克,海参 60 克。

【用法】将胡核桃用开水浸泡后去皮,银耳浸开,瘦肉切丝,海参浸软切丝,将以上原料放入盅内炖 1 小时调味即可。

秘方 20

【组方】蘑菇 30 克,野葡萄根 60 克,蜂蜜适量。

【用法】前 2 味料煎汤,蜂蜜调味服用。每天 1 剂,常服。

秘方 21

【组方】甜杏仁 15 克,苦杏仁 3 克,粳米 50 克,冰糖适量。

【用法】将甜杏仁和苦杏仁用清水泡软,去皮、捣烂,加粳米、清水及冰糖,煮成稠粥,隔日服食 1 次。

秘方 22

【组方】大萝卜 150 克,粳米 60 克,猪肉末 30 克,调料若干。

【用法】萝卜切丝,与当归、肉末一同入锅,加清水,煮成粥,加油、盐、味精、香油调味。每日 3 次,连续服用3～4 周。

秘方 23

【组方】莲子参 15 克,鸡或鸭、猪肉适量。

【用法】莲子参与肉共炖熟,加入适当调料即可。

秘方 24

【组方】人参2～3 克,核桃肉 3 枚。

【用法】共煮沸,代茶饮。具有补肺化痰、增强免疫功能之效。

骨癌

秘方 1

【组方】白毛藤 30 克,补骨脂 30 克,大麻药 10 克,草薢 30 克,小红参 30 克,三七 6 克,疟腮树 30 克,六方藤 16 克,刺五加 15 克。

【用法】上药均为干品,切片,水煎服。每日 1 剂,每日服 3 次。

【备注】本方用于治疗骨癌患者。有扶正固本、消积散结、攻补兼施的功效。服药期间忌食酸冷、腥燥之物。

秘方 2

【组方】黑骨头 20 克,密桶花 30 克,仙桃草 30 克。

【用法】水煎 4 次,每次煎 15 分钟,合并药液,分 4 次服用,每次 1 茶杯,1 日 1 剂。

皮肤肿瘤

秘方 1

【组方】黑芝麻 200 克,红糖 30 克。

【用法】黑芝麻拣净,略炒,装入瓶中备用。每次用汤匙加适量红糖,蘸馒头或用开水冲服。

秘方 2

【组方】猪皮 500 克,白米 15 克,蜂蜜 30 克。

【用法】猪皮用白皮,从内刮去肥者,令如纸薄,先用水煎猪皮,煮至一半去渣,加白米粉及蜂蜜,熬香,和匀即成。饮汤,每日 3 次分服,连服 7～10 天。

秘方 3

【组方】猪大肠适量,败酱草 15～30 克,绿豆 50～100 克。

【用法】将猪大肠洗净备用,绿豆洗净,浸泡 20 分钟,然后取出装入大肠内,两端用线扎牢,同洗净的败酱草一起加适量清水,煮烂熟,加食盐少量调味,分数次服食,饮汤,吃大肠和绿豆,隔日 1 次。7 次为 1 个疗程。

秘方 4

【组方】山药 50 克,鸭肉(无骨)250 克,酱油 5 克,绍酒 5 克,干淀粉 50 克,味精 1 克,花椒粉 2 克,食盐 5 克,鸡蛋 5 个,菜油 100 克。

【用法】将山药研细末备用,鸭肉洗净去皮,切小块,用绍酒、味精、酱油腌渍约 20 分钟,再用鸡蛋清调山药末、干淀粉成糊状待用。菜油放入锅内用中火烧至冒青烟后离火,待油温降低后,将腌好的鸭子肉用鸡蛋糊拌匀,逐个下锅翻炸,成形后取出稍候,将锅重放火上,再将鸭肉下锅复炸一次,至色成金黄,捞出后,入盘撒上花椒粉、食盐调匀即可服食。每日食用 1～2 次,5～7 天为 1 个疗程。

秘方 5

【组方】核桃仁 200 克,芝麻 100 克,粳米 100 克。

【用法】将核桃仁及芝麻各研末。粳米加适量水煮熟,再加入核桃仁、芝麻末即

可食用。

秘方 6

【组方】银耳 10 克,冰糖 100 克,竹叶 5 克,白茅根 30 克,金银花 10 克。

【用法】将竹叶、白茅根各洗净,加适量水煎煮,每煮沸 15 分钟取药汁 1 次,反复 3 次,3 次药汁合并备用,再将银耳用温水浸泡涨开,洗净后与药汁同入锅,小火煎至银耳烂熟后,加冰糖调匀,最后把洗净的金银花撒入银耳汤中,稍煮沸后即可服食。早晚餐服食,5～7 天为 1 疗程。

白血病

秘方 1

【组方】新鲜鸡蛋 5 个,阿胶粉 10 克,蜂蜡 30 克。

【用法】先将蜡熔化,加鸡蛋及阿胶粉搅匀,每天 1 剂,分 2 次服用。

秘方 2

【组方】瘦猪肉 250 克,鲜旱莲草 30 克,赤芍 20 克,鳖甲 20 克,精盐适量。

【用法】先将鲜旱莲草、赤芍、鳖甲同放入布袋,再将瘦猪肉洗净切块,与药袋同入锅内,加水适量,炖熬 3 小时,去药袋,加精盐调味,饮汤吃肉。

秘方 3

【组方】水牛角(先煎)、生地黄各 30 克,赤芍 12 克,丹皮、麦冬各 10 克,黄芩 6 克,阿胶(烊化)10 克,山楂炭 9 克,贝母 10 克,玄参 12 克,夏枯草 9 克,生牡蛎 30 克(先煎)。

【用法】水煎服。

秘方 4

【组方】生黄芪 24 克,南归、丹皮、苏梗各 6 克,党参、生龟板、生鳖甲、石决明各 15 克,地骨皮 9 克,干地黄、阿胶(烊化)各 12 克。

【用法】水煎服。

秘方 5

【组方】蒲公英 50 克,板蓝根 25 克,白花蛇舌草 50 克,半枝莲 50 克,连翘 10 克,白蒺藜 12 克,合欢花 12 克,丹参 15 克,茜草 12 克,赤、白芍各 15 克,当归 10 克,生地黄 12 克。

【用法】水煎服。

秘方 6

【组方】蒲葵子 50 克,红枣 60 枚。

【用法】上 2 味料加水共煎,饮汤,1 日分 2 次服用,连服 20 剂为 1 疗程。

秘方 7

【组方】当归 10 克,白芍 6 克,熟地黄 6 克,柴胡 5 克,香附 10 克,党参 10 克,白术 3 克,茯苓 10 克,陈皮 3 克,麦冬 6 克,知母 6 克,地骨皮 6 克,甘草 3 克。

【用法】水煎,日服 1 剂,也可制成蜜丸服用。

秘方 8

【组方】别直参(另烧汁收膏)、大海参各 30 克,潞党参、清炙黄芪、仙灵脾、补骨脂、骨碎补、菟丝子、山萸肉、云茯苓、鸡血藤、制黄精、潼蒺藜、墨旱莲、肉苁蓉、炒白术、制首乌、巴戟天、桂枝尖(与白芍 60 克同炒)、广陈皮各 60 克,怀山药 120 克,黑芝麻 45 克。

【用法】上药加水浸透,滤汁去渣,再加鱼鳔胶、鹿角胶各 120 克,冰糖 240 克,文火收膏。每日早晚空腹时用开水冲服 1 匙,连服 3 年。

恶性淋巴瘤

秘方 1

【组方】山药 30 克,法半夏 12 克,粳米 30 克。

【用法】将上述材料洗净,法半夏用纱布袋装好,再将山药、法半夏、粳米一齐放入锅内,加适量清水,文火煮成粥,去药袋,调味即可。随量食用。

秘方 2

【组方】南瓜 150 克,水适量,调料少许。

【用法】炖至无水时服用。

秘方 3

【组方】紫菜 20 克,百合 30 克,生姜 5 克,盐适量。

【用法】上料共入锅内,加适量水煎煮。喝汤吃紫菜,每日 1 次。

秘方 4

【组方】陈橘皮 10 克,蜜饯橘饼 1 个,粳米 50 克。

【用法】煮米做粥,半熟时放入橘皮末或橘饼丁,熬煮成粥即可。

秘方 5

【组方】羊肉 2 千克,生姜 10 克,白附子 3 克,葱适量。

【用法】白附子先煎 20 分钟,去渣,羊肉切块,生姜洗净,切成 1 厘米厚片,与羊肉一起放入白附子药汁中,加葱少许,炖至肉烂,加盐调味,吃肉喝汤。

秘方 6

【组方】甘蔗 2 节。

【用法】榨汁饮用。

秘方 7

【组方】海蜇 500 克,荸荠 500 克,芋头粉 500 克。

【用法】先将海蜇、荸荠入锅,浓煎取汁,然后与芋头粉搅匀,制成绿豆大小的小丸。每次 15 克(100 丸),每日 2 次,温开水送下。

秘方 8

【组方】魔芋豆腐 200 克,瘦猪肉 100 克,调料适量。

【用法】魔芋豆腐切块,瘦肉切片,先将肉片煸炒后加水烧煮,放入料酒、盐、白糖、葱、姜,至肉熟时放入魔芋豆腐至入味,加入味精即可。

秘方 9

【组方】龙眼肉 15 克,红枣 5 枚,粳米 100 克。

【用法】加适量水煮粥,长期食用。

秘方 10

【组方】肉糜 100 ~ 150 克,枸杞子、松子各 100 克。

【用法】将肉糜加入黄酒、盐、调料,在锅中炒至半熟时,加入枸杞子、松子,再同炒即可。

秘方 11

【组方】羊骨 1 千克,粳米 100 克,细盐少许,葱白 2 根,生姜 3 片。

【用法】将鲜羊骨洗净敲碎,加水煎汤,取汤代水,同粳米煮粥,待粥将成时,加入细盐、生姜、葱白等调料,稍煮 2 ~ 3 沸即可。

秘方 12

【组方】牡蛎肉 250 克,海带 50 克,食盐。

【用法】海带切丝,煮至熟软,牡蛎肉切块,加入海带同煮,加少许食盐调味即可。

秘方 13

【组方】红豆 50 克,洋参片 5 克,桂圆肉 20 克,粳米 100 克,陈皮 8 克,白糖适量。

【用法】将红豆、洋参片、粳米、桂圆肉洗净,放入砂锅中,煮烂后放入白糖即可。

秘方 14

【组方】牛骨油 60 克,黄精 150 克,熟地黄 100 克,蜂蜜适量。

【用法】分别将黄精、熟地黄切片,水煎去渣,加蜂蜜制成黄精膏或熟地膏,再将此两膏加入牛骨油中搅拌调味,加热至沸,晾凉成膏,早晚空腹服用3～5 克。

秘方 15

【组方】光慈菇 30 克、猪肾及睾丸各 1 个,盐、葱、姜各少许。

【用法】将光慈菇浸泡 2 小时,煎汤,滤过汤液,再将猪肾、睾丸洗净,去掉杂物,切成方块状,加入光慈菇,用滤过后的汤液一同煮后加入盐、葱、姜,文火煮熟即可。

秘方 16

【组方】人参 10 克,桑葚 20 克,粳米 50 克。

【用法】人参水煮 30 分钟后去渣,将粳米放入人参汤内煮至半熟,加入桑葚,至米熟熬成粥即可。

秘方 17

【组方】莲子肉(去皮)30 克,黄芪、杏仁(去皮芯)各 10 克,薏苡仁 50 克,大虾 10 只,调料适量。

【用法】虾去脚,切成 3 块,煸炒虾仁,淋入黄酒、糖、盐备用,莲子肉、杏仁、薏苡仁加入黄芪药汁,煮沸熬成粥,加虾仁即可。

秘方 18

【组方】鲜地黄 30 克,粳米 50 克。

【用法】鲜地黄切片,水煎 20 分钟,去渣取汁,用汁煮米做粥,可做早餐服用。

秘方 19

【组方】丝瓜 300 克,嫩菱 20 个,调料适量。

【用法】丝瓜切丝,菱去壳取肉,先将丝瓜炒至碧绿备用,锅内加水,放入菱肉、丝瓜、绍酒、盐,烧熟后加味精,用淀粉勾芡,装盘即可。